老年人防跌倒
管理策略

主编 高 远 李 佳 尹鹏滨

U0386803

清华大学出版社
北京

图书在版编目（CIP）数据

老年人防跌倒管理策略 / 高远，李佳，尹鹏滨主编 . — 北京：清华大学出版社，2024.1
ISBN 978-7-302-62389-2

Ⅰ . ①老… Ⅱ . ①高… ②李… ③尹… Ⅲ . ①老年人—猝倒—预防（卫生） Ⅳ . ① R592.01

中国国家版本馆 CIP 数据核字（2023）第 013179 号

责任编辑：孙　宇
封面设计：傅瑞学
责任校对：李建庄
责任印制：刘海龙

出版发行：清华大学出版社
　　　　　网　　　址：https://www.tup.com.cn，https://www.wqxuetang.com
　　　　　地　　　址：北京清华大学学研大厦 A 座　　　邮　　　编：100084
　　　　　社 总 机：010-83470000　　　　　　　　　邮　　　购：010-62786544
　　　　　投稿与读者服务：010-62776969，c-service@tup.tsinghua.edu.cn
　　　　　质量反馈：010-62772015，zhiliang@tup.tsinghua.edu.cn
印 装 者：三河市铭诚印务有限公司
经　　销：全国新华书店
开　　本：185mm×260mm　　　印　张：14　　　字　数：251 千字
版　　次：2024 年 1 月第 1 版　　　　　　　印　次：2024 年 1 月第 1 次印刷
定　　价：108.00 元

产品编号：099074-01

编委会

主　编

　　　　高　远　解放军总医院第一医学中心

　　　　李　佳　中国人民解放军总医院骨科医学部

　　　　尹鹏滨　中国人民解放军总医院骨科医学部

副主编

　　　　孔　丹　解放军总医院第一医学中心

　　　　陈玉娥　解放军总医院第一医学中心

　　　　姜裔恒　解放军总医院第一医学中心

　　　　崔　翔　中国人民解放军总医院骨科医学部

　　　　雷明星　解放军总医院海南医院

编　委（按姓氏笔画排序）

　　　　马丽颖　解放军总医院第一医学中心

　　　　王　彬　解放军总医院第二医学中心

　　　　王友婷　解放军医学院

　　　　王中奇　解放军医学院

　　　　王文苏　解放军总医院第一医学中心

　　　　王军松　解放军总医院第一医学中心

　　　　王思凡　解放军总医院第一医学中心

　　　　甘雪洋　解放军医学院

石　磊　解放军医学院

付小洁　解放军总医院第一医学中心

冯韬锦　解放军医学院

吕坤芳　解放军总医院第一医学中心

吕厚辰　中国人民解放军总医院骨科医学部

全宸良　解放军总医院第一医学中心

邬晓勇　解放军总医院第一医学中心

刘　浩　解放军总医院第一医学中心

刘锺阳　中国人民解放军总医院骨科医学部

江　渝　解放军医学院

孙占颖　解放军医学院

牟芳娇　解放军总医院第一医学中心

苏清清　解放军总医院第一医学中心

李　珊　解放军医学院

李　焕　解放军总医院第一医学中心

李　然　解放军医学院

李　想　解放军总医院第一医学中心

李　毅　中国人民解放军总医院骨科医学部

李志江　解放军总医院第一医学中心

李佳惠　解放军总医院第一医学中心

李欣潞　解放军总医院第一医学中心

李艳彬　解放军总医院第一医学中心

李晓芳　解放军医学院

李婉莹　解放军总医院第一医学中心

吴红依　解放军总医院第一医学中心

吴欣欣　解放军总医院第一医学中心

邱　晨　解放军总医院第四医学中心

谷思琪　解放军总医院第一医学中心

沈寒川　解放军医学院

宋　杰　解放军总医院第一医学中心

宋　咪　解放军医学院

宋海楠　解放军总医院第一医学中心

张伟丽　解放军医学院

张明铭　解放军医学院

陈　辰　解放军总医院第一医学中心

陈　铭　解放军医学院

陈雪梅　解放军总医院第一医学中心

陈瑞婧　解放军医学院

陈静茹　解放军医学院

邵梦琪　解放军总医院第二医学中心

林志宇　解放军总医院第一医学中心

罗　杨　解放军总医院第一医学中心

周丽娜　解放军总医院第一医学中心

郑佳美　解放军总医院第一医学中心

赵晶鑫　解放军总医院第一医学中心

郝德慧　解放军总医院第一医学中心

段雨彤　解放军总医院第一医学中心

高　玲　解放军总医院第一医学中心

郭　徽　解放军总医院京西医疗区门诊部

唐　楠　解放军医学院

常非凡　南开大学医学院

崔　莎　解放军总医院第一医学中心

康晓琦　解放军总医院第一医学中心

程少荣　解放军总医院第一医学中心

谢雅君　战略支援部队特色医学中心

前 言

我国正快速步入人口老年化社会，2020年我国60岁以上的老年人口数已达2.64亿，约占我国人口总数的20%。人口老龄化对医疗费用的影响巨大，据统计我国老年人口对医疗与保健资源的消费是其他人群的3~5倍，这将促使我国基本医疗保险基金和保健支出比例不断上升。人口老年化不仅给居民家庭和公共财政带来沉重负担，同时也对我国老年医疗与保健提出严峻挑战。

跌倒是老年人受伤和死亡的一个重要原因，也是一项严重的公共健康问题。随着年龄增加，身体、感觉和认知障碍功能逐步下降，跌倒风险升高。据统计，跌倒是我国伤害死亡的第4位原因，而在65岁以上的老年人中居首位。我国每年有4000多万老年人至少发生1次跌倒，65岁以上老年人跌倒的发生率大约为30%。跌倒后常可发生骨折，甚至因残疾而失去独立性，这对老年人危害极大，并严重加重我国医疗保健系统经济负担。基于我国人口老年化加速以及跌倒的危害性，推行跌倒预防与救治十分必要。

目前国外关于老年人群跌倒的危险因素、预防及干预的研究趋于成熟，尽管过去十几年我国在跌倒预防方面取得了一些进展，但老年人的跌倒率仍在攀升。此外，我们对老年人群，尤其是高龄老年人群的研究甚少。目前，我国尚缺乏对老年跌倒相关因素分析和预防跌倒策略的相关专著，因此我们团队尝试综合国内外关于老年跌倒的相关风险因素以及跌倒预防管理策略进行撰稿总结。希望国内大多数老年人、老年人照护者以及跌倒相关研究者能够从中获益，使得他们对老年人跌倒有更加深入的认识，以便更好地预防跌倒的发生。

本书前三章主要围绕跌倒流行病学、老年人步态与姿势以及跌倒相关风险因素进行展开分析；第四、第五两章主要阐述防跌倒管理策略，并针对前三章提及的跌倒风险因素给出相应的管理策略；第六章针对跌倒研究总结了一些未来的发展方向。

希望本书能进一步宣传预防老年人跌倒知识，帮助人们规避老年人跌倒相关危险因素，以及普及跌倒相关急救技能，以减少老年人跌倒的发生与给予跌倒患者优质化照护与治疗。本书同样适用于医院医护人员、社区老年人照看人员，能为医疗机构提供一些跌倒预防的思路，方便医护人员在临床工作中开展跌倒预防与救治工作，并协助跌倒研究者开展相关研究。

由于时间仓促，以及编者团队经验及水平有限，书中难免存在一些不足之处，欢迎广大读者同仁批评指正，多提宝贵意见，以便在本书重版、重印时加以改进，进一步提高本书质量。

编　者

2022 年 10 月

目　录

第一章　跌倒流行病学 ·································· 1

第一节　跌倒概述 ······································ 1

第二节　跌倒的流行病学 ···························· 6

第三节　不同跌倒人群的流行病学 ··············· 11

第四节　跌倒的后果与经济负担 ·················· 15

第二章　跌倒的步态与姿势 ························· 23

第一节　步态特征和跌倒 ···························· 23

第二节　姿势稳定性和跌倒 ························· 31

第三章　跌倒相关风险因素 ························· 44

第一节　感知与运动风险因素 ····················· 44

第二节　心理风险因素 ······························ 53

第三节　老年并存疾病风险因素 ·················· 60

第四节　药物性风险因素 ···························· 77

第五节　环境相关风险因素 ························· 85

第四章　跌倒预防概述与评估 ····················· 93

第一节　跌倒预防概述 ······························ 93

第二节　跌倒评估与预防 ···························· 95

第三节　跌倒预防的相关实践研究 ··············· 98

第五章　跌倒预防的相关管理措施·································· 104

　　第一节　运动锻炼的管理·································· 104

　　第二节　运动锻炼对机体的影响·························· 121

　　第三节　医疗与药物的管理······························ 141

　　第四节　辅助设备的运用与管理·························· 157

　　第五节　环境因素的管理································· 175

　　第六节　院内与老年护理机构的管理····················· 184

　　第七节　国内关于老年人跌倒风险综合评估规范··········· 192

第六章　跌倒的未来研究方向······························· 207

第一章

跌倒流行病学

本章重点阐述老年人跌倒流行病学。基于回顾性研究，本章将详细介绍老年人跌倒发病率、跌倒发生地点以及跌倒的不良后果。此外还呈现了跌倒和相关损伤的治疗和管理及必需费用。在讨论上述问题之前，首先简要讨论老年人跌倒的 4 个基本概念：老年人、跌倒、跌倒记录、跌倒损伤。

第一节 跌倒概述

世界卫生组织的数据表明，在 65 岁及以上的人群中，跌倒是致命和非致命意外伤害的主要原因，占所有与伤害相关的死亡人数的 40%，占所有受伤入院人数的 80% 以上。在这一年龄组中，18% ~ 40% 的急诊就诊者以跌倒为主诉，髋部骨折占受伤的比例很高。跌倒也是住院老年患者最常见的不良临床事件，占英国成人患者安全事件报告的 32%。在 75 岁及以上的人群中（尤其是女性），跌倒属于疾病和伤害负担背后的主要原因。本节主要介绍跌倒相关概念，包括老年人、跌倒、跌倒记录以及跌倒损伤的定义。

一、老年人的定义

关于老年人的定义各种研究说法不一致，最常用的定义是 65 岁及以上的人。在这个年龄范围内，通常分为的亚组是 65 ~ 74 岁、75 ~ 84 岁、85 岁及以上的老年人。

二、跌倒的定义

跌倒的标准化定义对于测量跌倒程度的流行病学和干预研究，以及对于结果测量的一致性和比较极其必要。虽然"跌倒"的含义看起来很直观，但老年人、健康专家和研究人员可以用不同的方式解释跌倒。

此外，尽管文献中有各种不同的定义，但最广泛接受的定义是无意中停在地面、地板或较低的水平上。该定义不包括故意改变位置，使其停留在家具上，或靠在墙（或其他结构）上（世界卫生组织，2007 年）。

关于跌倒定义的发展，根据 1987 年 Kellogg 老年人防跌倒国际工作组的定义，跌倒为"无意中摔倒在地或某个较低的地方，而不是由于遭受猛烈打击、意识丧失、突然脑卒中无力或癫痫发作而造成"。此后基本沿袭这个或相似的定义。Kellogg 的定义适用于识别损害感觉运动功能和平衡控制因素的研究；而广义的跌倒定义包括头晕和意识丧失在内，适用于由于心血管或神经系统疾病引起跌倒的研究。

2005 年，欧洲预防跌倒协会与该领域的国际专家一起，达成统一意见，采用了一个更简单的跌倒定义，该定义将所有原因引起的跌倒都包括在内：人们非故意改变体位，倒在地面、地板或更低的平面上。世界卫生组织也采用了该定义，这个简单的定义适用于需要核心数据集的多中心研究，不需要记录跌倒细节，或者受试者不能提供跌倒相关可靠信息，如谵妄或认知功能障碍者。虽然跌倒通常被称为意外事件，但统计表明跌倒的发生率不符合 Poisson 分布。这意味着跌倒与因果过程有关，不仅仅是简单的随机事件。

三、跌倒记录

最早关于跌倒的研究在设计上基本属于回顾性研究，研究者询问受试者在一定的时间内是否跌倒以及跌倒的次数，如最近 1 年内是否跌倒以及跌倒的次数。这种方法有局限性，因为受试者会存在回忆偏倚，导致数据不够准确。最近的前瞻性研究表明，对受试者随访一段时间以更准确地确定跌倒的发生率，随访时间通常是 12 个月。意料之中的是受试者跌倒发生率更高。在社区研究中，确定跌倒唯一可行的方法是通过自我报告，并且已经使用了许多种方法来记录预期随访期间的跌倒。这包括每个月或每两个月寄出问卷调查，每周或每个月绘制跌倒一览表和每个月进行电话随访。然而，研究人员在收集跌倒数据时面临着几个问题，包括自我报告的准确性和以往跌倒的回顾，以及对"跌倒"的不同理解。根据召回期的长短，跌倒可能会被遗忘。跌倒往往是不知情和未报告的，甚至老年人报告跌倒可能会受到抑制，包括尴尬、认为跌倒会被视为老龄化的标志，以及害怕后果，例如失去独立性或机构化风险等。由于工作人员的时间压力、责任感及其他因素被认为是导致报告不足的原因，机构环境中的跌倒数据质量也可能有问题。

专家共识建议受试者应使用每日记录以及通知系统记录跌倒的方式，每个月至少报告一次。研究者应使用电话或面对面随访来追踪丢失的数据，并以此来确定跌倒和受伤的更多细节信息。可以通过跌倒记录表格上的附加问题获得关于任何跌倒情况的具体信息。表 1-1 统计一个月的跌倒记录，表 1-2 统计关于跌倒情况的附加问题。电话随访获得的信息与邮寄问卷和跌倒记录相同，但可能需要多次电话频繁地联系老年人。在研究中，跌倒数据应可以总结为跌倒次数；跌倒者 vs. 非跌倒者 vs. 频繁跌倒者的数量和人均年跌倒率。国外也有研究综述总结，跌倒数据主要通过 3 种方法收集：①使用电话访谈、面对面访谈或邮寄问卷的回顾性报告系统；②使用明信片、日历或日记的预期报告系统；③常规监测系统或卫生保健记录摘要。

表 1-1　每月跌倒记录示例

日	一	二	三	四	五	六
		1	2	3	4	5
6	7	8	9	10	11	12
13	14	15	16	17	18	19
20	21	22	23	24	25	26
27	28	29	30	31		

表 1-2　跌倒相关信息记录示例

如果你没有跌倒，请在这里停下，否则请继续			
1. 你在哪里跌倒了？			
家中：			
在一个平面上	是 □	不是 □	
起床时	是 □	不是 □	
起身站立时	是 □	不是 □	
使用淋浴 / 浴缸	是 □	不是 □	
上厕所时	是 □	不是 □	
上下楼梯时	是 □	不是 □	
家门口或花园里：			
上下台阶 / 楼梯	是 □	不是 □	
在一个平面上（如路上）	是 □	不是 □	
花园里	是 □	不是 □	
在外边：			
人行道上	是 □	不是 □	

续表

在路边石／排水沟上	是 ☐	不是 ☐	
在公共建筑里	是 ☐	不是 ☐	
下车时	是 ☐	不是 ☐	
在别人的家里	是 ☐	不是 ☐	

上面没有描述的跌倒（请具体说明）：

2. 你是怎么跌倒的？（可以勾选多个）

我绊倒了　☐

我滑倒了　☐

我失去了平衡　☐

我的腿没劲了　☐

我晕倒了　☐

我感到头晕　☐

我不太确定　☐

3. 跌倒让你遭受了任何伤害吗？　是 ☐　　　　否 ☐

4. 如果是，您遭受了哪种类型的伤害？

挫伤　☐

切割伤／擦伤　☐

手腕骨折　☐

髋部骨折　☐

肋骨骨折　☐

后背痛　☐

注：非常感谢你的合作，请使用随附的信封将表格寄回给我们。

　　如上所述，即使采用最严密的报告方法，也很有可能存在跌倒报告信息不足、跌倒漏报的现象，而且关于跌倒周围环境的数据有时统计不完整或不准确。跌倒后，老年人通常会感到惊恐和痛苦，因而可能不记得跌倒的诱发因素。否认跌倒也是漏报的一个因素，因为老年人常把跌倒归咎于外部因素，而不把它算作真正的跌倒原因。直接的遗忘会导致进一步的报告不足，尤其是患有认知功能障碍的人。为了避免上述问题导致的数据不准确性，最近人们开发了跌倒检测设备，并使用加速度计等可穿戴设备在临床环境中监测跌倒情况。然而，这种方法不适合大规模人口监测。

　　在养老院，护理人员使用的跌倒记录簿可以提高跌倒记录的准确性，从而为跌倒记录提供一种辅助方法。在一项对悉尼中等规模养老院的研究中，研究人员发现护士系统记录的跌倒次数增加了32%。现在医院对于跌倒事件都普遍地记录报告。

需要制定策略通过提高老年人对报告价值的认识来增加对跌倒的报告，例如早期发现风险和实施战略以减少未来的风险。还需要健康专业倡议，鼓励每年不少于一次询问所有老年人是否跌倒过（美国老年医学会、英国老年医学会和美国矫形外科学会跌倒预防小组）。就事件报告的目的和此类报告对预防未来跌倒的有用性向机构工作人员提供培训，可能会改进事件报告实践。部分跌倒直到受伤和残疾发生后才被发现。跌倒导致受伤更可能记录在管理数据集中，如医院记录和机构事故报告。

人们的受伤经历被描述为一个金字塔。顶点表示死亡病例的数量相对较少，金字塔较宽、较低的部分表示严重程度较低的损伤数量较多。损伤数据可用性与病例严重程度成正比，也就是说，人们对相对较少的伤害死亡人数了解得相当多，对住院病例了解得较少，对既没有死亡也没有住院的病例了解得更少。只有不到一半的跌倒事件会被报告给医务人员，在发生跌倒且不需要治疗的情况下，这一报告比例可能会低得多。目前，由于多种原因，很难获得与跌倒相关的骨折数据。许多研究使用大型政府数据库，主要记录住院患者，并由治疗少数低能量骨折的一级创伤中心提供。在英国，骨折流行病学研究通常使用临床实践研究数据，数据库中全科医生在其中记录诊断。然而，它仅覆盖6.9%的人口，在最近一项急诊科的骨折诊断研究中，急诊部工作人员做出的诊断中有25%是错误的。研究者分析表明，53.2%的跌倒相关骨折是在门诊治疗的，这些记录往往比较差。

四、跌倒损伤

不同文献对跌倒损伤的定义大有不同，主要是对一些损伤，如割伤和擦伤等轻伤是否被归类为跌倒损伤存在争议。专家共识建议：由于在统一跌倒损伤类型的定义和分类方面的困难，严重跌倒损伤的最严格定义是放射学上确定存在骨折，包括四肢和四肢长骨骨折等。

第二节 跌倒的流行病学

一、老年人跌倒发生率

目前，在大多数发达国家，以及许多发展中国家，老年人（尤其是高龄老人）的数量和比例正在迅速上升。虽然 2008 年大多数发达国家 65 岁及以上人口的百分比为 13% ~ 21%，但目前 65 岁及以上人口中有 62% 生活在发展中国家，因为缺乏资源，老年人的健康可能被忽视。虽然跌倒可发生在任何年龄段，甚至发生在健康人身上，但跌倒的风险随着年龄的增长而增加。

1977 年，Exton-Smith 调查了居住在英国的 963 名 65 岁以上老人的跌倒发生率。研究发现，女性随着年龄的增长，跌倒发生率从 65 ~ 69 岁年龄组的 30% 上升到 85 岁以上年龄组的 50% 以上。男性跌倒发生率从 65 ~ 69 岁年龄组的 13% 上升到 80 岁及以上年龄组的 30% 左右。

自 Exton-Smith 的工作以来，主要在白色人种中进行的回顾性社区研究报告了类似的发现，大约 30% 的老年人每年经历一次或多次跌倒。Campbell 等分析了 533 名年龄在 65 岁及以上的人群样本，发现 33% 的人在过去的一年经历过一次或多次跌倒。Blake 等在一项对 1042 名年龄在 65 岁及以上的受试者的研究中，报告了类似的发生率（为 35%）。在一项对 2793 名年龄在 65 岁及以上的受试者进行的大型研究中，Prudham 和 Grimley-Evans 估计每年意外跌倒的发生率为 28%，这一数字与澳大利亚 Dubbo 骨质疏松症流行病学研究中发现的 1762 名年龄在 60 岁及以上的老年人跌倒的数据相同。

最近在社区环境中进行的前瞻性研究发现，社区环境中跌倒发生率更高。澳大利亚学者 Randwick 在对跌倒和骨折研究中发现，341 名 65 岁及以上的社区女性中有 39% 在一年的随访期内发生一次或多次跌倒；新西兰学者 Campbell 等对 761 名 70 岁及以上的受试者进行的一项大型研究发现，465 名女性中的 40% 和 296 名男性中的 28% 至少在一年内跌倒一次，总发生率为 35%；美国学者 Tinetti 等针对 336 名 75 岁及以上受试者的研究发现，一次或多次跌倒的发生率为 32%；O'Loughlin 等在一项为期 48 周的前瞻性随机抽样研究中，报告了加拿大 65 岁及以上的 409 名社区居民跌倒发生率为 29%；Luukinen 等报告了在芬兰多中心研究的 70 岁及以上的 833 名社区居民跌倒发生率为 30%。

65 岁以后，跌倒发生率也会增加。图 1-1 显示了参与 Randwick 跌倒和骨折研究的女性中，在 12 个月内报告跌倒一次、两次或三次或更多次的比例。

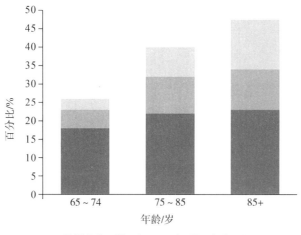

图 1-1　年龄分层的老年人跌倒比例

　　报道多次或反复跌倒发生率的前瞻性研究也是一致的。五项研究报道随访年内两次或两次以上跌倒的发生率为 11% ~ 21%，平均发生率为 15%。三项研究报道三次或三次以上跌倒的数据，发生率均为 8%。

　　非白种人老年人跌倒发生率的精确数据较少。Aoyaga 等研究了日本 1534 名（624 名男性，910 名女性）65 岁及以上的社区居民的跌倒情况，发现只有 9% 的男性和 19% 的女性在过去一年中报告过一次或多次跌倒。日本进行的其他七项大型社区研究中也发现了类似的低发生率。作为夏威夷骨质疏松症研究的一部分，Davis 等前瞻性地评估了居住在夏威夷的日本老年男女的跌倒发生率：男性的跌倒发生率为 13.9/100（人·年），女性为 27.6/100（人·年），约为以白人为主的可比研究中跌倒发生率的一半。

　　Davis 等在随后的一项研究中，试图确认可以解释跌倒率差异的神经肌肉功能指标和功能障碍情况。他们发现日本女性的行走速度更快，站立更稳，在一系列平衡测试中表现更好。另外，白种人女性力量更大，尤其是股四头肌，手脚反应时间更快。在对神经肌肉测试结果和功能障碍数量进行调整后，跌倒风险的优势比基本保持不变。日本女性在日常生活活动中直接转化功能性力量和平衡测试中表现更好，这可能可以解释为什么她们摔倒的风险更低。

　　最后，Ellis 和 Trent 比较了 1995—1997 年在加州非联邦医院住院的来自四个主要种族 / 民族的 104 902 人的跌倒风险及其后果。白种人（161 人）每 100 000

人的跌倒损伤住院率明显高于黑种人（64人）、西班牙裔（43人）和亚洲/太平洋岛民（35人）。白种人也更有可能遭受骨折并接受长期护理，这意味着更差的结果和更严重的损伤。不同的骨密度水平、医疗保险和家庭支持可能是在这些群体之间观察到差异的原因。

二、跌倒频率的季节性变化

环境温度可能会导致跌倒发生率的季节性变化。寒冷的天气里，人们往往会更加匆忙、轻度体温过低并且反应迟缓。同样，冬天白天时间更短，维生素D缺乏的可能性更大，可能导致肌肉骨骼力量较夏季弱，所以人们往往不太活跃。如图1-2所示，意外跌倒造成的死亡似乎有季节性变化，图1-2显示了1993—1997年英格兰和威尔士老年人跌倒的月发生率。

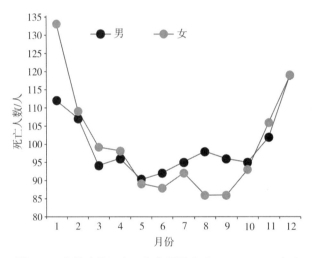

图1-2　意外跌落死亡 - 年化月比率（1993—1997 年）

Luukinen等在芬兰的一项研究中发现极度严寒的时期户外跌倒的发生率更高。然而，室内跌倒和温度之间没有联系，他们认为这是因为室内温度足够高。英国的一项类似研究发现，除了地面霜冻，主要天气条件和髋部骨折的发生率之间没有明显的联系。因此，季节性变化对跌倒损伤流行病学的确切影响并不明确。

三、跌倒损伤的时间趋势

有两项研究检查了日常收集的跌倒损伤数据，作为评估跌倒发生率长时间趋势的一种手段。在芬兰，Kannus等分析了国家医院出院登记的数据，发现1970—1995年，因跌倒而受伤的老年人数量增加，其速度不能简单地用人口结构变化来解释。女性的年龄标准化发生率增加了127%（从1970年的648人增加到1995年的1469人），男性增加了124%（从1970年的434人增加到1995年的972人）。澳大利亚维多利亚州和南澳大利亚也对跌倒住院率的长期变化进行了研究。1988—1997年，年龄标准化跌倒的住院率显著上升——维多利亚州上升了32%，南澳大利亚州上升了5%。这种增加可能部分解释了在几个西方国家报告的常见的髋部和其他骨折长期增加的原因。

发展中国家许多地区缺乏关于跌倒的流行病学数据，因此发达国家更容易获得国家层面关于跌倒率时间趋势的汇总数据。美国的数据显示，1993—2003年，65岁或65岁以上人群的死亡率总体上升。尽管髋部骨折的住院率有所下降，但在2001—2005年，跌倒造成的非致命性损伤的总体比率没有统计意义。加拿大报告说，1997—2002年，由跌倒而导致的死亡人数显著增加，1998—2003年老年人与跌倒相关的住院治疗保持稳定。在澳大利亚，1997—2005年，65岁及以上人群的死亡率下降了13%，而1999—2006年，男性和女性住院跌伤病例的年龄标准化相对比率分别以每年2.5%（男性）和1.1%（女性）的速度增长。

四、跌倒的原因

老年人跌倒的原因有很多，主要可以分为两大类：外在因素和内在因素。环境危害（外在因素）与年龄和共病（内在因素）之间的相互作用累积影响增加了跌倒风险。75岁以下人群的跌倒更可能与外在因素有关，而80岁及以上人群的内在因素更为重要。有研究总结了12项关于生活在各种环境中的老年人跌倒的最大回顾性研究的数据。其中，"意外"或与环境相关是最常见跌倒原因主诉，占30%～50%。然而，许多跌倒实际上是由于可识别的环境危害与个人因年龄和疾病的累积影响而增加的危险易感性之间的相互作用。与年轻人相比，老年人的步态更僵硬、协调性更低、风险性更高。姿势控制、身体定向反射、肌肉力量和张力以及步态高度所有这些都会随着年龄的增长而下降，并削弱在意外绊倒或滑倒后避免摔倒的能力。老年人滑倒后保持平衡的"策略"从快速纠正的"髋部策略"（通过髋部重心转移避免跌倒）转变为"阶梯策略"（快速踏步避免跌倒）。

步态问题和虚弱是另外一个常见的导致跌倒的特定诱因，这种因素占比为10%～25%。行走能力通常取决于几个生物力学组件，包括关节的自由活动度，尤其是腿部；肌肉动作的适当时机；适当的肌肉动作强度；以及正常的感觉输入，包括视觉、本体感觉和前庭系统。步态和平衡问题有多种病因，许多治疗方法都可能有效。易于识别的步态问题对20%～40%的65岁以上人群及40%～50%的

85 岁以上人群的功能产生不利影响，其中约一半的问题是严重的。在一项大型纵向研究中，10% 的人需要帮助才能穿过房间，20% 的人在没有帮助的情况下无法爬楼梯，40% 的人无法走 0.8 km。步态问题可能源于步态和平衡方面与年龄有关的简单变化，也可能源于神经、肌肉、骨骼、循环和呼吸系统的特定功能障碍，或者源于一段时间的不活动后的简单适应。

据报道，跌倒的另一个主要原因是头晕，这是老年人极为常见的症状。然而，它是一种非特异性症状，可能反映出心血管疾病、换气过度、直立、药物不良反应、焦虑或抑郁等多种问题。直立性低血压的相关问题（定义为卧姿和站立之间收缩压下降超过 20 mmHg）在居家的"正常"老年人中的患病率为 10% ~ 30%。它可能由多种因素引起，包括自主神经功能障碍（通常与年龄、糖尿病或脑损伤有关）、低血容量、低心排血量、帕金森病、代谢和内分泌紊乱以及药物（尤其是镇静剂、抗高血压药和抗抑郁药）。因为长时间卧床后压力感受器反应减弱，早晨站立位下减弱得更加明显。然而，这是一个较不常见的跌倒原因，可能是因为大多数患有该综合征的人已经习惯了跌倒，会更加注重预防，并且能够在跌倒前找到座位或进行调整。

跌倒发作是指在没有意识丧失或头晕的情况下突然摔倒。患者通常会突然出现腿部无力，有时是头部突然移动所致。这种虚弱通常是暂时的，但可以持续数小时。这种综合征可归因于短暂性椎 – 基底动脉供血不足，尽管它可能由多种机制引起，包括腿部无力和膝关节不稳定。跌倒的其他具体原因包括中枢神经系统紊乱、认知缺陷、视力不良、药物副作用、饮酒、贫血、甲状腺功能减退、关节不稳定、足部问题、严重骨质疏松症伴自发性骨折和急性疾病等。由于大多数老年人有多种可识别的易导致跌倒的危险因素，确切的原因往往很难确定。

由于跌倒的单一特定原因往往无法确定，而且跌倒通常是多因素引起的，因此许多研究人员进行了前瞻性和回顾性流行病学研究，以确定导致个人跌倒可能性增加的特定风险因素。在许多方面，识别跌倒的风险因素比回顾性地对特定诱发原因进行分类要有用得多。前瞻性数据不仅可能比事后图表审查得出的数据更准确，而且通过及早识别风险因素，可以设计和制定最有效的预防策略。这些风险因素中最重要的是肌肉无力以及步态和平衡问题。肌肉无力在老年人中极为常见，主要是由于疾病和缺乏活动，而非衰老本身。病例对照研究表明，步态和肌肉功能障碍患者跌倒和骨折的风险显著增加。步态和平衡功能的简单筛查测试有助于识别风险。精神活性药物在许多研究中也被确定为跌倒的风险因素，尽管它们的相对风险通常在 1.5 ~ 1.7 范围内，略低于其他因素。

第三节　不同跌倒人群的流行病学

一、住在老年护理机构的人

在养老院中开展的关于跌倒发生率的研究发现，报告的跌倒频率远远高于住在自己家里的人。例如，Luukinen 等估算，在芬兰 70 岁及以上的人当中，寄宿被照料人群的跌倒率比在社区中独立生活的人高 3 倍。

在养老院进行的前瞻性研究发现，12 个月的跌倒发生率为 30% ~ 56%。在一项早期研究中，Fernie 等发现，901 名流动疗养院居民中有 40% 在 6 个月内跌倒了两次或两次以上，Yip 等发现，126 名疗养院居民中有 56% 一年至少跌倒一次。

另外两项研究综合计算了养老院的跌倒发生率。Rubenstein 等总结了五项已发表和两项未发表的关于长期护理机构跌倒发生率的研究结果，计算出每张床的发生率为 60% ~ 290%，平均每人每年跌倒发生率或发生次数为 170% 或 1.7 次。Thapa 等在 12 家养老院进行了为期 12 个月的前瞻性研究，涉及 1228 名居民。他们报告，在 1003 人年的随访中，548 名居民跌倒了 1585 次。

住在中级医疗护理机构的居民跌倒发生率也很高。笔者发现一次或多次跌倒的年发生率为 52%，两次或多次跌倒的年发生率为 39%。Tinetti 等还发现，连续入住中级护理机构的 79 人跌倒发生率很高，32% 的人在 3 个月内跌倒两次或更多次。

在老年人骨折风险流行病学研究中，对来自 26 家养老院和 17 家中级护理机构的 1000 名居民分别进行了平均 15 个月的随访，以确定跌倒的风险因素。在此期间，621 名居民至少跌倒一次，214 人仅跌倒一次，102 人跌倒两次，77 人跌倒三次，55 人跌倒四次，173 人跌倒五次或更多次。总共有 2554 次跌倒（5.45 次跌倒 /1000 个住院日），其中 786 次跌倒（30.9%）导致受伤。有趣的是，在这一组居民中，身体机能和跌倒之间存在非线性关联，与养老院居住者（58%）相比，中级护理机构居住者（65%）的跌倒发生率明显更高。

两项研究调查了退休疗养院居民的跌倒发生率：Liu 等发现，96 名居民在 12 个月期间出现了相对较高的跌倒比例，发生率为 61%。在一项检查集体锻炼对跌倒发生率影响的随机对照试验中发现，在为期一年的试验中，研究对照组中 199 名独居生活的居民中有 44% 有一次或多次跌倒，这一比率与年龄相似（年龄范围 62 ~ 92 岁，平均 77 岁）的社区居民相似。然而，实际上，跌倒和跌倒相关伤害的发生率因环境和人群社区环境而异。研究设计、研究人群特征以及跌倒数据确定和报告方法的差异使得研究比较困难。

二、特殊群体

曾经跌倒过的老年人再次跌倒的风险会增加。Nevitt 等在一项前瞻性研究中针对过去一年里有过跌倒的 325 名社区居民进行调查，发现 57% 的人在 12 个月的随访期内经历过至少一次跌倒，31% 的人经历过两次或更多次跌倒。Northridge 等报道，当社区居民被分为体弱的和精力充沛的两类时，体弱的人跌倒发生率可能性是精力充沛的人的两倍以上。不出所料的是，跌倒更普遍发生在身体虚弱的老年人、日常生活活动有困难的人以及身体状况影响姿势、平衡和步态的人。同样，Speechley 等报道，在一年的预期内，身体虚弱的组跌倒发生率为 52%，相比之下，身体强壮的组发生率只有 17%。

医院急诊科经常遇到跌倒患者。Close 等发现，在急诊科就诊的 65 岁及以上的患者中，有 20% 的人因跌倒来诊。当老年人住院时，也经常发生跌倒。住院时间相对较短的综合医院的跌倒发生率约为 2%，而在老年病房的跌倒发生率为 27%。

Mahoney 等发现，14% 的老年患者在治愈疾病出院后的第一个月内发生跌倒，以脑卒中、帕金森病和截肢患者的跌倒率较高。Forster 等发现，73% 的老年卒中患者在出院后 6 个月内发生跌倒；Jorgensen 等也提出证据表明，这一群体的跌倒发生率很高。他们发现在 111 名长期脑卒中的社区居民中，有 23% 的人在 4 个月内发生一次或多次跌倒，这个比例是相同年龄和性别的 143 名对照组的两倍。也有研究报道了隐源性帕金森病社区居民的年跌倒发生率超过 60%。帕金森病患者容易出现频繁跌倒，13% 的人称每周不止一次跌倒。老年人下肢截肢后跌倒的发生率也很高，Kulkarni 等发现，58% 的单侧截肢患者在接受调查前的 12 个月内至少有一次跌倒。

Whitney 等发现，在一项对 247 名前庭病变患者（平均年龄 63 岁）6 个月的回顾性研究中，跌倒的发生率为 37%。更有趣的是，报告中年龄小于 65 岁的受试者比 65 岁及以上的受试者出现更多次的跌倒。在另外一项研究中，Herdman 等测量了 24 ~ 89 岁的单侧（$n = 70$）和双侧（$n = 45$）前庭功能减退患者的跌倒发生率，这项前庭功能测试证实了这一点。在单侧前庭功能丧失的患者中，跌倒发生率与社区的普通老年人群的预计值基本相同，然而在双侧前庭功能丧失的人群中，65 ~ 74 岁人群的跌倒发生率为 51%，而 75 岁及以上人群的跌倒发生率仅为 18%。这些研究表明，在已确诊的前庭功能疾病患者中，跌倒的发生率并不是特别高，尽管这种疾病对平衡系统有显著影响。这可能是因为有前庭功能损伤的人似乎意识到他们明显的不平衡，并采取适当的保护措施。Whitney 等也认为，患有前庭功能疾病的老年人跌倒发生率较低，这可能由于他们减少了部分冒险行为有关。

Tinetti 等报道了 24 名认知障碍社区居民的 12 个月跌倒发生率为 67%。Van Dijk 发现 71 名老年痴呆症养老院居民的 12 个月跌倒发生率为 85%。Shaw 等在最近一项随机对照试验中发现，随机分配到常规护理对照组的 114 名受试者中 80% 的人在一年的预期内跌倒，该试验旨在检查认知障碍和痴呆的老年人在意外跌倒预防应对的有效性。这些高发生率似乎是准确的估计，因为在许多前瞻性研究中发现认知障碍是跌倒的一个强有力的独立风险因素（见第三章）。

关节炎和糖尿病患者的跌倒发生率也明显增加。最近有一项研究对 684 名 75 ~ 98 岁的社区居民进行了统计，其中 283 人报告患有下肢骨关节炎。过去的一年共有 137 名关节炎受试者跌倒，跌倒发生率为 48.4%，相比之下，157 名无关节炎受试者跌倒，发生率为 39.2%，性别调整后的相对危险度为 1.22，95% 可信区间为 1.03 ~ 1.46。患有关节炎的受试者比没有关节炎的受试者报告的跌倒损伤更大（33.2% *vs.* 25.9%）。一项前瞻性队列研究包括 9249 名年龄在 67 岁及以上的女性，其中 629 名（6.8%）患有糖尿病，包括 99 名使用胰岛素的女性。在平均 7.2 年的时间里，1640 名女性（18%）一年中跌倒一次以上。非糖尿病患者的跌倒率最低（17%），非胰岛素治疗糖尿病患者的跌倒率居中（26%），胰岛素治疗糖尿病患者的跌倒率最高（34%）。患有糖尿病的女性跌倒的风险增加，部分原因是已知的跌倒风险因素增加，如下肢感觉异常和平衡障碍。

三、跌倒地点

对于居住在社区的老年人来说，大约 56% 的跌倒发生在室外（花园、街道、人行道或商店等），剩下的约 44% 发生在家里其他地方（图 1-3）。室内跌倒主要发生在卧室、起居区或厨房等常用房间中，其次为发生在浴室、楼梯或梯子和凳子上。虽然一部分跌倒涉及环境危险因素，如地毯松散或地板湿滑，但大多不涉及明显的环境危险因素。其余跌倒地点发生在公共场所，通常报告的公共场所跌倒的环境危害是路面裂缝、排水沟、台阶、建筑工程、路缘石、不平地面和光滑表面，尤其是冰雪可能导致滑倒的地方。在急诊和住院老年护理环境中，流动患者比非流动患者更容易发生跌倒相关损伤。大多数跌倒发生在患者房间，通常是坐在床上，或在转移过程中。养老机构中约 15% 的跌倒与环境危害有关。

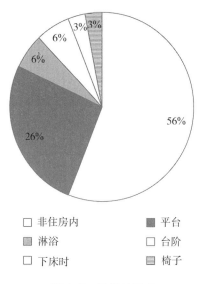

图 1-3　跌倒的地点

　　跌倒的地点与年龄、性别和体质有关。在社区居住的老年妇女中，在室外发生的跌倒次数随着年龄的增长而减少，而在室内发生在地面上的跌倒次数相应增加（图 1-4）。Campbell 等发现，在室内跌倒的男性比女性少（44% vs. 65%），在室外跌倒的男性更多（25% vs. 11%）。此外，关于一天中跌倒的好发时间段，大多数跌倒发生在早上或下午，这是活动最为活跃的时候，只有大约 20% 人群发生在晚上 9 点至早上 7 点之间。

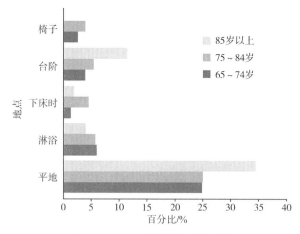

图 1-4　不同年龄室内跌倒地点

第四节 跌倒的后果与经济负担

一、跌倒的后果

在流行病学研究中，总结跌倒结果的最常见方法包括：①报告一次或多次跌倒（通常为两次或多次）的人数；②跌倒次数；③下降率；④跌倒具体时间。重点可能是摔伤或需要医疗护理。在计算比率时，跌倒与跌倒相关伤害的数量是分子，而分母可以是处于危险中的人数或单位时间内的床位（患者）天数。例如，澳大利亚卫生保健系统安全和质量指标的年度国家报告要求，对医院和老年护理机构中导致患者伤害的跌倒进行测量。分子是跌倒导致伤害的院内跌倒人员次数，分母是医院住院人员总数。

虽然跌倒发生在任何年龄段，甚至发生在健康人身上，但跌倒的风险随着年龄的增长而增加，其后果更为显著。我们需要关注的不仅仅是老年人跌倒的高发病率，而是高发病率和易受伤性的结合。虽然大多数摔倒不会造成严重伤害，但10% ~ 15%的摔倒会导致严重伤害，包括骨折和头部受伤。据估计，0.2% ~ 1.5%的跌倒会导致髋部骨折，就发病率和死亡率而言，髋部骨折是跌倒最严重的后果之一。跌倒也是外伤性脑损伤的最常见原因，占老年人致命跌倒的46%。

跌倒是65岁及以上人群受伤相关住院的主要原因，占急诊入院人数的14%和该年龄组所有住院人数的4%。随着年龄的增长，跌倒相关入院的发生率呈指数级上升：65岁以后，因跌倒而入院的人群比率呈指数上升，65 ~ 85岁的男性和女性的跌倒发生率增长了9倍（图1-5）。

根据所研究的人群，每年有30% ~ 60%的老年人跌倒，其中10% ~ 20%会导致受伤、住院或死亡。具体分析表明，22% ~ 60%的老年人跌倒受伤，10% ~ 15%的老年人严重受伤，2% ~ 6%的老年人骨折，0.2% ~ 1.5%的老年人髋部骨折。最常见的自我报告损伤包括表面割伤和擦伤、瘀伤和扭伤。最常见的需要住院治疗的损伤为骨折，主要包括髋部骨折、骨盆骨折、其他腿部骨折、桡骨、尺骨和肱骨骨折以及颈部和脊柱骨折。

就发生率和死亡率而言，最严重的跌倒相关损伤之一是髋部骨折。老年人髋部骨折通常恢复较慢，并且容易出现术后并发症。在许多情况下，髋部骨折会导致死亡，而幸存者很多都无法恢复完全的活动能力。Marottoli等分析了一项为期6年的队列研究（ $n=120$ ）发现，骨折前86%的人可以独立穿衣，75%的人可以独立行走，63% 的人可以爬楼梯，骨折 6 个月后该比例明显下降，分别为 49%、15% 和 8%。

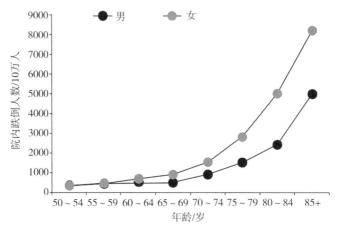

图 1-5　根据年龄和性别划分的跌倒住院人数

跌倒的另一个后果是"长时间躺在地上"，跌倒后在地面或地板上停留一个多小时。"长时间躺在地上"是衰老、疾病和社会关系孤独的标志，与老年人的高死亡率相关。在地板上度过的时间与跌倒后恐惧、肌肉损伤、肺炎、压疮、脱水和体温过低有关。Wild 等发现，躺在地板上一个小时或更长时间的人有一半会在 6 个月内死亡，即使跌倒没有造成直接的损伤。Vellas 等发现，超过 20% 因跌倒而入院的患者在地上躺了一个小时或更长时间。Tinetti 等发现，多达 47% 的跌倒未受伤者在没有帮助的情况下无法从地板上爬起来。

除了身体伤害外，跌倒还会对老年人产生其他严重后果。跌倒后焦虑综合征(害怕跌倒)被认为是跌倒的负面后果。由此产生的自我强加的活动限制和对安全行走能力的信心丧失会导致进一步的功能衰退、抑郁、无助感和社会孤立，所有这些都会影响感知健康和生活质量。同时，这也可能会使个人再次跌倒的风险更高。除了认知障碍和尿失禁外，反复跌倒和不稳定也是提前入住疗养院的常见诱因。由于丧失继续独立生活的能力会产生不利影响，因此跌倒和与跌倒相关的伤害会严重威胁生活质量。总而言之，跌倒会导致活动受限、跌倒恐惧、生活质量下降、失去独立能力。

Kiel 等在一项对 5093 名老年人的研究中发现，在克服年龄、性别、自身健康状况和日常生活活动的原有困难后，跌倒者报告日常生活活动以及日常生活使用工具活动的困难风险更大，这种情况尤其是经常跌倒的人。Tinetti 等在一项涉及

957 名 71 岁以上的社区居民的研究中发现了类似的联系。他们发现，在对潜在的混杂因素进行调整后，在 3 年的预期内，非损伤性和损伤性跌倒都与日常生活的基本活动和使用工具活动下降有关。此外，那些遭受两次或更多次非损伤性跌倒的人社会活动减少，而那些遭受一次或更多次损伤性跌倒的人身体活动水平会进一步降低。"跌倒后综合征"为跌倒后导致对跌倒的过度恐惧，主要表现为失去信心、犹豫不决、一动不动，从而丧失行动能力和独立能力。有报道表明，跌倒后，许多老年人表示害怕跌倒和由于害怕进一步跌倒而减少活动。跌倒还会导致残疾和行动能力下降，这通常会导致跌倒者对他人的依赖，需要住院治疗的可能性增加。

二、跌倒的经济成本

老年人跌倒很常见，可致残、长时间住院或死亡，因此跌倒构成巨大的医疗经济成本。跌倒相关费用可包括直接费用，如医生出诊、急诊就诊、疗养院护理、门诊、康复住院、检查诊断、药物治疗、家庭护理、家庭改造、设备和住院护理产生的费用；间接成本包括护工和患者的发病或死亡产生的费用。

跌倒产生的成本分为两个方面。直接成本包括医疗保健成本，如治疗和康复中的药物和医疗服务提供者咨询。间接成本是个人和家庭照顾者活动的社会生产力损失。许多研究强调了跌倒相关伤害可造成医疗体系的巨大经济负担。对国际研究的系统审查表明，与跌倒相关的成本占北美洲、澳大利亚、欧洲和英国等国家和地区的医疗保健总支出的 0.85% ~ 1.5%，相当于国内生产总值的 0.07% ~ 0.20%。每位跌倒患者和每位跌倒相关住院患者的平均费用从 2044 美元到 25 955 美元不等。

有学者已经估计了跌倒损伤的医院费用评估值以及占卫生预算的比例。1989年，提交给美国国会的一份报告中，Rice 等计算出 1985 年跌倒损伤的医院费用将近 100 亿美元，即美国人一生受伤费用的 6% 可归因于老年人的跌倒。此外，跌倒损伤相关费用占老年人所有伤病费用的 70%。1985 年每个受伤者的费用为 4226 美元，几乎是所有年龄组每个受伤者平均费用的两倍。Englander 等预测 1994 年跌倒的总成本为 202 亿美元，每个受伤者的成本为 7399 美元。研究者进一步将这些数据外推至 2020 年，并估计跌倒损伤的成本将上升至 324 亿美元。

1999 年英国的一项研究发现英国政府因意外跌倒而付出的总成本接近 10 亿英镑。住院费用占总费用的近一半（49.4%），是主要的费用支出。长期护理费用居第二位，占 41%，主要是在 75 岁及以上的人群中。

两份报告研究了澳大利亚目前和预计的跌倒损伤成本。一份报告检查所有损伤类别，研究发现跌倒损伤是所有损伤中花费最高的。1998—1999 年度报告，跌倒造成的直接费用总计为 3.33 亿澳元，主要包括住院、救护车、急诊、非医院医疗保健、非医院联合医疗保健以及非医院药品费用。这占所有意外损伤类别的直接成本的 62.8%，11 种最常见损伤类别的直接损伤成本如图 1-6 所示。

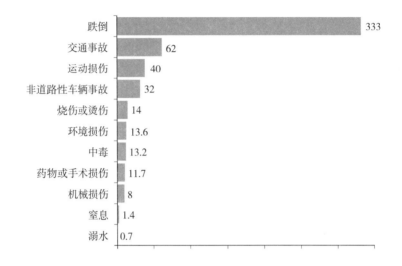

图 1-6 11 种最常见损伤类别的直接损伤成本

第二份报告发现，由于越来越多的老年人因跌倒受伤，澳大利亚人口的老龄化将对澳大利亚的卫生系统产生重大影响。到 2051 年，如果特定年龄的跌倒率保持不变，跌倒损伤造成的总健康成本将是目前水平的 3 倍，达到每年 13.75 亿澳元。由于需求增加，将需要增加约 886 000 个医院住院日，这相当于 2500 个永久用于跌倒损伤治疗的额外病床，还需要增加 3320 个疗养院。该报告得出结论，为了在此期间保持成本均等，预防策略需要将跌倒发生率降低约 66%。

有研究针对 578 名 75 岁及以上的社区居民进行了个体损伤性跌倒成本分析。每年确定跌倒损伤的住院治疗、救护车使用、急诊科就诊、非医院医疗保健、非医院联合医疗保健以及非医院药物和检查诊断的费用。此外，调研有关自付费用的信息，包括修复破损的眼镜、购买非处方止痛剂、在家中安装安全围栏以及购买绷带和其他伤口护理用品。在 12 个月的监测期内，275 名受试者跌倒了 534 次，其中 225 名跌倒需要医疗护理。其中，不需要去医院就诊的跌倒平均费用为 205 澳元，需要去医院急诊科就诊的跌倒平均费用为 1040 澳元，这包括 420 澳元的住院费用和 620 澳元的出院后费用。需要住院的跌倒平均费用为每人 12 300 澳元，包括 10 000 澳元的住院费用和 2300 澳元的住院后费用。总的来说，医院费用占跌倒总费用的 67%。

三、结论

全世界范围内，老年人跌倒是一个公共卫生问题。尽管在上述研究中使用了不同的跌倒确定方法，但报道的发生率非常相似。居住在社区的老年人中大约 1/3 的每年至少跌倒一次，其中许多人多次跌倒。有证据表明，在过去的一二十年里，跌倒发生率一直在上升。老年社区女性（40%）的跌倒率高于男性（28%），并且随着年龄超过 65 岁跌倒率均继续上升。居住在疗养院、护理机构和养老院的人，以及患有影响肌肉力量、平衡和步态的特殊疾病的人跌倒发生率也逐年增加。在社区老年人中，大约 50% 的跌倒发生在家中，50% 发生在公共场所。在 65 岁及以上人群中，跌倒占住院人数的 4%，占损伤相关死亡人数的 40%，占总死亡人数的 1%。跌倒造成的主要严重损伤包括手腕、骨盆和髋部骨折，还可导致残疾、活动受限和跌倒恐惧，这些会降低跌倒人群的生活质量和独立能力，并导致老年人住进疗养院。由于跌倒损伤需要包括住院治疗在内的医疗治疗，因此跌倒需要支出大量医疗保健资源。为了预防跌倒，必须进行实践，这需要考虑老年人及其照顾者的观点、偏好和经验。为了提高被采纳的可能性，研究者应强调注重促进健康和保持独立相关的积极信息。尽管有实践指导方针，但是在将最佳实践跌倒预防策略运用到卫生服务中，以减少老年人跌倒对公共卫生的影响方面，在许多层面仍存在相当大的挑战。

参考文献

［1］Montero-Odasso M, Van Der Velde N, Martin F C, et al. World guidelines for falls prevention and management for older adults: a global initiative [J]. Age Ageing, 2022, 51(9):1-36.

［2］Montero-Odasso M, Van Der Velde N, Alexander N B, et al. New horizons in falls prevention and management for older adults: a global initiative [J]. Age Ageing, 2021, 50(5): 1499-1507.

［3］Kamide N, Shiba Y, Sakamoto M, et al. Fall-related efficacy is a useful and independent index to detect fall risk in Japanese community-dwelling older people: a 1-year longitudinal study [J]. BMC Geriatr, 2019, 19(1): 293.

［4］Jehu D A, Davis J C, Falck R S, et al. Risk factors for recurrent falls in older adults: A systematic review with meta-analysis [J]. Maturitas, 2021, 144: 23-28.

［5］Ganz D A, Latham N K. Prevention of Falls in Community-Dwelling Older Adults [J]. N Engl J Med, 2020, 382(8): 734-743.

［6］Sherrington C, Fairhall N, Wallbank G, et al. Exercise for preventing falls in older people living in the community: an abridged Cochrane systematic review [J]. Br J Sports Med, 2020, 54(15): 885-

891.

[7] Umegaki H, Makino T, Uemura K, et al. Falls in community-dwelling prefrail older adults [J]. Health Soc Care Community, 2020, 28(1): 110-115.

[8] Sherrington C, Fairhall N J, Wallbank G K, et al. Exercise for preventing falls in older people living in the community [J]. Cochrane Database Syst Rev, 2019, 1(1): Cd012424.

[9] Wang M, Wu F, Callisaya M L, et al. Incidence and circumstances of falls among middle-aged women: a cohort study [J]. Osteoporos Int, 2021, 32(3): 505-513.

[10] Hagiya H, Koyama T, Zamami Y, et al. Fall-related mortality trends in older Japanese adults aged ≥65 years: a nationwide observational study [J]. BMJ Open, 2019, 9(12): e033462.

[11] Castaldo A, Giordano A, Antonelli Incalzi R, et al. Risk factors associated with accidental falls among Italian nursing home residents: A longitudinal study (FRAILS) [J]. Geriatr Nurs, 2020, 41(2): 75-80.

[12] Anderson L K, Lane K. Characteristics of falls and recurrent falls in residents of an aging in place community: A case-control study [J]. Appl Nurs Res, 2020, 51: 151190.

[13] Shaw B H, Borrel D, Sabbaghan K, et al. Relationships between orthostatic hypotension, frailty, falling and mortality in elderly care home residents [J]. BMC Geriatr, 2019, 19(1): 80.

[14] Hamza S A, Adly N N, Abdelrahman E E, et al. The relation between falls and medication use among elderly in assisted living facilities [J]. Pharmacoepidemiol Drug Saf, 2019, 28(6): 849-856.

[15] Hohtari-Kivimäki U, Salminen M, Vahlberg T, et al. Orthostatic Hypotension is a Risk Factor for Falls Among Older Adults: 3-Year Follow-Up [J]. J Am Med Dir Assoc, 2021, 22(11): 2325-2330.

[16] Duckham R L, Tait J L, Nowson C A, et al. Strategies and challenges associated with recruiting retirement village communities and residents into a group exercise intervention [J]. BMC Med Res Methodol, 2018, 18(1): 173.

[17] Chittrakul J, Siviroj P, Sungkarat S, et al. Multi-System Physical Exercise Intervention for Fall Prevention and Quality of Life in Pre-Frail Older Adults: A Randomized Controlled Trial [J]. Int J Environ Res Public Health, 2020, 17(9): 3120.

[18] Arrieta H, Rezola-Pardo C, Gil S M, et al. Effects of Multicomponent Exercise on Frailty in Long-Term Nursing Homes: A Randomized Controlled Trial [J]. J Am Geriatr Soc, 2019, 67(6): 1145-1151.

[19] Francis-Coad J, Hill A M, Jacques A, et al. Association Between Characteristics of Injurious Falls and Fall Preventive Interventions in Acute Medical and Surgical Units [J]. J Gerontol A Biol Sci Med Sci, 2020, 75(10): e152-e158.

[20] Silva S O, Barbosa J B, Lemos T, et al. Agreement and predictive performance of fall risk assessment methods and factors associated with falls in hospitalized older adults: A longitudinal study [J]. Geriatr Nurs, 2023, 49: 109-114.

[21] Vlaeyen E, Poels J, Colemonts U, et al. Predicting Falls in Nursing Homes: A Prospective Multicenter Cohort Study Comparing Fall History, Staff Clinical Judgment, the Care Home Falls

Screen, and the Fall Risk Classification Algorithm [J]. J Am Med Dir Assoc, 2021, 22(2): 380-387.

[22] Long S, Hu L, Luo Y, et al. Incidence and risk factors of falls in older adults after discharge: A prospective study [J]. Int J Nurs Sci, 2023, 10(1): 23-29.

[23] Rider J V, Longhurst J K, Navalta J W, et al. Fear of Falling Avoidance Behavior in Parkinson's Disease: Most Frequently Avoided Activities [J]. OTJR (Thorofare N J), 2023, 43(2): 228-236.

[24] Ashburn A, Pickering R, Mcintosh E, et al. Exercise- and strategy-based physiotherapy-delivered intervention for preventing repeat falls in people with Parkinson's: the PDSAFE RCT [J]. Health Technol Assess, 2019, 23(36): 1-150.

[25] Allen N E, Canning C G, Almeida L R S, et al. Interventions for preventing falls in Parkinson's disease [J]. Cochrane Database Syst Rev, 2022, 6(6): Cd011574.

[26] Knox P J, Coyle P C, Pugliese J M, et al. Hip osteoarthritis signs and symptoms are associated with increased fall risk among community-dwelling older adults with chronic low back pain: a prospective study [J]. Arthritis Res Ther, 2021, 23(1): 71.

[27] Byun M, Kim J, Kim M. Physical and Psychological Factors Affecting Falls in Older Patients with Arthritis [J]. Int J Environ Res Public Health, 2020, 17(3): 1098.

[28] Wu H, Mach J, Le Couteur D G, et al. Fall-related mortality trends in Australia and the United Kingdom: Implications for research and practice [J]. Maturitas, 2020, 142: 68-72.

[29] Zhang K, Qi J, Zuo P, et al. The mortality trends of falls among the elderly adults in the mainland of China, 2013-2020: A population-based study through the National Disease Surveillance Points system [J]. Lancet Reg Health West Pac, 2022, 19: 100336.

[30] Moreland B, Kakara R, Henry A. Trends in Nonfatal Falls and Fall-Related Injuries Among Adults Aged ≥65 Years - United States, 2012-2018 [J]. MMWR Morb Mortal Wkly Rep, 2020, 69(27): 875-881.

[31] Ek S, Rizzuto D, Xu W, et al. Predictors for functional decline after an injurious fall: a population-based cohort study [J]. Aging Clin Exp Res, 2021, 33(8): 2183-2190.

[32] Subramanian M S, Singh V, Chatterjee P, et al. Prevalence and predictors of falls in a health-seeking older population: An outpatient-based study [J]. Aging Med (Milton), 2020, 3(1): 25-31.

[33] Reilev M, Lundby C, Jensen J, et al. Morbidity and mortality among older people admitted to nursing home [J]. Age Ageing, 2019, 49(1): 67-73.

[34] Mitchell R, Ting H P, Draper B, et al. Frailty and risk of re-hospitalisation and mortality for aged care residents following a fall injury hospitalisation [J]. Australas J Ageing, 2021, 40(1): e44-e53.

[35] Mikos M, Trybulska A, Czerw A. Falls - the socio-economic and medical aspects important for developing prevention and treatment strategies [J]. Ann Agric Environ Med, 2021, 28(3): 391-396.

[36] Winser S J, Chan H T F, Ho L, et al. Dosage for cost-effective exercise-based falls prevention programs for older people: A systematic review of economic evaluations [J]. Ann Phys Rehabil Med, 2020, 63(1): 69-80.

[37] Peng K, Tian M, Andersen M, et al. Incidence, risk factors and economic burden of fall-related injuries in older Chinese people: a systematic review [J]. Inj Prev, 2019, 25(1): 4-12.

[38] Kwon J, Squires H, Franklin M, et al. Economic models of community-based falls prevention: a systematic review with subsequent commissioning and methodological recommendations [J]. BMC Health Serv Res, 2022, 22(1): 316.

[39] Drew J A R, Xu D. Trends in Fatal and Nonfatal Injuries Among Older Americans, 2004-2017 [J]. Am J Prev Med, 2020, 59(1): 3-11.

[40] Kwon J, Squires H, Young T. Economic model of community-based falls prevention: seeking methodological solutions in evaluating the efficiency and equity of UK guideline recommendations [J]. BMC Geriatr, 2023, 23(1): 187.

第二章

跌倒的步态与姿势

第一节 步态特征和跌倒

　　人类直立行走是一种独特的能力，行走时身体在跌倒的边缘徘徊，只有两条腿有节奏地向前运动才能防止跌倒。习惯性直立行走是人类特有的特征，它提供了一系列独特的生理能力。直立时，人体重心位于身体的上半部分，用两条腿保持平衡，只有脚与地面是唯一的直接接触。这种结构挑战了机械工程的基本原理，需要高度发达的姿势控制系统来确保身体保持直立。然而，为了向前行走，就必须重复地开始向前的跌倒趋势，然后在适当的位置放下向前的另外一条腿来"重新稳住"这一跌倒的势头。走路是一项看似简单的任务，但是失去平衡的可能性相当大。因此，老年人跌倒多数发生在走路时，而行走时步态出现异常，跌倒风险会提高。

　　本节的目的是提供关于老年人步态模式及其与跌倒的关系。本节将讨论行走能力，老年人跌倒和步态稳定性，跨过并避开障碍物、行走楼梯时的步态特征，以及应对绊倒和滑倒的能力。

一、行走能力

　　已有许多运动学和动力学研究来评估年轻人和老年人之间步态模式的差异。这些研究中最一致的发现是老年人比年轻人走得更慢。研究发现这是由于步幅较短，减少了步幅并增加了双下肢着地的时间。这是时间 - 空间自主选择的行走速度变化的直接结果，因为当老年人和年轻人按照特定速度行走时，没有明显的差异。老年人步态改变包括髋关节运动幅度减少，双下肢迈步角度减小，踝关节发力力量减少和迈步距离减少，骨盆前倾斜增加，摆动阶段期间髋关节伸展力矩增加，以及脚趾压力减少。此外，老年人走路时更容易踮着脚（图 2-1）。

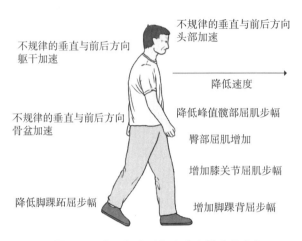

不规律的垂直与前后方向头部加速

不规律的垂直与前后方向躯干加速

降低速度

不规律的垂直与前后方向骨盆加速

降低峰值髋部屈肌步幅

臀部屈肌增加

增加膝关节屈肌步幅

降低脚踝跖屈步幅

增加脚踝背屈步幅

图 2-1　水平行走过程中步态模式的变化

许多调查显示，时间—空间步态参数变化可能预示着老年人会跌倒。步态速度一直被报道用来区分老年人是否容易跌倒的一个指标，容易跌倒者走路明显更慢。许多研究还表明，跌倒的老年人在步频和步幅方面表现出更大的可变性。

步幅大小的功能重要性和预测值尚不清楚。Murray 等在一项对年轻人和老年人的比较研究中发现，随着年龄的正常增长，步幅显著增加，然而 Gabell 等发现年轻人和老年人之间的平均步幅没有显著差异。Guimaraes 等报道，有跌倒史的老年人走路的步幅比同龄对照组小得多。然而，也有研究报道，与非跌倒者相比，跌倒者的步幅没有差异，或者步幅增加。上述这些结果相互矛盾，也许应该用其他的方法测量并不是直接比较步幅，或者所研究的样本中性别平衡的差异可以解释这些不同的发现。

尽管这些研究似乎表明，跌倒的老年人行走时步态特征比较"保守"，但直到最近才进行了详细的生物力学研究，以测量更直接代表步态中不稳定性的变量。控制行走速度后，跌倒者和非跌倒者的运动学步态模式没有很大差异，尽管 Kerrigan 等发现，无论速度如何，跌倒者表现出降低臀部伸展的峰值。Lee 等的一项动力学研究报告称，与没有跌倒史的年龄匹配的对照组相比，跌倒者行走时踝关节跖屈力矩降低，但髋关节屈曲、髋关节内收、膝关节伸展、膝关节内翻、踝关节背屈和踝关节外翻力矩增加。然而，在控制了行走速度的差异后，只有矢状面参数的差异显著。Yack 等发现，有平衡问题的老年人在躯干上部表现出不太平稳的加速模式。与预期相反，最近 Simoneau 等的研究未能显示出非跌倒者和跌倒者之间全身动量的差异，然而这可能是由于样本量不足。

最近，研究者测量了头部和骨盆在水平和凹凸不平的表面上行走时的加速度，作为评估步态稳定性的一种手段。研究者发现低跌倒风险的老年人能够通过降低他们的速度和节奏保持与年轻人同等的稳定性。然而，具有较高跌倒风险的老年人，尽管采用了较慢的速度、节奏和步幅，但头部和骨盆在垂直和前后方向上表现出节奏不一的加速度模式，特别是在凹凸不平的表面上行走时。也就是说，高风险老年人明显的不稳定加速模式表明他们很难控制躯干的动量，这导致跌倒发生的概率增加。还有一种可能性是，头部的不规则运动可能会干扰正常的凝视稳定性。已经有研究表明，当头部由于前庭眼反射的抑制而受到干扰时，老年人会表现出更大的眼球运动。

图 2-1 总结了与跌倒相关的水平行走过程中步态的变化，这对老年人跌倒后步态的变化进行一系列可能的解释。许多研究表明，步态的基本时间—空间参数（即速度和步幅）的降低与跌倒危险相关生理因素显著相关，包括下肢肌力降低、反应时间慢、姿势摆动增加以及感觉受损。然而，由于这些参数也可能受认知影响，心理因素如焦虑和对跌倒的恐惧也可能改变步态模式，也就是说这些变化可能反映了一些人不愿意走得更快而并不是不能行走。Herman 等发现步态周期时间的步幅变化与跌倒恐惧显著相关，并提示这些受试者的步态变化可能是对不稳定的适当反应。另一种观点认为，跌倒恐惧可能会导致步态不稳，因为老年人一旦有跌倒经历，可能存在恐惧心理，反过来增加老年人跌倒的风险。笔者最近开发了一个结构方程模型，根据 100 名 75 岁及以上的人的步态分析，研究生理能力、对跌倒恐惧以及头部和骨盆的稳定性之间的关系（图 2-2）。该模型表明，感觉运动功能降低和跌倒恐惧都与步幅变小相关，这反过来可能导致骨盆加速度不稳和头部相对于骨盆的加速度增大，并且这些变量反过来可能导致头部稳定性受损。这一模型表明，跌倒恐惧可能会使老年人走路时不太稳定，主要是因为这种"谨慎"的踏步模式打乱了上半身的节奏运动。

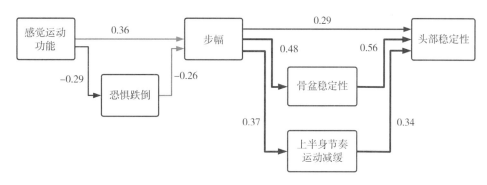

图 2-2　感觉运动功能、对跌倒恐惧以及头部、骨盆的稳定性关系

二、老年人跌倒和步态稳定性

除了上述这些因素之外，最近的证据表明，受限的关节活动范围可能在老年人跌倒时步态模式中发挥作用。Escalante 等结合一系列人体测量数据对 702 名老年人的步态模式进行了评估，发现膝关节和髋关节屈曲运动范围是步行速度的重要独立预测因素。Kerrigan 等发现，老年人跌倒时髋关节屈曲收缩与步幅缩短密切相关，但是这种挛缩可以通过拉伸稍微缓解。研究表明，在老年人跌倒中观察到的异常步态模式不是固定的，而是可以通过干预来改善力量、反应时间、平衡和灵活性的。

三、跨过并避开障碍物

我们在日常活动中走路时经常需要跨过障碍物。这比水平行走对姿势控制系统的要求更高，主要有两个原因：①跨越障碍的时候需要用一条腿更长时间站立；②向前迈的过程中，后面的肢体可能因接触障碍物而导致失去平衡。事实上，老年人跌倒的很大一部分是由于绊倒，而经历多次绊倒被发现是未来 12 个月内跌倒的预测因素。因此，评估水平行走只能了解关于个人日常活动行走环境中规划路线能力的有限信息。

成功越过障碍需要精确的跨步计划和保持平衡的能力，同时保障前后肢体有足够的间隙。在正常受试者中，跨过障碍包括在脚尖离开时减小正常的屈髋活动，并增加膝关节屈曲。然而，障碍物的高度影响跨越台阶的特征，随着障碍物高度的增加，跨越台阶的速度降低，而足的悬空高度增加。此外，跨越较高的障碍物需要重心较大的垂直移动和前后移动，更大的髋外展、髋外旋和踝跖屈的活动度，以及后肢更大的膝关节屈曲。

许多研究已经探索了跨越障碍模式中年龄相关差异问题。Chen 等让年轻和老年受试者分别接近 4 m 的距离的障碍物，并跨过 0 mm、25 mm、51 mm 和 152 mm 高度的障碍物，同时评估受试者下肢运动能力。老年人在跨越障碍时使用更保守的方式，主要表现为较慢的跨越速度、较短的步幅以及障碍物与后脚跟之间的距离较小。尽管没有一个老年的受试者被障碍物绊倒，但 25% 的老年人踩到了障碍物。随后的一项研究评估了年轻人与老年人跨越"虚拟"障碍（一道光带）能力的差异，该障碍出现在 8 m 人行道的不同位置。老年受试者比年轻受试者更有可能接触到障碍物，尤其是当反应时间减少时。最近，Chen 等评估了注意力分散对年轻人和老年人跨越障碍能力的影响。这项研究使用了与先前研究相同的"虚拟"障碍和人行道，然而，为让受试者注意力分散，当受试者在房间尽头看到红灯时，他们被要求口头回答问题。额外任务的执行显著增加了两组人跨过障碍的难度，且在老年人中尤为明显，这表明当注意力转向别处时，绊倒的风险老年人增加得更多。这与新出现的文献结论一致，这些文献表明老年人跌倒者在同时完成平衡和认知任务时较年轻人更困难，这本身可能是跌倒的风险因素。

除了跨越障碍，成功避开障碍也可以起到防止跌倒的作用。Cao 等评估了年轻和老年受试者在沿人行道受到视觉刺激时突然转弯90°的能力，研究发现当反应时间较短时，老年的受试者完成转弯的能力较差。Gilchrist 等的一项类似研究评估了年轻女性和老年女性在人行道尽头接受视觉刺激后向左或向右侧步行走的能力。共有58%的年轻受试者可以用一个侧步来完成任务，然而26%的老年人能完成。此外，老年受试者的步行速度在侧步动作后显著下降，这表明即使成功避开障碍物，老年受试者也不太能把动作融入正常的行走模式中。近期，Tirosh 等发现，老年人走路更慢，而且老年人对视觉提示的反应要比年轻人慢得多，他们的"刹车"反应可能不止一步。这些结果表明，一些老年人可能有更大的跌倒风险，因为他们难以建立主动或被动的应对方式来完全躲避障碍。

四、行走楼梯时的步态特征

老年人经常抱怨上下楼梯行走困难。在老年人中，约10%的致命跌倒发生在爬楼梯时，这表明与年龄相关的体能下降可能会使老年人在执行这一日常活动时，发生与跌倒相关的严重意外。楼梯上跌倒有两种可能的机制：滑倒（通常在下楼梯期间）和脚踩台阶边缘失去平衡（在上楼梯或下楼梯期间）。跌倒研究表明，与上楼相比，下楼梯存在更高的跌倒风险，这是因为下楼梯时人体额状面动作较大，从而老年人更易失去平衡。这两项任务相关的运动模式明显完全不同。楼梯上行走时所需的摩擦系数与水平地面行走时相同，所以在表面没有光滑物的楼梯上行走时，控制平衡的情况下不太容易出现滑倒。然而，由于脚踩不当而失去平衡的可能性在上行楼梯时似乎更大，因为误差幅度小，在年轻受试者中，脚踩在台阶边缘产生滑倒和不滑倒的差距只有4 mm。

最近许多研究试图描述老年人爬楼梯时容易摔倒的机械参数。Williams 发现年轻女性和老年女性下楼时肢体运动模式只有微小的差异。Christina 等报道，与年轻受试者相比，老年人下楼时不太用力踩地，这表明老年人群采取了更谨慎的步态模式。Hortobagyi 等发现，年龄较大的受试者在下台阶时表现下肢不灵活，这是由于下肢更垂直地接触和用比预期更不灵活的肌肉活动。最后，Begg 等评估了年轻人和老年人在踏上凸起表面时的肢体运动模式，发现年龄较大的受试者将双足踩在离台阶边缘更远的地方。由于踏板边缘和后脚之间的距离较大，所以在步幅的后期，前脚必须放在踏板上。这可能是一个更危险的应对方式，因为在遇到障碍接触或其他姿势干扰时，调整身体反应的时间会更少。

研究人员还探讨了视觉在爬楼梯时的作用，认为视觉障碍很可能导致落脚位置选择不当。Simoneau 等对老年女性下楼梯的运动学分析发现，视力受损与跨步间距增加、向下迈的足与前一步之间的距离减小有关。Buckley 等评估了老年人在有或没有散光射透镜的情况下从一系列高度的台阶下来的力学行为，这种行为将对比敏感度改变到类似于高度数白内障的水平。戴上镜片后，受试者采取了更为谨慎的下台阶策略，其特点是增加了迈步时间、膝盖屈曲和脚踝跖屈，并增加了对侧肢体的负重。研究者将这种改变的方式归因于受试者在"感觉"地板，试图增加下肢的感觉力度。随后的一项研究进一步解释了这种改变的方式是如何损害平衡的，当戴上镜片时，发现身体中侧稳定性（通过比较重心相对于压力中心的位置来评估）在上台阶和下台阶时都受到影响，尤其是在下台阶时更为明显。这些结果有助于解释最近一项前瞻性研究的发现，在这项研究中，他们发现戴双焦点和多焦点眼镜的老年受试者在楼梯上行走时比不戴眼镜的受试者更容易摔倒。这是因为这些眼镜的下部镜片在观察环境中的障碍物的关键距离处（例如楼梯的边缘）削弱了深度感知和边缘对比敏感度。

五、绊倒反应

流行病学研究显示，高达 53% 的老年人跌倒是由于绊倒。随后，一系列的研究试图阐明绊倒反应的机制，并确定衰老是否与引起绊倒反应不足有关。Pavol 等利用隐蔽的机械障碍诱导老年人在步态中绊倒，并发现尽管大多数扰动试验不会导致受试者绊倒，但老年女性摔倒的频率是老年男性的 4 倍多。令人惊讶的是，70 岁以下的女性比 70 岁以上的女性更容易绊倒，这可能是因为年龄较大的受试者采取了更具"保护性"的、不太稳定的步态模式。然而，这一发现也可能是由于样本量小，因为上述研究中只有五名妇女年龄超过 80 岁。所以关于此结论有待进一步验证。

后续一项调查确定了两种不同的方式来弥补被绊倒：①较差的方式，被绊倒的脚迅速落地，另一只脚开始恢复步态；②高级方式，在该方式中，被绊倒的肢体调整抬高越过障碍物以试图继续该步态。不管采取哪种方式，在被绊倒中跌倒的受试者比没有跌倒的受试者走得更快，这表明行走速度可能比脚的位置更重要。

然而，这些作者随后的一篇数学建模论文报道，虽然降低步行速度会降低绊倒的可能性，但是提高反应时间更有效。

腿部力量也可能在被绊倒后的恢复中发挥重要作用。Smeesters 等让年轻的受试者进行绊倒的时间越来越长，直到用一根电缆缠绕住小腿为止。研究发现，阈值行程持续时间与髋关节屈肌力量和坚持性步伐反应时间显著相关，表明与行程相关的绊倒可能是由于反应时间较慢和肌肉无力。最近，Pijnappels 等研究了年轻和老年受试者在诱导性绊倒后，支撑肢体的蹬离反应。他们发现，对绊倒做出反应而跌倒的老年受试者在蹬地过程中表现出力量不足，并且踝关节、膝关节和髋关节产生的力矩减少。这些发现表明下肢肌肉无力可能是防绊倒反应不足的部分原因。这些研究者的后续一项研究发现，在被绊倒后，老年受试者下肢肌肉活动的幅度和发力速度明显降低，表明运动控制的差异也起了一定作用。

上述研究中使用的绊倒测试使得我们能够更深入地了解老年人行走障碍反应受损的机制，然而目前还需要更多的研究来充分解释为什么一些老年人更容易绊倒。特别是，老年人在被绊倒中保持稳定的潜在生理作用，包括视觉、感觉、力量和反应时间等，还有待于充分解释。尽管有一些初步证据表明，反应时间和力量可能在年轻人中起主要作用。此外，这些测试在现实生活中预测防绊倒的能力还有待证实，并且可能是有限的，因为绊倒的概率不仅取决于对干扰事物的反应能力，还取决于对绊倒危险的暴露情况和提前看到它们的概率。

六、滑倒反应

滑倒在老年人中第二常见，并且滑倒过程中经常由于向后或侧向跌倒时产生的巨大冲击力导致老年人受伤。打滑最有可能发生在足跟落地后不久，因为在步态周期的这一阶段，大部分体重被放在非常小的足跟区域，并且施加到足跟的力的方向是向前滑动的，除非在脚或鞋与地面的接触面产生足够的摩擦力。足跟接触后向前滑动的恢复需要复杂的神经控制机制来检测滑动运动，快速计划响应方式并产生一个或多个校正步骤。

在非光滑地面上的正常步态期间，足跟可以向前滑动 1 ~ 3 cm，而不会被受试者察觉，并且不需要任何矫正姿势做反应。在光滑的路面上，足跟的滑动距离要大得多，并且以更快的速度发生，因此需要协调一致的反应来避免向后摔倒。打滑后摔倒的可能性取决于打滑事件本身的生物力学，以及个人对打滑反应的效率和时间。随着步态速度的增加，足跟向前位移的增加，身体重心相对于支撑的底部的向后位移的增加，以及腿相对于地面的角度越大，那么跌倒就越可能发生。

许多研究已经评估了滑倒反应的生物力学和生理学。当发生意外滑倒时，年轻人会产生极其快速的姿势矫正反应，反应速度在 60 ~ 90 ms，包括肌肉力量的大爆发，例如在滑倒的腿上胫前肌、股二头肌和股直肌的早期反应。这些肌肉反应模式伴随着在脚跟接触地后 190 ~ 350 ms 的膝关节屈曲力矩和髋关节伸肌活动的增加。在老年人中可观察到类似的反应方式，但是该反应模式的特征是开始得相对较慢、幅度相对较小和肌肉活动反应时间相对较长，所有这些都可能导致不能减少脚跟向前活动和滑倒发生。此外，老年受试者表现出更夸张的"次要"应对，如躯干过度伸展、手臂抬高和反应步幅缩短等，所有这些都被认为是反应效率较低的表现。

滑倒的可能性还取决于受试者在行走之前对地面光滑程度的预判。当受试者被告知他们将在光滑的表面上行走时，他们会采取更谨慎的步态模式，缩短步幅，降低脚跟接触时的角速度，并使中外侧重心向支撑肢体移动。此外，年轻人和老年人都可以通过在光滑的平台上反复试验来减少滑倒的可能性。这些结果表明，在现实生活中，打滑状况的意外发生导致了跌倒的可能性，但也增加了老年人接受训练以形成保护性滑倒反应的可能性。

尽管人们在理解打滑的生物力学和生理学方面取得了这些进展，但是基于实验室的实验发现对现实生活中打滑事件的概括能力仍然不清楚。在日常活动中，人们会穿着各种不同的鞋子在各种地面上进行大量的运动。考虑到可能有许多特定于受试者的因素影响滑倒反应，实验室技术不太可能准确预测老年人的实际打滑。因此，需要进一步的研究来阐明可能导致滑倒以及随后跌倒和受伤的受试者特定因素。

七、结论

人类行走对人体姿势控制系统提出了相当高的要求。尽管老年人在执行运动任务时摔倒的发生率很高，但走路时对稳定性的控制并没有受到与站立平衡同等的重视。这可能是因为行走任务的复杂性使得很难为一种本质上不稳定的活动制定有效的稳定性衡量标准。评估平地行走稳定性的技术提供了有用的信息，但每种技术都有其局限性。步态的基本参数可能是有用的整体移动性度量，但不能提供关于身体稳定性的信息。足部着地位置的选择似乎在躯干运动的控制中起着重要的作用，然而，很难建立一种直接的关系，因为窄的和宽的足部着地位置都与不稳定性和跌倒有关。最近关于头部和骨盆运动模式的研究提供了步态中身体稳定性的更直接的指标，这表明高跌倒风险的老年人表现出不稳定的运动模式，可能会干扰稳定的视力，从而增加接触障碍物的风险。当人们跨越或避开障碍、在楼梯上行走以及应对绊倒和滑倒时，衰老与调整运动方式有关。现在需要进一步的研究来确定这些运动模式是否能够预测跌倒，哪些生理因素会导致这些异常模式，以及有针对性的干预措施是否能有效改善对调整姿势的反应及预防跌倒和相关伤害。

第二节　姿势稳定性和跌倒

姿势稳定性可以定义为个体在特定空间限制内保持身体位置的能力，即保持身体重心的能力，也称为稳定极限。稳定极限是指人身体能够倾斜而不致跌倒的最大角度。姿势稳定性的定义强调了在特定任务或活动的背景下讨论稳定性的必要性。正常放松站立的稳定极限尺寸是以地面上的两只脚为界的区域，而单脚站立的稳定极限尺寸被减少到与地面接触的单脚所覆盖的区域。由于稳定极限尺寸的减小，单踏板姿态本身就是一项更具挑战性的任务，需要更好的姿态控制能力。

不管正在执行的任务是什么，保持姿势的稳定性都需要复杂地整合关于身体周围环境的位置感觉信息，以及产生控制身体运动的能力。因此，姿势稳定性需要肌肉骨骼和感觉系统两者的相互作用。前者包括身体各部分、肌肉和关节的生物力学特性；后者包括视觉、前庭功能和身体代偿，它的作用是告知大脑身体在三维空间中的位置和运动。将这两个组成部分联系在一起的是更高层次的神经过程，使运动的预期机制和因任务不断变化而作出反应的适应机制互相协调成为可能。衰老与肌肉骨骼和感觉系统的组成部分功能变化密切相关。

本节阐述了姿势稳定性与年龄的变化关系及其与跌倒的关系。

一、站立

所有人在站立时都会产生少量的姿势摇摆，Sheldon 将其定义为"与垂直方向的持续微小偏差及其随后的校正"。站立时姿势摇摆的控制包括持续的肌肉活动，以及视觉、前庭和体感输入的综合反应。这些系统中每一个贡献已经通过实验性地阻断来测量阻断后姿势摇摆的变化来确定。视觉的作用可以通过简单地要求受试者闭上眼睛来评估。前庭输入可以通过倾斜头部或评估受试者平衡等效机械体的能力来弱化。肢体缺血能阻碍体感输入，如站在光滑表面或将脚浸入冷水中。通过上述研究显示，如果这些输入中缺失任何一个都会增加姿势摇摆。尽管目前一种输入能多大程度上弥补另一种输入的损失还不清楚，但有证据表明，在老年人站立平衡的调节中，外周感觉是最重要的感觉系统。

正常衰老可引起感觉功能的普遍下降，这需要通过增加姿势摆动来调节稳定。摇摆测量的试验可以追溯到 1853 年 Romberg 对背部肌肉进行的经典研究。Hellbrandt 等在 1939 年第一次尝试评估姿势摇摆的年龄相关变化，他们测量了 3 ~ 86 岁的受试者，结果显示幼年和老年受试者摇摆幅度最大。国内有研究者研究发现姿势平衡性与性别无关，但与年龄相关，姿势平衡性在 20 ~ 60 岁最佳。Boman 等的一项研究用头顶上的照相机测量了 18 ~ 30 岁和 61 ~ 88 岁的受试者的摇摆，报告指出老年人群摇摆更大，尤其是那些 80 岁以上的老年人。早期大量的研究已经报道，使用各种测力仪、光学系统和测力平台，特别是当受试者闭上眼睛时，站立姿势的摇摆与年龄呈相关性。关于性别差异的影响，文献中没有明确的共识。

研究发现，摇摆增加相关风险因素包括下肢肌力减弱、周围感觉减弱、近视、反应迟缓。之前已经有研究者发现，当受试者站在坚硬的表面上时，反应时间与摇摆无关，但是当受试者站在柔软的泡沫橡胶表面上时，摇摆和反应时间之间显著相关。这表明受试者可以感知大量的摇摆，因此有意识地做出反应来控制身体的运动。有些报道认为前庭功能和摇摆之间联系较小。姿势摇摆似乎与体格大小也没有密切相关。Danis 等报道，瘦小与姿势摇摆无关，然而 Lichtenstein 等报道，低体重与较大摇摆有关。最近，Kejonen 等对 100 名年龄在 31 ~ 80 岁的人进行了大范围的体重大小参数测量，发现体重与站立时的身体摇摆并无密切相关性。

据报道，站立时姿势摇摆是老年人跌倒的一个有用预测指标。这些调查有两种形式：一类是横向对比研究，也就是根据自我报告的跌倒经历将受试者分为"跌倒者"和"非跌倒者"；另外一类是前瞻性研究，测量全体受试者的平衡变量，然后跟踪一段时间以是否跌倒作为结局。尽管证据并不完全一致，但一些横向对比研究报告显示，与非跌倒者相比，有跌倒史的受试者姿势摇摆的影响力明显更大。类似地，许多前瞻性研究显示，评估摇摆是随访期间跌倒风险的有用预测指标。

也有研究者发现跌倒者在四种测试条件下表现出更大的摇摆：睁着眼睛站在坚实的地面上；闭着眼睛站在坚实的地面上；睁着眼睛站在 15 cm 厚的高密度泡沫橡胶垫上；闭着眼睛站在泡沫橡胶上。在每一项研究中，研究者都使用了便携式"摇摆仪"，记录身体腰部的位移（图 2-3）。

除了研究站立姿势摇摆之外，研究者还设计了许多其他站立测试，这些测试难度更大，对姿势控制提出了更大的挑战。一种进一步挑战姿势控制的方法是改变脚的位置，从而减小稳定性极限尺寸的大小。这个概念由 Romberg 首次提出，研究者评估了脚的位置对摇摆的影响，他们评估了受试者站在不同位置对姿势稳定性的影响，包括脚尖向内、脚尖向外、脚跟之间的空间变化以及前后脚姿势。由于稳定性极限尺寸的减小，摇摆明显增加。根据对正常双足站立的调查，年龄增长也和双足站立的表现负相关。对有跌倒史的老年人进行前后脚稳定性测试时，睁眼和闭眼都会明显增加侧摆。当闭眼进行测试时，有跌倒史的人可能采取保护措施。与这一发现相一致，最近一项对荷兰 439 名老年人的研究发现，在 12 个月的随访期内，不能以前后脚姿势站立 10 s 是跌倒的独立风险因素。也有研究显示，单踏板站立测试的表现也能够预测老年人跌倒，但是单踏板站立作为跌倒预测的效用有限，因为许多体弱的老年人根本无法完成测试。

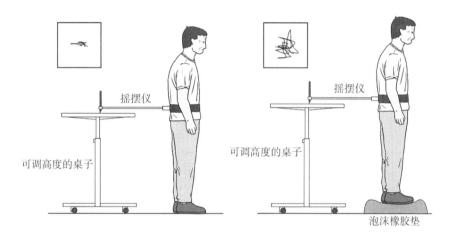

图 2-3　用于测量腰部水平身体位移的便携式"摇摆仪"

挑战姿势控制的另一种方法是当受试者处于稳定极限边缘时测量摇摆，或者测量稳定极限本身的尺寸范围。Hasselkus 等评估了年轻女性和老年女性在正常放松姿势下的姿势摇摆，以及受试者腰部前倾约 45° 时的姿势摇摆。结果显示，在两种情况下，老年组的摇摆都更大，特别是向前倾斜时，这表明老年女性在接近稳定极限时更难稳定自己的姿势。

一种类似的方法是功能性伸展测试，包括测量受试者在手臂处于 90° 肩关节屈曲时尽可能向前伸展的能力。该测试首先由 Duncan 等描述，他们评估了年龄在 21 ~ 87 岁受试者，并报告了功能范围的显著下降与年龄密切相关。Hageman 等报告了类似的结果：年龄越大功能范围越小。随后研究证实，功能范围是跌倒的预测因素之一，并且对随后康复的功能改善很敏感。然而，最近 Robinson 等的一项研究表明，功能性伸展并不是一个有效的动态平衡指标，这是由于从肩部伸展手臂的方式多种多样。最近，对这一试验提出了两种变型：横向延伸试验和多方向延伸试验。横向伸展试验为当受试者尽可能向右侧和左侧倾斜时测量伸展臂最大距离以及压力位移中心；多方向伸展测试包括受试者向前、向右、向左和向后倾斜，并同时测量他们手臂的伸展距离。尽管它们在理论上优于功能性伸展测试，但没有证据表明这两种测试能更准确地预测跌倒。在一项为期6个月的前瞻性研究中，并没有发现横向伸展测试能够区分跌倒者和非跌倒者。多向伸展测试还没有用于前瞻性的跌倒研究。然而，一项横向对比调查发现，多向伸展测试与Berg平衡测试和起立行走计时测试有关，向后倾斜部分与跌倒恐惧有关。

下面介绍另外的评估姿势稳定性研究的倾斜测试方法。最大平衡范围测试包括受试者不移动脚或弯曲臀部的情况下尽可能从脚踝向前和向后倾斜。移动的最大前后距离评估需要借助连接到从受试者腰部向前延伸的杆上的笔。这项技术比功能性伸展测试有一些好处，因为它避免了伸展手臂时肩部运动变化带来的问题。这支笔在高度可调的桌子上通过一张绘图纸记录受试者的前后运动轨迹。使用类似的仪器，可以进行协调稳定性测试，要求受试者弯曲和旋转臀部而不移动脚。杆末端的笔跟随并保持在盘旋的轨迹内，轨迹标记在可调节高度的桌子顶部的纸上。受试者带动笔移动的轨迹必须保持在1.5 cm宽的轨道内，并且能够调节笔的横向位置29 cm和前后平面18 cm，尽量避免画出轨迹之外。计算总扣分方法是将摆度计上的笔未能停留在轨迹内的次数之和。已经发现最大平衡范围和协调稳定性测试均可靠，可以预测老年人跌倒。协调稳定性测试的示例如图2-4所示。

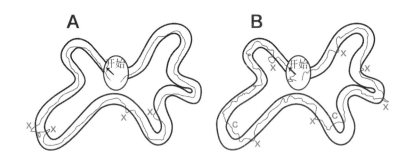

图2-4　协调稳定性试验

要求受试者通过弯曲或旋转不移动脚的身体。杆末端的笔跟随并保持在盘旋的轨迹内，轨迹标记在一张附在可调节高度桌子顶部的纸上。离开赛道得一分，而未能通过弯道得五分。A图：错误得分4分；B图：错误的分16分

二、随意跨步

为了避免跌倒需要三个阶段的反应：感知姿势威胁；选择适当的纠正措施；正确地执行响应。为了获得对这种复杂的多系统反应的单一测量，研究者设计了选择性跨步反应时间测试，要求受试者根据视觉提示执行快速、正确的目标跨步。研究者将该项测试应用于 510 名 62 ～ 95 岁退休居民的研究中，让这些受试者站在选择跨步反应时间仪器上，该仪器包括一个 0.8 m 防滑的黑色平台和四个白色矩形面板［（32±13）cm］：两个面板位于受试者的前面（每只脚前面一个），另两个面板位于受试者的两侧（每只脚附近）。参与者接受练习试验，他们被要求只用左脚踩在两个左侧面板（前部和侧部）上，只用右脚踩在两个右侧面板（前部和侧部）上。然后，以随机的顺序照亮面板，并指示受试者尽可能快地踏上被照亮的面板，但要以安全的方式，以免失去平衡。该研究总共进行了 20 项试验，其中五项试验分别针对四种跨步响应。选择跨步反应时间测试如图 2-5 所示。每位受试者还接受了视觉对比敏感度、下肢本体感觉、下肢力量、简单反应时间、站立平衡（姿势摇摆）和倾斜平衡（最大平衡范围）的评估，并完成了关于过去一年跌倒的问卷调查。研究者发现，与报告没有跌倒史的人相比，有跌倒史的人选择跨步的反应时间明显增加。此外，做好这项测试的能力取决于足够的视觉对比敏感度、下肢伸展强度、简单反应时间以及站立和倾斜平衡控制。在以前的研究中，这些指标都被证明是跌倒的重要危险因素。这表明这项新的测试可能提供了老年人跌倒风险的综合评估。

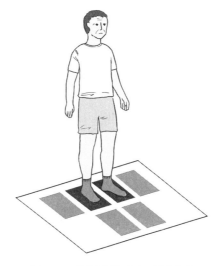

图 2-5　选择步进反应时间测试

也有研究者建议进行其他随意的跨步测试。Medell 等评估了年轻和老年受试者向前迈最大的一步（最大步长），以及在三个方向（前、侧、后）快速迈一步的能力。两项测试的表现都与平衡信心量表相关，并且年龄较大的受试者显著受影响。一项对 167 名老年人的前瞻性研究发现，在过去 12 个月中有过跌倒的人最大步幅较小。有研究发现 1 年内有跌倒史的老年人步速慢、步长短、地面冲击和落脚强度弱，研究者表示步态特征对跌倒史有一定的鉴别作用。Luchies 等评估了年轻和老年的受试者响应视觉提示快速向八个方向迈步的能力，这八个方向包括前、后、右、左、右前、左前、右后和左后。他们发现年龄较大的受试者表现抬脚和落脚时间较慢。当被要求对随机选择的步向做出反应时，老年受试者的表现明显较慢。然而，该研究并没有对老年跌倒者和非跌倒者进行比较。Dite 等评估了 81 名老年人在地板上使用拐杖向右、向后、向左和向前行走的时间。他们发现，在过去 6 个月中多次跌倒的人比没有跌倒的人要慢得多。该测试的跌倒预测值还被发现优于起立行走计时测试和功能范围测试。

每一个随意的跨步测试在评估跌倒风险时似乎都有一定的价值，因为它们模拟了避免跌倒所需的反应，并强调了保持平衡动作的反应时间。与实验室测试相比，它们只需要很少的设备或者不需要设备，所以更为简单且容易操作。

三、身体机能产生的内部干扰

倾斜和跨步等一系列机能性任务可能导致姿势控制系统受损而失去平衡。这些机能性任务还包括转身、弯腰、从椅子上站起来和行走。现在已经对老年人进行了广泛的临床等级评定和功能测试，以确定他们预测跌倒的能力。这些包括坐直能力、转身、弯腰、双人步行和 Tinetti 平衡与步态评估量表（performance oriented mobility assessment, POMA）。

POMA 是一个简单的临床量表，是最常用的平衡评估量表之一。它将 14 个平衡项目和 10 个步态项目的表现分为正常、适应性或异常。POMA 已被证明与 Berg 平衡量表和实验室测量的姿势摇摆相关，是一个比较好的跌倒预测因子。在对 225 名 75 岁以上的人进行的一项前瞻性研究中，Raiche 等发现，POMA 的临界值 36 可以提供 70% 的灵敏度，但特异度中等，仅为 52%。

Berg 平衡量表（Berg balance scale）由 14 个项目组成，分数从 0 到 4。如果参与者不能完成任务，得分为 0；如果参与者能够根据分配标准完成任务，那么得分为 4，考试的最高总分是 56 分。这些项目包括移动任务，如转移、无支持站立、由坐位站起、由站立坐下、360° 转身和单腿站立。虽然一些学者发现 Berg 平衡量表是跌倒的一个有用的预测因素，但是还有一部分人觉得并非如此。总之，Berg平衡量表在预测跌倒方面具有中等良好的特异度，但灵敏度较低。增加一个自我报告的跌倒史，可提高 Berg 平衡量表的特异度和灵敏度。

TUGT 源于最初的"起立行走计时测试"，它是一种基本移动性指标，用来测量一个人从椅子上站起来、走 3 m、转身、往回走和坐下所需的时间。该工具最初在 60 d 住院患者中进行了验证，发现较差 TUGT 能力与较慢的步态速度、较低的 Berg 平衡量表评分和较低的 Barthel 指数得分显著相关。随后，三项回顾性研究检验了 TUGT 表现与社区居民跌倒之间的关系。Shumway-Cook 等在一项对 15 名在过去 6 个月中有两次或更多跌倒史的受试者和 15 名非跌倒者的研究中发现，TUGT 14 s 的截止点明显区分了跌倒者和未跌倒者。基于这一标准，两组中 13/15 的受试者被正确分类为识别跌倒，提供了 87% 的灵敏度和特异度。Rose 等在对 134 名受试者的研究中使用了相似的跌倒状态分类：在过去的一年中没有跌倒过两次或两次以上。10 s 被确定为区分非跌倒者和反复跌倒者的最佳截止点，这个截止点相对较低。根据这一标准，总体预测率为 80%（特异度 86%，灵敏度 71%）。第三项研究包括 157 名受试者，分为跌倒者（去年一次或多次跌倒）和非跌倒者，发现 TUGT 具有非常高的灵敏度，109 个跌倒者中有 98% 被正确分类，但是特异性相当低，48 个非跌倒者中只有 15% 被正确分类。

上述关于 TUGT 跌倒筛查试验的证据令人振奋，但由于回顾性研究设计，证据等级有待进一步提升。这些发现也可能高估了 TUGT 在一般社区环境中的预测能力，因为选择的受试者只有明显的"跌倒"风险。因为这种测试的效用在非常虚弱的老年受试者中非常有限，最近对加拿大 2305 名老年人的研究发现，30% 的受试者无法进行 TUGT 测试。此外，重要的是临床医生在应用 TUGT 时遵循标准化的测试程序，比如椅子高度会显著影响受试者的能力。然而，TUGT 由于其简单和易于管理，值得进一步审查和验证。

TUGT 测试的好处是只需要很少或不需要设备，并且快速、容易进行。然而，这些测试的预测有效性在不同的研究中有所不同，可能是由于对一些更主观的项目的解释不同，或者使用的设备不同。这种方法对跌倒风险评估的另一个限制是，如果孤立地进行，患者个体化生理风险因素信息识别有限，对有针对性的跌倒预防计划提供的指导较少。因此，研究者认为这种测试作为基于人群的筛查工具是有用的，但是在实施跌倒预防计划之前需要补充更详细的生理评估报告。

四、响应外部干扰

尽管站立摇摆、伸展和功能性任务的评估已经提供了关于肌肉骨骼和姿势稳定性感觉成分的相互作用的有用信息，但是它只能提供关于对特定任务的变化需求所作出反应能力的信息。为了更接近地评估姿势稳定性的这一组成部分，人们已经进行了许多研究，其中受试者通过向他们的身体施加直接外力，或者通过倾斜或移动他们所站立的平面而受到机械干扰。这些方法被认为提供了关于受试者的感觉和运动系统如何有效地响应外部刺激的有用信息。

也许评估对干扰的姿势反应的最简单技术是对受试者的身体施加直接的外力，并测量受试者恢复稳定性的能力。这种技术最早是由 Wolfson 等描述，有时被称为姿势压力测试，它包括一个简单的滑轮重量装置，该装置将重心移至受试者稳定极限之外。这项任务的表现按 9 分顺序评分，从"隐蔽反应"（9 分）到"不反应"（0 分），前者受试者保持稳定，几乎没有可观察到的身体移动，后者受试者经历向后跌倒。Wolfson 等报道，老年养老院的受试者在姿势压力测试中的得分比年轻者低得多，并且老年跌倒者的表现比非跌倒者明显差。Chandler 等后续对社区居民中的研究取得了相似的结果。几项前瞻性研究中，临床医生直接对受试者施加作用力并观察他们的姿势反应，这种测试的临床结果也被发现与跌倒有关。然而，由于无法准确地标准化所施加的外力，因此很难在所有研究中比较结果。

最近对干扰反应的研究利用了特殊的平台，这些平台在受试者前后方和侧方移动，或者与受试者的踝关节同轴旋转。Nashner 首先描述了利用平台旋转作为姿势干扰，随后发展成为感觉组织测试。这项技术包括视觉和支撑表面条件的改变，对于视觉干扰，测试对象外壳旋转，而对于支撑表面干扰，平台根据测试对象站立的姿势摇摆程度进行旋转。利用这种技术的大量研究报告表明，与年轻的成年人相比，年龄较大的受试者对改变的视觉和支撑表面条件的校正能力较差，即老年人对旋转干扰的下肢肌肉反射反应明显较慢。

除了旋转干扰之外，研究者还评估了支持面板突然向前、后和侧方移动引起的姿势调整变化与年龄的相关性。Nashner 在移动位置干扰方面进行了开创性的工作，他建立了对干扰的正常肌电反应，称为肌肉协同作用。此外还描述了补偿不同速度干扰的三种常规姿势调整：踝关节调整被认为是对站立干扰最常见的反应，它描述了受试者从踝关节向前倾斜以响应支撑面的前后小范围移动的反应；髋关节调整包括在髋关节水平向前倾斜躯干，并响应较大的干扰；当踝关节或臀部调整未能补偿非常大或快速的干扰时，跨步调整的特征在于快速的步伐、跳跃或绊倒，其发生是为了在重心下移的情况下移动支撑的底部。

与旋转干扰一样，老年人与年轻人相比较在对移动干扰做出反应时更难保持稳定。这已经通过以下观察得到解释：老年人对移动干扰的肌肉反射反应较慢，选择反应时间较慢，并且倾向于利用臀部调整而不是踝关节调整来保持平衡。由于姿势控制系统面临越来越大的挑战，移动干扰比未受干扰的姿势摇摆揭示了更明显的年龄相关差异。因此在老年人中，对移动干扰的反应的差异也被用来预测跌倒。但两项调查显示，与对老人的反应相比，未受干扰的摇摆测量可能更能区分跌倒者和未跌倒者。这可能是因为摇摆是一个更好的生理衰退的整体指标，或者平台干扰是一个不自然的运动，与现实生活中大多数情况下的跌倒无关。

最近，基于稳定性极限移动时控制重心的能力可能与在稳定极限内保持平衡的能力完全不同的建议，更详细地研究了跨步应对。Luchies 等评估了年轻人和老年人在腰部突然向后拉时的反应。年轻的受试者对干扰的反应是一步一个脚印，而年长的受试者则采取多个较短的脚印，这表明老年受试者在对重心移动做出反应时重建姿势稳定性的能力下降了。McIlroy 等评估了年轻和老年受试者在站立的平台上受到前后干扰时的跨步反应。尽管两组受试者在第一步的特征上表现相似，但年龄大的受试者采取额外措施保持稳定的可能性是年轻者的两倍。此外，在 30% 的病例中，老年受试者的额外措施是横向移动，这表明需要控制第一次补偿性跨步操作后出现的横向不稳定性。随后一项利用侧方平台干扰的研究显示，年龄较大者采取了更多措施，而且一侧肢体更有可能接触对侧肢体，这可能会增加跌倒风险。

Rogers 等使用了一种拉腰装置，以不同的速度向前移动受试者的重心。与年轻人和没有跌倒史的老年人相比，经常跌倒的老年人在采取第一步保护措施时，表现出更大的侧方运动和更大的足部侧方放置距离。这些结果与许多先前的研究相一致，这些研究表明，当站立时和对前后干扰作出反应时，有平衡问题的老年人很难获得侧方稳定。另一项利用前后腰部拉伸的研究发现，年轻的受试者倾向于通过伸展或弯曲他们的躯体来抵抗干扰，而老年的受试者最先做出补偿性措施。此外，平衡受损的老年人启动的补偿措施不能阻止他们的失衡，这是由于他们在施展该措施之前对躯干倾斜的评估不充分，并且一旦该措施启动，由于足跟向侧方放置导致对失衡方向力量的控制不足。

Owings 等采用了稍微不同的模型。在这项研究中，受试者站在电动跑步机上，被要求当跑步机向后移动时保持身体平衡，然后继续向前行走。跑步机向后移动的幅度足以导致一些受试者跌倒。通过这种方式，受试者的反应更准确地代表了从干扰中恢复过来时的反应，未能从干扰中恢复的受试者反应时间更慢、步长更短、躯干倾斜度更大。与未受干扰的摇摆相比，这些干扰研究让研究者对姿势反应有了更深入的了解。然而，这些研究的样本量通常相对较小，这些测试预测老年人跌倒的准确性还有待进一步证实。

五、结论

保持姿势稳定性是一项高度复杂的技能，依赖于大量神经生理学和生物力学变量的协调。年龄与站立时保持姿势稳定性的能力密切相关，当对意外的干扰做出反应时以及在自主踏步过程中，这种相关性仍然适用。老年人姿势稳定性的下降可以用肌肉力量、外周感觉、视力、前庭功能和传入神经输入中枢处理的缺陷来解释。尽管许多研究报告称，与非跌倒者相比，跌倒者在一系列平衡测试中表现不佳，但当单独使用时，平衡测试预测跌倒的能力有限。因此，研究者建议除了平衡成分外，跌倒筛查工具还应包括一系列生理测试。

参考文献

[1] Hughes K J, Salmon N, Galvin R, et al. Interventions to improve adherence to exercise therapy for falls prevention in community-dwelling older adults: systematic review and meta-analysis[J]. Age and Ageing, 2019, 48(2): 185-195.

[2] Jahn K, Freiberger E, Eskofier B M, et al. Balance and mobility in geriatric patients[J]. Zeitschrift für Gerontologie und Geriatrie, 2019, 52(4): 316-323.

[3] Jiménez-García J D, Hita-Contreras F, de la Torre-Cruz M, et al. Risk of Falls in Healthy Older Adults: Benefits of High-Intensity Interval Training Using Lower Body Suspension Exercises[J]. Journal of Aging and Physical Activity, 2019, 27(3): 325-333.

[4] Kalinowski S, Dräger D, Kuhnert R, et al. Pain, Fear of Falling, and Functional Performance Among Nursing Home Residents: A Longitudinal Study[J]. Western Journal of Nursing Research, 2019, 41(2): 191-216.

[5] Kamitani T, Yamamoto Y, Fukuma S, et al. Association Between the Discrepancy in Self-Reported and Performance-Based Physical Functioning Levels and Risk of Future Falls Among Community-Dwelling Older Adults: The Locomotive Syndrome and Health Outcomes in Aizu Cohort Study (LOHAS)[J]. Journal of the American Medical Directors Association, 2019, 20(2): 195-200.

[6] King B J, Brown R, Steege L, et al. Ambulation Patterns Post-Discharge in Older Adults Identified as Fall Risk: A Descriptive Pilot Study[J]. Research in Gerontological Nursing, 2019, 12(3): 113-119.

［7］Kioh S H, Mat S, Kamaruzzaman S B, et al. Body shape, fear of falling, physical performance, and falls among individuals aged 55 years and above[J]. European Geriatric Medicine, 2019, 10(5): 801-808.

［8］Kirkwood R N, Borém I L, Sampaio R F, et al. Frailty Status and Gait Parameters of Older Women With Type 2 Diabetes[J]. Canadian Journal of Diabetes, 2019, 43(2): 121-127.

［9］Kiyoshi-Teo H, Northrup-Snyder K, Cohen D J, et al. Older hospital inpatients' fall risk factors, perceptions, and daily activities to prevent falling[J]. Geriatric Nursing, 2019, 40(3): 290-295.

［10］Kiyoshi-Teo H, Northup-Snyder K, Cohen D J, et al. Feasibility of Motivational Interviewing to Engage Older Inpatients in Fall Prevention: A Pilot Randomized Controlled Trial[J]. Journal of Gerontological Nursing, 2019, 45(9): 19-29.

［11］Ko Y, Lee J, Kim S, et al. Identification of Factors Related to Functional Decline of Korean Older Adults After Hip Fracture Surgery: A Cross-Sectional Study[J]. Research in Gerontological Nursing, 2019, 12(6): 312-320.

［12］Ko Y, Lee J, Oh E, et al. Older Adults With Hip Arthroplasty: An Individualized Transitional Care Program[J]. Rehabilitation Nursing, 2019, 44(4): 203-212.

［13］Kopack R A. Rocket Wastelands in Kazakhstan: Scientific Authoritarianism and the Baikonur Cosmodrome[J]. Annals of the American Association of Geographers, 2018, 109(2): 556-567.

［14］Lach H W, Lorenz R A, Palmer J L, et al. Home Monitoring to Track Activity and Sleep Patterns Among Older Adults[J]. CIN: Computers, Informatics, Nursing, 2019, 37(12): 628-637.

［15］Langeard A, Pothier K, Chastan N, et al. Reduced gait and postural stability under challenging conditions in fallers with upper limb fracture[J]. Aging Clinical and Experimental Research, 2019, 31(4): 483-489.

［16］Larsson J, Israelsson H, Eklund A, et al. Falls and Fear of Falling in Shunted Idiopathic Normal Pressure Hydrocephalus-The Idiopathic Normal Pressure Hydrocephalus Comorbidity and Risk Factors Associated With Hydrocephalus Study[J]. Neurosurgery, 2021, 89(1): 122-128.

［17］Lindemann U, Krumpoch S, Becker C, et al. The course of gait speed during a 400m walk test of mobility limitations in community-dwelling older adults[J]. Zeitschrift für Gerontologie und Geriatrie, 2021, 54(8): 768-774.

［18］López-Soto P J, Morales-Cané I, Smolensky M H, et al. Gender, socioeconomic, medical, and environmental factors related to domestic accidents of the elderly in Spain. Findings of a national survey[J]. Women & Health, 2019, 59(9): 985-996.

［19］Lorthios-Guilledroit A, Filiatrault J, Richard L. What are the factors associated with the implementation of a peer-led health promotion program? Insights from a multiple-case study[J]. Health Education Research, 2019, 34(6): 578-591.

［20］Macnaughton J, Latham K, Vianya Estopa M. Rehabilitation needs and activity limitations of adults with a visual impairment entering a low vision rehabilitation service in England[J]. Ophthalmic and Physiological Optics, 2019, 39(2): 113-126.

［21］Mak T C T, Young W R, Lam W, et al. The role of attentional focus on walking efficiency among older fallers and non-fallers[J]. Age and Ageing, 2019, 48(6): 811-816.

［22］ Mettel M R, Alekseew M, Stocklöw C, et al. Designing and evaluating safety services using depth cameras[J]. Journal of Ambient Intelligence and Humanized Computing, 2019, 10(2): 747-759.

［23］ Mihailovic A, De Luna R M, West S K, et al. Gait and Balance as Predictors and/or Mediators of Falls in Glaucoma[J]. Investigative Opthalmology & Visual Science, 2020, 61(3): 30.

［24］ Montero-Alía P, Miralles-Basseda R, López-Jiménez T, et al. Controlled trial of balance training using a video game console in community-dwelling older adults[J]. Age and Ageing, 2019, 48(4): 506-512.

［25］ Moran C. Concealing Collusion: The Suez Crisis, Political Memoirs and Official Secrecy, 1956–1969[J]. The English Historical Review, 2019, 134(567): 358-389.

［26］ Müßig J A, Brauner T, Kröger I, et al. Relation between the amount of daily activity and gait quality in transfemoral amputees[J]. International Journal of Rehabilitation Research, 2019, 42(2): 139-144.

［27］ Noh H, Roh Y K, Song H J, et al. Severe Fear of Falling Is Associated With Cognitive Decline in Older Adults: A 3-Year Prospective Study[J]. Journal of the American Medical Directors Association, 2019, 20(12): 1540-1547.

［28］ Ohyagi S, Tatemoto T, Inoue S, et al. Cognitive behavior therapy-based intervention for a subacute stroke patient with severe fear of falling: a case report[J]. International Journal of Rehabilitation Research, 2020, 43(4): 383-385.

［29］ Oka T, Asai T, Kubo H, et al. Association of fear of falling with acceleration-derived gait indices in older adults with knee osteoarthritis[J]. Aging Clinical and Experimental Research, 2019, 31(5): 645-651.

［30］ Oliveira J S, Sherrington C, Paul S S, et al. A combined physical activity and fall prevention intervention improved mobility-related goal attainment but not physical activity in older adults: a randomised trial[J]. Journal of Physiotherapy, 2019, 65(1): 16-22.

［31］ Pieruccini Faria F, Sarquis Adamson Y, Anton Rodrigo I, et al. Mapping Associations Between Gait Decline and Fall Risk in Mild Cognitive Impairment[J]. Journal of the American Geriatrics Society, 2020, 68(3): 576-584.

［32］ Shim H, Kim M, Won C W. Motoric Cognitive Risk Syndrome Using Three-Item Recall Test and Its Associations with Fall-Related Outcomes: The Korean Frailty and Aging Cohort Study[J]. International Journal of Environmental Research and Public Health, 2020, 17(10): 3364.

［33］ Souza A Q D, Pegorari M S, Nascimento J S, et al. Incidência e fatores preditivos de quedas em idosos na comunidade: um estudo longitudinal[J]. Ciência & Saúde Coletiva, 2019, 24(9): 3507-3516.

［34］ Vahlberg B, Bring A, Hellström K, et al. Level of physical activity in men and women with chronic stroke[J]. Physiotherapy Theory and Practice, 2018, 35(10): 947-955.

［35］ Van Schooten K S, Freiberger E, Sillevis Smitt M, et al. Concern About Falling Is Associated With Gait Speed, Independently From Physical and Cognitive Function[J]. Physical Therapy, 2019, 99(8): 989-997.

［36］刘立，张庭然，罗炯，等. 老年人与年轻人双重任务下阶梯行走步态特征比较 [J]. 中国康复理论与实践，2020，26(03): 285-290.

［37］王莉，于卫华. 步态分析在老年人跌倒中的应用进展 [J]. 中华护理杂志，2016，51(3): 347-351.

［38］王莉，于卫华，徐忠梅. 社区老年人常速行走和双重任务行走步态特征及其与跌倒的关系研究 [J]. 中国全科医学，2018，21(4): 420-425.

［39］王莉，于卫华，徐忠梅. 社区老年人常速行走的步态特征及影响因素 [J]. 中国老年学杂志，2018，38(5): 1245-1248.

［40］张慧鑫，张瑞丽，李玉芝，等. 双重任务训练对养老院老年人步态与平衡功能的影响 [J]. 护理学杂志，2020，35(2): 94-98.

第三章

跌倒相关风险因素

第一节 感知与运动风险因素

人体的平衡依赖于多个感觉、运动和整合系统的相互作用。本节介绍以下几个方面的研究：①平衡控制过程中与年龄相关的感觉和运动因素的变化；②这些感觉和运动因素与老年人跌倒之间的联系。具体内容包括年龄相关性感觉运动的变化，视觉，视野依赖，外周感觉，前庭感觉，肌肉力量、耐力以及反应时间。

一、年龄相关性感觉运动的变化

图 3-1 显示了对维持躯体稳定起主要作用的生理系统。许多研究发现，这些感觉、运动和整合系统的功能会随着年龄的增长而显著下降，而这些系统功能的减弱与老年人的跌倒有关。事实上，研究人员已经注意到，许多人的感觉运动功能会随着年龄的增长而下降，甚至在没有任何疾病记录的情况下也是如此。研究还发现，许多有跌倒史的老年人没有明确的神经或肌肉骨骼疾病，但在感觉运动功能测试中表现很差。如图 3-2 所示，这些人跌倒的原因多是绊倒、滑倒、平衡性差和下肢无力。

图 3-3 显示维持躯体稳定的感觉运动系统功能随年龄的增长而下降。从图中可以看出，直到 55 岁，各种功能几乎没有什么变化，一旦超过这个年龄，功能就会逐渐衰退。这种衰退发生在所有人身上，但随着年龄的增长，这些系统功能的衰退变得更明显。如果设定失去平衡并导致跌倒的标准水平，可以看到，功能处于较低水平的人在 65 岁时达到这个标准水平，而处于较高水平的人在 80 岁时仍然高于标准水平。该图还描述了一种情况，慢性疾病（如脑卒中）的发作可迅速改变功能表现，并使任何年龄的患者的功能都低于标准水平；急性疾病也可能导致功能表现的暂时下降。

44

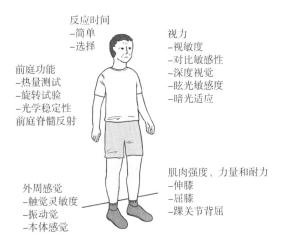

图 3-1　维持姿势稳定涉及的系统

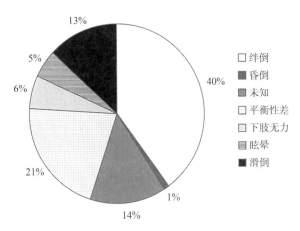

图 3-2　跌倒的原因（引自 Lord et al.）

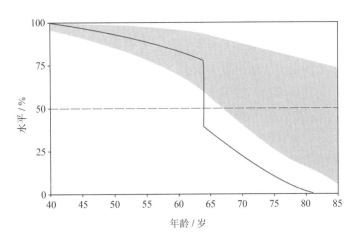

图 3-3　步态稳定性感觉运动系统年龄相关正常功能衰退的理论示意图
（灰色阴影区域代表稳定感觉系统上边界和下边界）

二、视觉

Donders 于 1864 年最早研究了年龄相关性视力变化。他发现，随着年龄的增长，视力会逐渐下降。从那以后，许多研究人员发现，尽管评估方法不同，但与年龄相关的视力变化有着相似之处。总的来说，大量研究结果表明，从儿童到 20 岁，视力仅有轻微改变，50 岁左右视力基本不变，然后逐渐下降。相关研究也记录了与年龄相关的对比敏感度、眩光敏感度、黑暗适应、适应能力和深度感觉的下降，这些变化在 40 岁以上尤为明显。

许多关于老年人跌倒风险的研究都将视力障碍考虑为一个可能的风险因素。Crews 等以美国的 140 762 例 65 岁及以上的老年人为对象开展调查，发现有 6.7% 的受访者即使佩戴框架眼镜后仍有严重的视力损害甚至患盲；有 28.9% 的上述视力受损的老年人在过去的 1 年中至少发生过一次跌倒，且与无视力严重受损的老年人相比，差异有统计学意义。尽管影响老年人跌倒的风险因素十分复杂，但视力损害会显著增加老年人跌倒的发生风险已达成共识。视力损害的老年人易发生跌倒，与此同时，这种跌倒相关的并发症发生率也会相应提高。有研究结果表明，视力下降是髋部脆性骨折的危险因素。双眼视力低于 20/60（0.3）与髋部骨折风险增加有统计学意义，而屈光不正得到矫正后可降低髋部骨折的风险。

人眼在不同对比环境下对物体的分辨存在差异，故单纯应用视力来评估视功能具有局限性。对比敏感度是指在不同明暗背景下分辨视标的能力，在易发生绊倒的路面状况（如台阶、路缘、路面的裂缝及错位）的判断中发挥着重要的作用。对比敏感度随着年龄的增长逐渐减弱，这可能与大脑对视觉信息的处理能力随着年龄的增加而下降有关。Wood 等在对 76 个患有严重老年性黄斑变性老人［年龄（77±6.9）岁］进行一年的每个月跌倒评估，基础评估包括双眼视力，对比敏感度和视野，得出了下降的对比敏感度与跌倒以及其他伤害的发生率有高度相关。一系列的研究发现，对比敏感度与跌倒之间的联系比视力更强。但不是所有研究都赞成这种观点。Freeman 等在对 2375 名参加者进行了 20 个月的跌倒记录，并进行眼部对比敏感度等测试，通过回归统计分析得出了对比敏感度和跌倒不相关的结论。

视野是指当受检眼向前固视一点时，黄斑区中心以外视网膜感光细胞所能见到的范围，又称"周边视力"。视野的损害可能会影响患者感觉的整合，进而影响患者的姿势控制能力，从而影响患者的平衡，导致其跌倒的风险增加。同时，视野损害还会增加老年人对跌倒的恐惧，并增加焦虑和抑郁的风险。视野损害在视功能损害中是导致跌倒和髋部脆性骨折的最重要因素。

立体视觉是人眼在观察事物时所具备的立体感，是视觉器官对三维空间各种物体的远近、前后、高低、深浅以及凸凹的感知能力。在正常的生理状态下，视觉通过向神经系统传达身体各部分彼此的位置关系，以及身体相对于外界的位置和运动关系，从而在协助维持姿势和平衡中发挥重要的作用。多种眼病导致的视力损害均可能引起老年人立体视觉受损，如老视、单侧眼底出血、SMD 及老年性白内障等。若患者单侧眼发生病变，则会导致双眼视力差异大，双侧视网膜成像大小和清晰度出现显著差异，进而表现为立体视觉受损。立体视觉受损可增加老年人跌倒的风险，这是普遍的共识。Felson 等的研究发现，一只眼睛视力良好，但另一只眼睛视力一般的老年人，髋部骨折的风险更高。针对白内障术后患者的研究也佐证了这一观点。白内障手术后虽可显著改善老年人的视力，但对老年人跌倒的风险降低并无显著效果，且若只行单眼手术也会导致双眼视力差距增大，反而增加了老年人跌倒的风险。

前文提到，视觉能通过不断地向神经系统提供有关身体各部分的位置和运动的信息，从而在稳定平衡方面发挥直接和重要的作用。当人们闭着眼睛站立时，姿势摆动增加了 20% ~ 70%。研究还发现，移动的视野会诱导强烈的自我运动感，而误导性的视觉提示会显著增加摇摆。当老年人站在坚硬的表面时，视觉检测无法预测摇摆，而当老年人当站在柔软的泡沫橡胶表面时，这些检测可以预测摇摆，视觉系统需要依赖于感觉到身体的大幅度动作。最近研究发现，在多变量回归模型中，远对比敏感度和立体视觉（深度知觉的一种测量方法）能力减弱是摇摆度增加的独立预测因素。这表明，对视觉刺激和深度准确感知在形成身体相对于周围环境稳定的视觉参照系方面起着重要作用。

上述发现表明，在老年人群体中，发现判断距离和感知空间关系的能力对于保持平衡和避免跌倒尤为重要。那些评估视觉功能最有效的检测方法为跌倒和跌倒相关的骨折提供了最好的预测因素。

三、视野依赖

视野依赖是指强烈依赖视觉以获得空间定位和平衡，被认为是对前庭和本体感觉平衡功能降低的一种补偿。它随着年龄的增长而增加，视野依赖不仅在老年人中常见，而且在前庭和焦虑症患者中也很普遍。在视觉提供的空间信息极少、模糊或具有误导性的情况下，可能会错误地确定身体位置并导致跌倒。在将视觉和姿势线索置于冲突的测试情境中，即让老年人接触倾斜或滚动的视觉刺激，发现年龄较大的跌倒者比年龄较大的非跌倒者更依赖于视觉空间框架。Barr 等研究了门诊就诊的有跌倒经历的患者，发现大约 1/3 的老年跌倒者患有视野依赖，表明其可能是一个独立的跌倒危险因素。

上述在人为的情况下进行，因此这些发现可能只部分地适用于现实世界情况。然而，这些研究的意义是，倾斜、移动或滚动的视觉刺激可能导致姿势控制不良老年人的摔倒，例如倾斜的地标、拥挤的行人或车辆、移动的车辆、建筑物和阴影等，这为通过改善公共场所设施与管理来预防老年人跌倒提供了证据支持。

四、外周感觉

对周围感觉的研究可以追溯到 1830 年，当时穆勒在一本生理学教科书中简要地提到了振动感。在世纪之交，许多临床医生注意到老年人的振动感觉不如年轻人。然而，直到 1928 年，皮尔森才清楚地证明振动感随年龄增长而下降。从那时起，许多研究人员通过在身体不同部位施加大量的振动刺激，发现所有大于 50 Hz 的振动频率引起的振动感都会随年龄增加而衰退。也有研究发现，在各个年龄段，下肢的振动感都比上肢差，且与年龄相关的衰退幅度更大。

对触觉灵敏度的研究也可以追溯到 19 世纪，尽管关于年龄对这种感觉形态影响的研究相对较少。触觉灵敏度通过触觉测量器或两点辨别来检测，大多数报告表明其与振动感一样，随着年龄的增长而显著降低，并且下肢要比上肢有所降低。

关于年龄影响关节位置感的研究同样较少。Laidlaw 等是第一批证明关节位置感随年龄增长而下降的研究人员。他们的研究发现，年龄在 17 ～ 35 岁的受试者比年龄在 50 ～ 85 岁的受试者对髋关节、膝关节和踝关节关节运动方向的感知能力更强。此后，进一步研究发现，随着年龄的增长，膝关节和跖趾关节的位置感明显下降。然而，对于 65 岁以上人群是否有关节位置感觉的衰退，临床研究调查的结果并不一致。这可能是由于所使用的测试方法不精确导致的，这些测试是基于受试者能够识别由试验者要求的身体部位运动的能力。

还有人指出，当受试者坐着进行评估时，应谨慎评估关节位置感，这是因为在站立和负重的姿势下，脚踝和膝盖的阈值要低得多，而站立和负重的姿势下，腿部肌肉的参与大大增加。Bullock-Saxton 等评估了年龄对膝关节重新定位准确性的影响，完全和部分负重条件下，60 名健康、没有疼痛的受试者分为三个年龄组（年轻：20 ～ 35 岁，中年：40 ～ 55 岁，老年：60 ～ 75 年）。他们发现，三组受试者完全负重的表现都好于部分负重，只有在部分负重的情况下，阈值才会显著增加。然而，其他评估负重时踝关节位置感的研究报告称，随着年龄的增长，阈值增加。Thelen 等比较了年轻女性和老年女性在可移动平台上负重时检测足背屈和足跖屈的能力，发现老年组的运动检测阈值要大 3 ～ 4 倍。老年人和周围神经病变患者，在单足或双足站立于旋转平台时，踝关节内翻和外翻运动的检出阈值也很高。最后，Blaszczyk 等发现老年受试者在旋转平台仪上的重置踝关节位置方面要明显比年轻受试者差。

赫尔利等发现，在年轻、中年和老年人组中，膝关节本体感觉减弱与执行一系列的功能任务的总时间增加有关，包括计时行走、起立行走试验、上下楼梯。Robbins 等发现，下肢感觉异常与两组研究人群之一的跌倒有关，Buchner 等报告称周围神经病变是阿尔茨海默病患者跌倒的原因。然而，布罗克赫斯特等报道了踝关节或大脚趾本体感觉受损与跌倒之间的重要联系，而这一联系只存在于三个65 岁以上的年龄组（75 ～ 84 岁）中的一组。另外三项研究报道，粗略检测周围感觉受损与跌倒之间没有显著的联系。

Richardson 等的研究发现，肌电图显示的下肢多发性神经病变与跌倒之间存在很强的相关性。同样，Luukinen 等发现周围神经病变是 1016 名居住在芬兰的 70岁以上社区居民复发性跌倒的独立危险因素。在一项类似的研究中发现，无论男性还是女性，与非糖尿病患者相比，老年糖尿病患者在坚硬和柔软的表面上的身体摇摆测试表现明显更差。负重腿整个足底的局部麻醉降低了姿势的稳定性，足底远端神经性疾病会降低姿势控制能力，糖尿病连带足皮肤感觉缺失的患者姿势摇摆加剧，摇晃速度增加。理查森等认为，在以前的报道中未能发现周围神经病变与跌倒之间的关系可能是由于临床检查在诊断神经病变方面的准确性有限。

一些研究使用定量评估来检测周围感觉。在社区和福利机构中，用 Semms-Weinstein 触觉测量仪评估的足踝触觉敏感度，跌倒者的感觉明显差于非跌倒者。一项大型的前瞻性社区研究发现，与非跌倒者相比，跌倒者的膝关节觉察到 200 Hz振动感需要更高的阈值，下肢本体感觉受损与社区、养老院的老年人跌倒相关。

因此，似乎周围感觉减退与跌倒有关，但这种联系只有在周围感觉的检测方法是准确的，同时可定量地确定时才会出现。

五、前庭感觉

前庭感觉主要感知有关头部的角速度和线加速度，以判知头部位置和运动方向，对维持机体的立体定向有重要作用。它是通过反射弧保持头部和颈部在垂直位置上，并通过前庭—眼部和前庭—脊髓通路修正运动来实现的。人们发现，衰老与水平旋转时增强和抑制前庭眼反射（vestibulo-ocular reflex, VOR）的能力减弱有关，还有研究报道了 60 岁以上的受试者，对热量和旋转刺激的反应减弱。

Katsarkas 研究了超过 1000 名 70 岁以上的患者，发现超过 1/3 的前庭功能受损。

最初的研究并没有确定受损的前庭功能和老年人的不稳或摔倒之间有所联系。Nashner 发现，耳石在最初发现身体摇摆的时候没有作用，Brocklehurst 等也报告未发现前庭感觉与其有明显关联，其是通过对缓慢的倾斜、摇摆或摔倒的反应来衡量的。然而，在这些评估中，平衡力差的高龄受试者无法完成两项测试，因为他们无法在跑步机上行走，或者在没有支撑的情况下闭眼步行 1 min。以上所有的测试都属于间接测试，而且可能不敏感，以至于无法检测到前庭功能的细微损伤。

随后的研究包括更精确的前庭功能评估，已经报道了前庭功能损伤、跌倒和骨折之间的重要联系。在一系列研究中，Kristinsdottir 等采用了当受试者仰卧时使用的摇头刺激来诱发眼球震颤，这是一种提示病理和前庭反射不对称的信号。在两项病例对照研究中，他们评估了使用这种技术诱导的前庭不对称是否与老年人跌倒骨折相关。最初的研究包括 19 名（平均年龄 72 岁）髋部骨折的受试者（发生在 12 ~ 33 个月）和 28 名年龄匹配的对照者。他们发现，在髋部骨折的受试者中，13 人（68%）在摇头刺激后出现眼球震颤，而对照者中有 10 人（36%）出现眼球震颤。第二项研究涉及 66 名受试者（平均年龄 68 岁），他们在 10 个月内被诊断摔倒相关腕骨折，49 名对照者包括健康的社区居民（平均年龄 75 岁）。腕关节骨折患者中有 50 例（76%）发现了摇头后的眼球震颤，而在对照者中只有 18 例（37%）。

Di Fabio 等研究了前庭眼动反射（VOR）抑制对老年人跌倒的影响。头部运动时的注视控制需要 VOR 的作用。然而，在进行一些久经练习便可熟悉的动作（如站立和行走）时，眼睛和头的运动被用来稳定视网膜上的图像，这时 VOR 需要被抑制。在一项病例对照研究中，36 名老年人被分为跌倒风险高或低两类（每组 18 名受试者），通过在站立行走活动中使用眼动电图测量眼球运动来评估 VOR 的抑制情况。虽然大多数受试者随着头部倾斜出现了眼睛的反向转动，但高风险组中更大比例的受试者并没有抑制这种反射，因此凝视和凝视速度过度补偿了头部倾斜。在随后对 38 名女性的研究中（平均年龄 82 岁；11 名跌倒者）他们发现，当双手轻推肩胛骨时，未能抑制 VOR 的参与者，在过去一年里，摔倒的可能性是 VOR 抑制者的 18 倍。虽然由于研究数据较少，这些发现需要谨慎看待，但表明在姿势失衡和站立行走活动时，对 VOR 的抑制不足可能会使老年人更容易摔倒。与视觉和外周感觉相比，前庭功能较难通过简单的筛选试验进行评估。然而，最近的研究提供了初步的证据，当以更高的精度评估时，前庭功能受损可能是老年人跌倒和跌倒相关骨折的一个重要危险因素。进一步研究需要阐明前庭输入对保持稳定的视网膜图像的意义（这可以在头部运动时获得清楚的图像），以及耳石功能在平衡控制和避免跌倒的作用。

六、肌肉力量、耐力

许多研究表明，肌肉力量随年龄增长而减弱。男性的肌力在 20 ~ 40 岁只会略微下降，超过 40 岁后，肌力会加速下降，使 60 ~ 69 岁的男性握力比 20 ~ 29 岁的男性减少 5% ~ 15%，腿部力量减少 20% ~ 40%。女性的肌肉力量似乎从较早的年龄开始下降，而且下降的速度更快，因此 60 ~ 69 岁的女性握力下降了 10% ~ 25%，腿部力量下降了 30% ~ 50%。研究还表明，超过 60 岁后，男性和女性的肌肉力量都会持续显著下降。据报道，女性的肌肉力量为男性的 50% ~ 70%。

下肢肌肉力量减弱是老年人跌倒的重要风险因素。当肌肉力量下降时，老年人的平衡控制能力随之下降，在进行日常活动时，如从椅子上站立、上下楼梯、躲避地上的障碍物等，动作不能顺利完成或在完成的过程中不能保持身体平衡，以至出现跌倒。Pearson 等发现，在社区 75 岁及以上的女性中，14% 的女性小腿肌肉无法产生足够的力量来支撑体重。这表明，这些女性在单腿站立的情况下会有摔倒的风险，比如迈台阶。Vandervoort 等发现，能够独立进行日常生活活动的老年人存在踝关节跖屈肌肌力和力量减弱，这些女性的踝关节跖屈肌在保持踝关节稳定力矩的能力方面表现出相当大的损伤。无论对于社区还是养老机构的老年人，在椅子上不使用手的情况下站立困难也反映出肌肉力量的下降，无法完成这一动作是他们摔倒的一个重要的危险因素。

研究还发现，与没有摔倒的人相比，摔倒者下肢特定肌肉群的力量会减少。在社区研究中，研究者发现膝关节等距伸展力量降低和踝关节等距背屈力量降低会增加跌倒的风险，膝关节等距伸展力量降低增加骨折的风险。在社区居民的其他样本中，膝关节伸膝力量减弱也是一个风险因素，包括大型纵向研究的参与者、退休的居民、需要日托的老年人和维生素 D 缺乏的老年人。

下肢肌肉无力与养老院和中期照护机构的居民跌倒有关。Whipple 等比较了四组下肢肌肉群的力量：有或没有跌倒史的疗养院居民的膝关节伸肌、膝关节屈肌、踝关节跖屈肌和踝关节背屈肌。在所有四组肌肉中，摔倒者较没有摔倒者更弱，其中摔倒者的踝关节肌肉无力尤为明显。其他研究也发现，居住在护理机构的老年人，踝关节背屈、膝关节伸展和髋部力量的降低增加了摔倒的风险。

两项回顾性研究评估了肌力降低和肌耐力降低作为跌倒的危险因素。一项对照研究中包括了在近年中经历了 3 次或以上跌倒的 15 名老年女性，和没有跌倒经历的 15 名老年女性，Skelton 等发现了跌倒者具有明显的肌肉力量不对称，跌倒者的下肢力量明显弱于非跌倒者。在评估肌肉耐力的一项研究中，Schwender等利用等速收缩测力仪评估股四头肌的动态耐力，受试者包括29名年轻女性（平均22岁），在过去18个月有过跌倒经历的26名老年女性（平均73岁）以及27名没有跌倒史的老年女性（平均71岁）。他们发现，老年摔倒者的疲劳时间比年轻女性和老年非摔倒者更短，但在年轻女性和年老年非摔倒者之间没有明显区别。这些发现的一致性表明，下肢肌肉无力是老年人跌倒的主要危险因素。

七、反应时间

在这些与年龄相关的神经和感觉运动变化的研究中，反应时间可能比其他任何因素都研究得更多。Welford综述了21项关于年龄对反应时间影响的研究，发现从20岁到60岁的反应时间平均增加了26%。即使考虑到练习的数量、准备时间的长度、身体健康程度、反应的方式和运动的水平，也一致发现反应时间随着年龄的增长而下降。

反应时间的增加是老年社区居住女性、退休居民和居住在养老院的老年人跌倒的独立危险因素。也有研究发现，手指按压选择反应时间可区分老年跌倒者和非跌倒者，以及有或没有发生跌倒相关骨折的老年人。

在涉及更复杂的运动反应的反应时间测试中，跌倒者的反应时间明显慢于非跌倒者。Grabiner等发现，在需要伸展和弯曲膝关节的简单反应时间和选择反应时间测试中，跌倒者慢于非跌倒者。Woolley等还发现，抵抗性选择反应时间任务要求受试者断开与鞋跟磁铁的接触，从而产生相当于体重10%的力量，然后踢三个目标中的一个，跌倒者和非跌倒者的反应时间会明显不同。

对年龄等混杂效应进行调整后发现，当受试者站在坚实的地面上时，反应时间与身体摇摆无关。然而，当受试者站在一个柔顺的表面（泡沫橡胶）上时，会减少来自脚踝的本体感受输入、来自脚底和脚踝支撑的皮肤输入，反应时间与身体摇摆适度相关。在这种情况下，身体的摇摆被极大地夸大了，受试者报告他们察觉到了自己的身体在运动。因此，反应慢的人很容易跌倒，因为他们不能纠正姿势的不平衡。

上述研究表明，老年人跌倒与一些主要有助于身体稳定的生理系统的损伤有关。在对跌倒反应处理的各个阶段，即感官输入和前馈、反应选择和反应执行过程中，这些过程毫无疑问存在相互作用。例如，大量研究表明，无论是实验诱导还是疾病或创伤造成的跌倒，视觉都可以补偿外周输入的减少。

维持稳定生理系统的功能显著损伤足以增加跌倒的风险，而中度的多重损伤也与跌倒风险的增加有关。例如，视力下降和反应变慢可能都是摔倒的必要条件。因此，足够的视觉、体感和前庭敏感度有助于发现姿势障碍和环境危害，而足够的力量和迅速的反应能够对体位失衡进行适当纠正。

八、结论

目前相当多的证据表明，有助于平衡控制的感觉运动因素表现出年龄相关性功能下降。跌倒的老年人在检测中表现出相关功能受损，而年龄和性别匹配的非跌倒者则没有。老年跌倒者的生理系统包括视觉功能，如对比敏感度和深感觉、视野依赖、周围感觉、下肢肌肉群的力量和反应时间。现在也有证据表明前庭功能受损以及耐力下降也是摔倒的重要危险因素。

第二节　心理风险因素

在前一节中，我们描述了人是如何利用多个感觉和运动系统来保持平衡避免跌倒的。此外，很多研究还发现，心理因素，如注意力缺陷、对摔倒的恐惧、认知障碍和抑郁等，也与老年人的稳定性受损和易跌倒有关。目前，一些研究已经证明，老年人对于跌倒的恐惧和身体活动能力下降是与跌倒相关的重要心理和行为因素。同时，一些运动训练具有提升老年人运动表现、降低跌倒恐惧的作用。本节将回顾这些研究，并讨论注意力限制和对摔倒的恐惧与跌倒的相关性。

一、注意力缺陷

保持平衡是一项复杂的工作，不仅需要身体相对于周围环境的位置感觉信息，还要有能够根据这些信息来调整身体运动能力。人们通常认为平衡的保持是由反射活动控制的自发性过程。然而，随着研究的不断深入，越来越多的研究表明，平衡的保持也需要注意力，比如，当人们同时执行两个或更多任务时，个体的平衡可能受到其信息处理能力的影响。针对这些发现，一些研究评估了双重任务对年轻人、老年人和有跌倒风险的老年人姿势控制的影响。在这些研究中，姿势的控制（如站立、对干扰的反应或行走）被认为是主要任务，而认知任务（如对视觉或听觉刺激的反应，空间记忆的测试，倒数等）被认为是次要的任务。这些研究的一个基本假设是，注意力资源是有限的，因此同时执行两项任务会导致对有限资源的竞争，进而导致主要任务和（或）次要任务在两者同时进行时的表现下降。显然，如果维持姿势稳定的主要任务受到损害，跌倒的发生率将大大增加，所以，充分处理多种任务的能力对老年人跌倒有相当大的影响。

Kerr 等第一个阐述了站立需要注意力资源。他让年轻受试者进行两项认知任务：一项是空间视觉任务（包括把数字放在想象的矩阵中，并记住数字的位置），另一项是语言记忆任务（记住句子），同时将受试者蒙住眼睛站着或坐着。结果表明，当受试者蒙着眼睛站立时，他们在空间视觉任务上的错误更多，这表明他们在姿势任务上分配了一定程度的注意力。自 Kerr 等的研究发表以来，许多研究者已经证实，执行姿势性任务需要从认知任务中重新分配资源。此外，认知任务的表现也已经被证明与正在执行的姿势任务的难度有关。例如，Lajoie 等的研究报告称，与坐着或站着时相比，受试者走路时的听觉反应较慢。Marsh 等报道了类似的结果，他们发现，当受试者站在一个与他们的姿势摇摆成正比的旋转平台上时，与稳定的平台相比，他们的反应时间要长得多。反之亦然，即认知任务的类型和（或）难度会影响姿势任务的表现。Maylor 等研究了受试者在执行空间记忆任务和非空间记忆任务时的姿势摇摆。他们发现空间任务会导致摇摆的增加，这表明姿势任务可能会竞争视觉空间处理资源。Pellecchia 评估了年轻受试者在执行三种难度不断递增的认知任务时的站立平衡情况，即数字反转、数字分类和倒数，结果发现，随着任务难度的增加，姿势摇摆呈线性增加。

年龄对双重任务能力的影响也引起了相当多的研究关注。老年人行走时对视觉刺激的反应明显变慢，尤其是当他们被要求停止于某个固定目标前时。与年轻受试者相比，老年人在同时执行认知任务时表现出以下特点：更明显的姿势摇摆；起始速度降低；手臂随意运动后，稳定恢复延迟；对平台干扰的姿势调节能力受损；步行时步幅和速度均一性减弱；行走时接触障碍物的风险增加。

与年轻人一样，老年人在进行更复杂的姿势性任务时，如行走或躲避障碍，双重任务似乎更困难。这些差异的根本原因尚未完全阐明，研究者提出了以下四种可能的解释：①老年人的注意力下降；②老年人很难在两项任务之间转移注意力；③老年人的注意力资源与年轻人相似，但由于老年人的姿势控制系统受损，对这些资源的需求更大；④以上这些因素的组合。目前还不清楚哪些信息处理渠道受并发姿势任务的影响最大。尽管一些作者认为视觉空间工作记忆起主要作用，但许多非空间任务导致稳定性降低的事实表明，任务的难度似乎更重要。

尽管人们已经认识到这些与年龄有关的差异，但很少有研究能完全确定双重任务处理能力下降是跌倒的危险因素之一。Shumway-Cook 等对比了无跌倒史的老年人和有跌倒史的老年人在执行两项认知任务（完成句子和感知视觉匹配任务）时的姿势稳定性。他们发现，当两组人站在柔软的地面上执行这两项认知任务时，他们之间的表现差异最大。有趣的是，姿势任务的难度并不影响认知任务的表现。随后的一项研究也发现了类似的结果，即有跌倒史的老年人在对听觉刺激做出反应时，更有可能站在与摇摆有关的平台上以保持平衡。老年人执行双重任务也会出现相似的情况，其出现于对平台干扰的反应。Brauer 等的报告指出，老年跌倒者，站在平移平台上时对听觉刺激的反应明显延迟。然而，这种延迟显然是由于姿势反应的优先顺序，因为老年非跌倒者可以对刺激做出反应并同时完成保护步骤，而摔倒的老年人在对刺激做出反应之前就完成了这个步骤。Condron 等对健康老年人和高跌倒风险的老年人在站在稳定或倾斜平台上时的姿势摇摆进行了评估。虽然两组老年人站在稳定的平台上时，摇摆度只有很小的差异，但当平台前后倾斜且受试者被要求同时进行一项认知任务时（倒数 3），摇摆度出现较大的差异。最后，Hauer 等发现，与健康的老年受试者相比，有严重跌倒史的老年患者站在稳定的表面上，同时进行认知测试（加 2 或加 7）时，摇摆明显增加。

Lundin-Olsson 等进行了第一项前瞻性调查，评估双重任务的难度是否能够预测跌倒的发生。这项研究观察受试者在陪同理疗师到治疗室时，交谈的开始是否会伴随行走的停止。在 58 名研究对象中，有 21 人在 6 个月的随访期间跌倒，其中 12 人在谈话的时候停止走路。因此，"说话时停下来"在预测跌倒方面高度灵敏（95%），然而，特异度很低（48%）。同时，这项测试也有一些局限性。①它仅限于那些至少能走 100 m 的老年人，所以它不适合许多高危的老年人；②阳性的分类是基于完全停止的视觉观察，故而测试对更微小的姿势变化不敏感；③任务对于注意力需求的确切性质是不清楚的，因为会话内容没有确定。针对这些局限性，DeHoon 等对测试进行了改进，即用更短的步行距离（8 m）和一个标准问题（你的年龄是多少？）对受试者进行评价，他们发现该修订版本能够辨别更多易于摔倒的老年人。但是，其预测跌倒的能力尚未确定。

另外两项研究发现，双重任务能力测试可以预测跌倒。Lundin-Olsson 等评估了老年人在有和没有额外端一杯水的情况下执行计时行走测试（TUGT）的能力。在 6 个月的随访期间，那些拿着一杯水，花了超过 4.5 s 的时间来做 TUGT 的人摔倒的可能性是其他人的 5 倍。然而，本研究的样本量相对较小（42 名受试者），同时，拿一杯水只是一个稍有难度的姿势任务，而不是一个需要额外认知资源的任务。最后，Verghese 等评估了两种边走边说测试的改进版：简单版本（WWT-simple），要求受试者背诵字母表中的字母；复杂版本（WWT-complex），要求受试者背诵字母表中的交替字母，同时记录下行走 12.192 m 所需的时间。在 12 个月的随访期间，两项测试均被证明可预测跌倒，其中 WWT-complex 测试的预测有效性高于 WWT-simple（*OR* 13.7 vs. 7.02）。

这些研究表明，双重任务的难度可能在老年人的跌倒倾向中扮演重要角色。现在需要进一步研究来确定哪种姿势和认知测试的组合最能准确预测跌倒，以及双重任务的难度是否可以通过运动康复干预来克服。

二、跌倒的恐惧

对老年人害怕跌倒的研究可以追溯到 1982 年，当时 Bhala 等将其描述为"ptophobia"——一种对站立或走路产生的恐惧反应。同年，Murphy 等将跌倒后的症状定义为一种严重的致残状态，会影响一些跌倒后的老年人。从那以后，人们做了很多研究来确定对跌倒的恐惧如何影响老年人的生活。

1. 跌倒恐惧的定义和评估

自 1982 年以来，人们对跌倒恐惧的定义有很大不同，而且常常无法区分跌倒恐惧和跌倒效能（一种能自信地从事日常生活活动而不会跌倒的能力）。例如，跌倒恐惧可以被定义为：对跌倒的持续关注，以至于限制了日常活动的表现；跌倒效能下降，害怕跌倒；担心跌倒；对平衡能力失去信心。因此，用来衡量人们对跌倒恐惧程度的评估反映了这些不同的定义。

最简单的评估是单个的问卷项目，比如"你害怕跌倒吗？"具有是 / 否或分级回答选项。其他问题包括：活动限制是否源于对跌倒的恐惧等。

此外，三种具有良好心理测量特性的量表也被用来测量跌倒效能。Tinetti 等开发了跌倒效能量表（FES）（其中包括 10 个项目，用来评估一个人在进行房屋清洁和穿衣等活动时，对避免跌倒能力的信心）。FES 只测量室内活动，所以它最适合主要待在家里的身体虚弱的老年人。Hill 等对 FES 进行了扩展，增加了四个额外的项目，可以衡量在进行室外活动时跌倒恐惧的程度。

特异性活动平衡信心（ABC）量表适用于身体机能水平较高的老年人。这个由 16 个项目组成的问卷要求受试者对他们的保持平衡的信心进行评估，评估的问题包括：你有多大的信心在……期间不会失去平衡或变得不稳定？这个量表包括了在户外进行的活动，如在拥挤的商场中行走、抓着扶手乘坐自动扶梯等。

第三个量表是对老年人活动和跌倒恐惧的调查，评估跌倒恐惧对活动受限或生活质量差等生活状态的影响。社会适应量表（SAFE）对日常生活和交通（如洗澡、购物、乘坐公共交通工具和看电影）等 11 项活动进行了评估。同时，社会活动也包括在内，因为人们认为，这些活动的受限可能提示对跌倒的恐惧。

一个简单的问题：你害怕跌倒吗？很难了解老年人的心理状态。这是因为对跌倒的恐惧可能反映了身体机能的下降，从而增加了跌倒和跌伤的风险。这种恐惧可能来自于亲身经历（一次接近跌倒或最近的跌倒导致疼痛、尴尬或受伤）。例如，Howland 等在他们的研究中发现，人们对跌倒的恐惧程度与跌倒的次数和严重程度有关。然而，对跌倒的恐惧也有可能来自他人的经验，即一个具有类似特征的朋友或亲戚跌倒并遭受了严重后果。一个更值得我们注意的是，这种恐惧是非理性的、过度的和病态的，并且不必要地限制人们参与身体活动和社会活动——Bhala 等在1982 年将其描述为一个反映了原始恐惧的状态。

"平衡自信"或"跌倒效能"能让我们更深入地了解老年人对自己是否有能力在不摔倒的情况下从事各种活动的认知。然而，如果跌倒效能是单独评估的，就不能确定低水平的信心是适当的还是过度的。

2. 跌倒恐惧的患病率

据估计，在社区居住的老年人中，有过跌倒经历的人跌倒恐惧的出现率为29% ~ 92%，而在没有跌倒经历的人中，这一比例为 12% ~ 65%。女性比男性更害怕摔倒，并且随着年龄的增长，这种恐惧也在增加。患病率的这种差异很可能是由跌倒恐惧的不同定义和评估工具的不同造成的。例如，据报道当使用分级回答（即不害怕，轻微害怕，有点害怕，非常害怕）而不是二分回答时（是 / 否），跌倒恐惧出现率更高；风险较高的活动（如当路滑时外出）在问卷中体现较少等。然而，尽管跌倒恐惧出现率数据存在差异，但很明显，对跌倒恐惧是许多老年人面临的一个重要问题。

3. 跌倒恐惧相关因素

与跌倒恐惧或跌倒效能相关的因素（这两个词在文献中都被使用过，有时也可以互换）很多。对跌倒的恐惧与跌倒史、健康状况不佳、功能下降和身体虚弱有关。跌倒恐惧一直与活动限制和减少、降低生活质量、疼痛、焦虑、抑郁和社交孤立相关。而脑卒中患者的跌倒恐惧出现率也较高，我国脑卒中患者跌倒恐惧的出现率为39.4% ~ 48.0%。跌倒恐惧可降低脑卒中患者活动的信心，导致日常活动受限。刘晓慧等人的研究发现，老年人害怕跌倒程度与日常生活活动能力呈负相关，老年人的日常生活活动能力越好，越不易产生害怕跌倒的心理。

跌倒效能与跌倒的危险因素有关，如倾斜平衡能力下降、力量不足、身体活动能力受损和步态受损，如步幅缩短、速度降低、双脚支撑时间增加和步态临床评分减低。人们还发现，对跌倒恐惧进行评估可以预测跌倒。

跌倒功效的评估与平衡或跌倒的客观评估方法有关。毕竟，大多数人对自己所熟悉的，甚至是不熟悉的活动，如从椅子上站起来、走路、跑步、游泳、打高尔夫、打台球、玩填字游戏等，都能做出相当准确的评估。可能只有一部分老年人的平衡信心处于不适当的低水平；或者，平衡信心可能处于不适当的高水平，例如，那些由于阿尔茨海默病而导致洞察力差的人。此外，还没有研究证明跌倒恐惧是跌倒的一个独立风险因素［受损的平衡力和（或）下降的身体功能经过调整后］。这个问题还需进一步研究。

三、抑郁症

抑郁症是老年人常见的疾病，且重度抑郁症的社区患病率 1% ~ 5%，与健康老年人相比，老年重度抑郁症患者的跌倒风险增加了 3 倍。且有约 15% 的老年人出现抑郁症的临床症状但是还未达到重度抑郁症的诊断标准。

研究表明，未经治疗的抑郁症与跌倒风险的增加有相关性。但是抑郁症和跌倒之间的病理生理机制非常复杂，很难确定两者的具体关系。最近，一些研究指出精神运动迟缓、步态减慢、认知处理缓慢、新陈代谢水平下降等与抑郁症发作相关的典型症状均有可能导致跌倒。这些症状与跌倒之间的关联也可以用常见的危险因素来解释，例如慢性疾病或功能性残疾均会增加跌倒的风险。同时，跌倒也会引起老年人出现对跌倒的恐惧以及抑郁症状的发展，这反过来又会导致跌倒风险的增加。此外，抑郁症和跌倒之间还存在间接因素，比如，抑郁症患者使用的影响中枢神经系统的药物、由于抑郁症导致的社会孤立或体力活动减少均被认为可以增加老年人跌倒的风险。这些机制的研究有助于确定预防跌倒的潜在目标或方法，进而帮助老年人减少跌倒的发生。而减少精神药物的摄入已被证明为有效的跌倒预防方法。因此，抑郁症与跌倒之间的关系可以通过改变药物的摄入来调节。

抗抑郁药的使用在具有抑郁症状的老年人中很常见，报告指出约 19% 的老年人正在服用抗抑郁药。有证据表明，服用抗抑郁药的老年人比未服用者更容易跌倒，这与抑郁症的严重程度无关。已经发现几种抗抑郁药类会明显增加跌倒风险，包括常见的处方药，如选择性 5- 羟色胺再摄取抑制剂等。然而，目前尚不清楚这些药物导致跌倒风险增加的具体机制。但是对于这些机制的研究将有助于人们在选择或使用抗抑郁等药治疗抑郁症时权衡利弊。

四、社会孤立

社会孤立是社区居住的老年人一个重要且普遍的健康问题。老年人很难承认感到孤独，所以具有孤独感的老年人实际上可能比报道的要高很多。随着独居老年人数量的增加，孤独可能是老年人群体中一个日益严重的问题。社会孤立是一个复杂的、多维度的概念，被定义为具有较少的社交网络和较低的参与社会活动的可能性，以及对社会孤立的自我认知（有时称之为孤独）。社会孤立的定义基于两个组成部分：社会脱节和感知性社会孤立。社交脱节被定义为缺乏与他人的社交互动，例如社交网络过小，社交活动有限。感知性社会孤立是指缺乏陪伴，如感到孤独。

有学者研究了跌倒与单独生活之间的关联。该研究分析了3112名参与者在10年内发生伤害性跌倒的情况，并在分析中按性别对结果进行了分层。多因素分析发现，独居是女性伤害性跌倒的危险因素，但是该关联在男性中不太显著。Faulkner等研究了6692名女性参与者在接下来的3年中跌倒的发生情况，并评估了她们获得社会支持的程度。在数据收集过程中，这些参与者共发生11 863次跌倒，参与者平均每年跌倒0.6次。多因素分析表明，家庭网络和相互依存与平均跌倒发生率呈负相关。此外，家庭网络的规模与跌倒风险成反比。换句话说，较大的家庭网络与跌倒风险降低有关。Leung等进行的研究中包括了1573名60岁及以上的参与者，在过去90 d内约32.8%的受访者经历过跌倒，回归分析显示，独居是唯一与跌倒显著相关的社会心理因素。在埃利奥特和哈德森（2009）进行的研究中，663名参与者被问及他们是否在过去4年中经历过跌倒。在此时间范围内，总共发生了934次跌倒，其中有338名受试者独居。结果表明，独居与跌倒的发生密切相关。

有许多机制可以解释为什么社会孤立是跌倒的危险因素。与儿童、亲戚或朋友共同居住和频繁地接触社会有助于识别和减少跌倒的风险。例如，有证据表明，社会关系增加了获得医疗保健的机会以及患者对药物或治疗的依从性。社会孤立与跌倒之间的联系也可能与环境风险有关，例如修理松散的地毯或做家务等。但是，其背后的具体机制还需进一步探索。

五、结论

注意力限制对平衡和跌倒的影响已经通过不同的范式进行了评估，包括站立、抵抗干扰的能力、行走和障碍躲避。这些研究表明，平衡控制需要注意力，需要的注意力程度取决于平衡和认知（次要）任务的难度。随着年龄的增长，平衡任务对注意力的要求越来越高，年老体弱的人需要更多的注意力来控制平衡，甚至连回答问题等简单任务都可能干扰站立、踏步和行走。在这种情况下，这些人跌倒的风险可能会增加。跌倒恐惧在老年人中很普遍。在许多情况下，这种恐惧可能真实反映了跌倒风险。然而，对于其他一些人，这种评估可能是过度的，导致不必要的社交和身体活动的限制。因此需要进一步研究来对跌倒恐惧进行评估。

第三节　老年并存疾病风险因素

　　长期以来，人们一直认为，身体虚弱、患有多种慢性疾病的老年人跌倒的概率要高于身体健康、经常运动的老年人。这表明，跌倒并不是衰老特异性伴随情况，而是临床上由确定原因造成的结果。因此，区分已存在疾病对跌倒风险的影响是跌倒预防规划的一个重要组成部分，因为它使参与老年人管理的临床医生能够识别可能受益于针对性干预的高风险个体。

　　保持直立姿势是一项涉及多生理系统的复杂任务。来自视觉和前庭通路、肌梭和关节本体感受器的感觉输入被传导至大脑的中央，被迅速处理以产生适当的、协调的运动反应。该过程的关键组成部分如图 3-4 所示，而表 3-1 列出了可能影响该系统以增加个人跌倒风险的疾病。

　　许多疾病通过直接影响生理系统而增加跌倒的风险。一项最新的病例对照研究统计结果显示，糖尿病伴终末器官损害、使用中枢神经系统药物或秋水仙碱、肾功能损害治疗及多药物联合治疗均会显著增加跌倒风险，但相比之下，超重或肥胖则与跌倒风险显著降低有关。同时，有研究表明，新型阿片类药物增加了使用者的中枢神经负担，进而增加其跌倒风险。

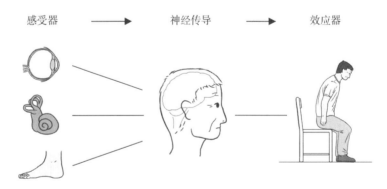

感受器　　　➡　　　神经传导　　　➡　　　效应器

图 3-4　维持直立姿势的关键器官

表 3-1 疾病对直立姿势的维持有直接影响

影响感觉输入的疾病	视力	年龄相关屈光不正
		老年性黄斑变性
		青光眼
		白内障
		卒中导致的视野缺损
	本体感觉	糖尿病
		维生素 B_{12} 缺乏
		梅毒（少见）
		退行性关节病（尤其颈椎和膝关节）
	前庭觉	年龄相关的中耳和内耳变化
		慢性耳部感染
		鼓膜穿孔
		内耳炎
		梅尼埃病
影响中枢处理的疾病	大脑	脑血管疾病（卒中）
		痴呆
		脑肿瘤（良恶性）
	小脑	脑血管疾病（卒中）
		长期酒精滥用
		特发性小脑变性
	神经基底节脑干	脑血管疾病（卒中）
		帕金森病
影响中枢处理的疾病	神经基底节脑干	脑血管疾病（卒中）
		动脉粥样硬化
		体位性低血压
	脊髓和神经	任何引起脊髓压迫的情况
		运动神经元病
		多发性硬化
		足下垂（腓总神经）

影响效应器反应的疾病	肌肉	脑血管疾病（卒中）
		运动神经元病
		肌肉萎缩症
		多发性硬化
		风湿性多肌痛症
		多肌炎
		甲状腺功能减退
		维生素 D 缺乏
		糖尿病
		骨折、外伤或长期制动后的肌肉废用
	关节	骨关节炎
		类风湿性关节炎
	其他	足部畸形
		鞋子不合适
		周围血管疾病
		尿失禁

当人们将疾病或其治疗相关问题视为跌倒的危险因素时，将面临许多问题，比如，跌倒、晕厥和记忆力下降甚至健忘症之间存在着明显的重叠。此外，个别疾病过程可能通过多种生理机制导致跌倒的风险增加，例如帕金森病导致平衡和步态问题，但也可能有对心血管系统的直接影响，例如减少脑灌注导致的跌倒。

一、影响感觉输入的疾病

1. 视力

随着年龄的增长，视力会逐渐下降。许多研究者认为视功能障碍，包括对比敏感度减弱、视力减弱、立体视觉受损是老年人跌倒的危险因素。除了与年龄相关的屈光变化外，老年人还特别容易因常见的眼部疾病（包括白内障、黄斑变性和青光眼）而出现视力缺陷。患有糖尿病和高血压的老年人可能会有额外的视网膜病变负担。

结构性眼病的发病率在晚年有所增加，且视力低下的发病率仅排在关节炎和心脏病之后，是 70 岁及以上人群功能受损的主要原因。视力和对比敏感度的减弱、视野受限、眩光敏感度增加和立体视觉能力差，都可能导致对距离的错误判断和对空间信息（如地面性质）的错误理解。虽然有相对较少的证据表明跌倒风险与特定的眼部疾病有关，但很明显，眼部疾病对视觉的生理变化有着直接的作用。正是这些变化一直被认为增加了个人跌倒的风险。

2. 白内障

白内障是指晶状体混浊程度增加，导致烟雾状、云雾状的视力，它影响了约16%的65岁以上老年人，是老年人视力受损的常见原因。虽然白内障主要是一种老年性疾病，但衰老过程本身导致的晶状体分子结构的变化并不足以解释白内障的产生。人们普遍认为，白内障的形成是复杂的生化反应的结果，最终导致晶状体氧化、膜破裂和最终混浊，而衰老会增加晶状体对这些氧化剂有害影响的敏感度。研究发现白内障与跌倒和跌倒相关伤害的风险增加有关。Felson等对2633名老年人进行的十年前瞻性研究报告称，18%的髋部骨折与视力损害有关，白内障是最常见的原因。

同样，Jack等报道，因跌倒入院的老年人比因其他原因入院的老年人更有可能患有视力障碍，前者中37%的患者患有白内障。一项对澳大利亚3654名49岁以上老人的大型队列研究报告称，白内障与在过去12个月内遭受两次或更多次跌倒的发生和评估后两年内髋部骨折的风险显著相关。Macedo等认为白内障是老年人主要的视力问题，它影响移动和平衡，并且可以降低远距离对比灵敏度和深度视觉，而这两者是老年人摇摆增加的单独危险因素。也有研究表明，足部骨折的发生率与老年人白内障、在较暗光线下行走困难等视觉因素相关。但在白内障老年患者人群中，视力下降与其跌倒风险的相关性仍存在分歧。但在控制混杂因素及其他视功能损伤的干扰后，双侧白内障患者的对比敏感度下降是视功能损伤中致其跌倒风险增高的唯一显著危险因素，且无论白内障老年患者的视力是否受损，较高的对比敏感度均会使其跌倒的风险降低。

3. 青光眼

青光眼是一组眼病的统称，其特征是眼压升高导致视盘病变并引起视野缺损。青光眼是老年人常见的致盲原因，65岁以上人群中约3%患青光眼。据报道，在一项回顾性研究中，青光眼与跌倒的风险增加有关。Black等对71位患有开角型青光眼的社区老人进行了一年的前瞻性研究并每月记录跌倒情况，发现双眼视野缺损在社区老年人跌倒和骨折方面是主要的危险因素，视力和对比灵敏度较视野来说缺少和跌倒发生的相关性。

4. 黄斑变性

有几种疾病会导致视网膜黄斑部的退行性病变，其中年龄相关性黄斑变性是最常见和最严重的形式，9% 的 65 岁以上老年人和 19% 的 85 岁以上老年人受到影响。年龄相关性黄斑变性被认为是工业化国家老年人失明的主要原因。尽管黄斑变性被认为是一种常见且严重的眼部疾病，但很少有研究评估黄斑变性作为跌倒危险因素的作用。澳大利亚蓝山眼科的一项研究发现，在 3299 名老年人的样本中，黄斑变性作为跌倒的风险因素并不具有统计学意义，且只有少数样本中的受试者有这种疾病的记录。

5. 周围感觉

本体感觉系统有助于稳定，尤其是在不平坦的地面上行走并产生位置变化时。当其他感官受损时，这是最重要的。本体感觉的衰退与衰老有关，一些前瞻性研究发现，经历过跌倒的受试者在下肢本体感觉、振动感和触觉敏感性的测试中表现更差。外周感觉丧失也可由多种原因引起，包括糖尿病、酒精滥用、维生素 B_{12} 缺乏、化疗和过量使用吡哆醇或一氧化氮。周围神经损伤在有 10 年糖尿病史的患者中达 25%，20 年病史的患者中达 50%。糖尿病神经病变患者与健康人相比站立稳定性受损，在足部位置感测试中表现更差。糖尿病和糖尿病神经病变一直被认为是老年人跌倒和髋部骨折的危险因素。

6. 其他影响视觉的因素

各种其他影响视觉的因素也与跌倒有关。Lord 等发现边缘对比度、敏感度降低与跌倒的相关性比视力更强，并表明在评估跌倒风险时，它可能比视力更重要。一种假设是，这种测量可能反映了个人更准确地看到地面障碍物的能力。他们的研究还发现，在距离对比度灵敏度较差的老年人中，姿势摇摆增加。深度知觉或立体视觉也被一些研究者纳入研究范围。立体视觉受损已被证明是跌倒和髋部骨折的危险因素。一项调查髋部骨折的病例对照研究发现，没有深度知觉与跌倒风险增加密切相关，立体视觉下降也是如此。在另一项研究中，缺乏立体视觉是九种视觉指标中多次跌倒的最强危险因素。Vale 等研究了单目模糊对 11 名老年受试者的影响，并在越过凸起的物体时表现出的步态变化。单目模糊也会损害立体视觉，但对高或低对比度的影响较小。

眼镜的作用也很重要。不正确的眼镜矫正可能是视力丧失的可逆性原因，并且很容易改变。双焦眼镜近部的棱镜效应也可能在增加老年人跌倒风险方面发挥作用。与使用常规多焦点眼镜相比，使用单光镜片的老年人在越过凸起的表面时准确性更高。多焦点眼镜也被证明会影响脚趾间隙进而增加绊倒的风险。通过多焦点眼镜的近部的距离对比灵敏度和深度知觉受损可能是这种效应的一种机制。平衡依赖于视觉和前庭系统刺激的协调，本体感觉，肌肉力量和反应时间也有所贡献。然而，随着年龄的增长，所有这些输入的功能都会减弱。一些研究集中在视力对平衡的影响上，试图解释视力和跌倒之间的联系。外周视野闭塞已被证明会显著影响老年人的姿势稳定性。在183名老年人的样本中，良好的对比灵敏度有助于保持平衡和稳定性。在平衡紊乱期间，视觉对肌肉活动和下肢运动的相互作用的影响也得到了研究。站在平台上，睁开和闭上眼睛的志愿者感受到小腿肌肉振动时，闭上眼睛的志愿者肌肉反应显示出更明显的活动。因此，肌肉反应对于维持视力不佳个体的平衡可能更为重要。

7. 前庭疾病

前庭系统的功能是产生有关头部位置和运动的信息，并将这些信息分发到神经系统中涉及维持姿势稳定的部位。前庭系统有助于在静止和加速时的空间定向，并控制运动时的视觉固定。

前庭功能的三个主要组成部分是：①前庭眼反射（VOR），负责产生眼旋转以补偿头部的运动；②前庭视觉反射（VCR）和颈-颈反射（CCR），负责通过颈部运动来稳定头部；③前庭脊髓反射（VSR），通过触发颈部、躯干和四肢的肌肉活动，以稳定头部和保持直立姿态。

许多情况都会损害前庭系统的功能，包括直接创伤、感染、半规管内碳酸钙沉积、药物毒性、偏头痛、小脑共济失调和自身免疫疾病。根据损伤的部位和严重程度，前庭疾病可表现为听力丧失、眩晕（旋转运动的错觉）和头晕，从而容易导致不稳定和跌倒。

前庭功能严重减退的人在姿势和步态方面表现出明显的受损，其特征是姿势不稳定，宽基、蹒跚步态，转弯不稳，这使反复跌倒的风险增加。然而，在长期前庭完全丧失的情况下，步态可能看起来正常，只有当受试者闭着眼睛站在串联位置（锐化的Romberg位置）时，缺陷才会变得明显。这表明视觉和躯体感觉输入能够补偿前庭输入的缺失。此外，如果视觉和外周感觉线索改变或不能获得，或者视觉和外周感觉受损，前庭丧失可能会产生明显的姿势不稳。

由于这三个系统之间相互作用的复杂性，以及前庭功能传统上不太适合通过简单的筛查试验进行评估，因此很难确定前庭功能障碍与老年人跌倒的关系。最近的研究使用更直接的方法评估前庭功能，证实前庭功能受损会增加老年人跌倒和跌倒相关骨折的风险。然而，另外两项研究发现，有前庭功能障碍的老年人跌倒的发生率并未升高。可能是因为患有这些疾病的人意识到他们的平衡性差，所以会采取适当的纠正策略，并减少有风险的行为。

二、影响中枢处理的疾病

感觉信息到达大脑后，被传导到前脑、小脑、基底神经节和脑干。尽管感觉输入和效应器官功能正常，但如果中枢处理功能受损，也可能会出现平衡问题。

1. 脑血管疾病

脑血管疾病在老年人中很常见，表现为一系列症状，从身体或认知功能几乎无法检测到变化明显的多发梗死性痴呆，甚至是导致死亡的灾难性脑血管事件。大多数脑卒中是由动脉粥样硬化加速导致一条或多条脑血管阻塞（梗死）引起的。脑出血导致的脑卒中约占15%，更常见于高血压不受控制或控制不良的人群。考虑到大脑的复杂性和各个区域的离散功能，受影响的区域不同，脑卒中也会产生一系列不同的异常后果。脑干和小脑脑卒中可能会对与平衡密切相关的大脑区域造成损害，而脑卒中恢复时的感觉和视觉不集中可能会产生与环境中障碍发生碰撞的倾向。顶叶损伤可能损害运动活动的计划和执行，额叶受损可能影响判断力，导致老年人在环境中遇到障碍物时采取冒险行为。

在一些社区的前瞻性调查中，有脑卒中史的老人跌倒风险增加2～6倍。脑卒中后摔倒的人通常将摔倒归因于失去平衡、判断错误、注意力不集中或脚在地上拖动。许多研究已经被用来阐明脑卒中患者站立、坐立和行走时平衡障碍的潜在机制。当脑卒中受试者站立时施加侧向扰动，他们会做出明显异常的姿势反应，表现为臀中肌和髋内收肌的延迟起效和振幅异常，以及对侧、非麻痹侧的肌肉活动增加。在从坐姿到站姿的过程中，与没有跌倒的脑卒中患者相比，经历过跌倒的脑卒中患者产生的力更小，表现出更大的中外侧摆动。脑卒中后，人们还需要更多的注意力去控制平衡。Brown等评估了脑卒中患者执行三种姿势任务（坐、站和双脚并拢站立）时的语言反应时间。对照受试者的反应时间在三项任务中没有差异，但脑卒中受试者的反应时间随着姿势挑战任务的增加而减慢，这表明脑卒中后进行姿势任务需要更多的注意力。刘永谊采用1∶1配对病例对照研究方法，以154对60岁以上老年人为研究对象，结果显示脑卒中后遗症是老年人发生跌倒的主要危险因素。

对脑卒中患者进行了大量的步态分析研究显示，虽然观察到的变化在很大程度上取决于受影响的大脑区域，但一般来说，脑卒中患者具有在行走时无法在下肢肌肉中产生足够的力量，难以协调主动－拮抗肌肉群的动作的共同特点。这可能会导致在步行的站姿阶段保持腿部伸展的能力下降，而在摆动阶段则会降低脚的间隙，这些因素可能会导致跌倒。脑卒中受试者在跨越障碍物时为了避免跌倒会采用不同的策略，例如增加脚趾间隙和跨步时间。

以上结果表明，脑血管疾病是跌倒的一个强有力的预测因素，由该疾病引起的平衡和步态损伤是多种多样的，很大程度上取决于阻塞或出血的部位。

2. 帕金森病

锥体外系疾病导致运动顺序的显著改变，并可能损害姿势矫正的速度。帕金森病的特征是典型的三联症：运动迟缓、震颤和肌肉僵硬，首先由 James.Parkinson 描述，且在 65 岁以上的人群中约 2% 会受到影响。这种疾病是由黑质和相关的黑质纹状体通路中的神经递质多巴胺缺乏所致。它不应与震颤麻痹症状混淆，震颤麻痹是同一部位脑血管疾病的表现。

患有帕金森病的老年人通常表现出躯干和四肢弯曲或驼背，姿势平衡能力受损。帕金森病患者特有的"慌张"步态，包括步履短促、拖步、手臂摆动不足、躯干运动丧失和足部间隙减小。这些变化虽然与站立时的摆动增加无关，但会出现对外部干扰的反应受损、功能性前伸降低和行走时步幅变化增加。

由于他们僵硬的姿势、不正常的步态和对外界干扰的反应能力受损，许多帕金森病老年人经常跌倒。这种跌倒可能是由"冻结"事件造成的，在这种情况下，个体试图克服运动发起困难，随后失去平衡，或者是转身时失去平衡。Paulson 等报道，211 名帕金森病患者中有 53% 的人经常跌倒，而 Koller 等对 100 名隐源性帕金森病患者的研究报道，38% 的人曾跌倒，其中 13% 的人每周跌倒一次以上。年龄的增长、疾病的持续时间和疾病的严重程度是帕金森病患者发生跌倒的重要预测因素。

流行病学研究显示，无论是在福利机构居住还是在社区居住的老年人中，帕金森是一个很强的跌倒的独立危险因素。

3. 小脑疾病

前庭小脑区和脊髓小脑区对保持姿势稳定特别重要。小脑疾病会造成明显的异常的步态并损害姿势纠正机制。药物毒性、酒精中毒、老化、缺血或出血会导致小脑区域的损伤，并增加站立时的摆动。患有小脑疾病的老年人往往有躯干共济失调、宽基步态和步长变化。尽管很少有研究者报道小脑功能障碍本身是跌倒的危险因素，但与这些症状相关的两个特征性步态变化（宽基步态和不规则步长）被发现增加了跌倒的风险。

4. 痴呆

认知障碍和痴呆在跌倒病因学中的作用令人广泛关注，特别是考虑到痴呆的发病率，它们不仅与跌倒有关，还与髋部骨折有关。然而，哪些生理和功能损伤是导致跌倒风险增加的主要原因，目前还未明确。

痴呆影响了 6% ~ 10% 的社区老年人，许多研究者已经报道痴呆是跌倒的一个强有力的危险因素。与痴呆和急性精神错乱状态相关的认知障碍可能通过直接影响老年人处理环境危害的能力、增加老年人迷路（走神）的发生和改变步态模式而增加跌倒的风险。Brody 等对 60 名患有老年痴呆的老年妇女进行了研究，发现以前精力旺盛但最近几个月出现明显下降的受试者跌倒的风险最大。

与痴呆有关的跌倒在提供长期护理服务的设施中尤其令人关注，因为认知障碍是最初入住养老院的最常见原因之一。此外，据报道，与无痴呆的老年人相比，老年痴呆患者因跌倒而导致髋部骨折的风险增加了 4 倍，髋部骨折后 6 个月的死亡率增加了 3 倍。

特别值得注意的是，目前仍缺乏证据支持用于预防认知障碍人群跌倒的策略。此外，由于对依从性的担忧，这一人群的骨骼健康通常未被关心，治疗也未进行。因此，有认知障碍的人跌倒和髋部骨折的风险都很高，但目前这两种情况的预防在这一人群中大多是不成功的。关于不同因素对总体风险的相对影响，还需要更多的信息，而这些信息可能反过来使人们能够采取更有效的预防方法。

5. 抑郁症

约有 15% 的社区老年人表现出明显的抑郁症状，1% ~ 2% 的人表现出严重的抑郁障碍。许多研究都报道了抑郁症和跌倒之间的联系。Tinetti 等发现抑郁症与社区老年人跌倒风险增加有关，Nevitt 等也得出类似的结论，严重的抑郁症与多次跌倒的风险增加有关。随后的调查支持了这些早期的观察结果，表明抑郁症的出现与跌倒的关联优势比高达 7.5。在养老院，抑郁症的患病率高达 25%。

抑郁症状和跌倒风险的潜在关联机制尚未得到充分评估。然而，有人提出，患有抑郁症的老年人不太可能参与体育活动，因此由于肌肉力量、协调和平衡能力下降，跌倒的风险更大。一项对 7414 名老年妇女的前瞻性研究报告称，抑郁症患者的自我报告健康和功能状态明显低于无抑郁症患者，并且髋部骨折的风险更高。

有趣的是，据报道，抗抑郁药物的使用也是社区居住和福利机构老年人跌倒的一个危险因素，但是抗抑郁药物使用增加跌倒风险的机制还不清楚。

6. 心血管问题导致姿势控制的神经功能障碍

后脑易受血流灌注改变的影响，短暂的干扰就足以损害肌肉张力，并导致跌倒。

此外，压力感受器功能受损可能会减弱老年人对姿势变化的生理反应，并导致因灌注不足引起的跌倒。任何短暂损害后脑灌注的情况都有可能导致跌倒，这可能与头晕和（或）晕厥有关。短暂性脑灌注不足的常见原因为血压下降或快速 / 缓慢性心律失常。脑后循环的局部机械性阻塞也可引起短暂的低灌注，多因颈部运动引起。

头晕作为一种临床症状可能与许多疾病有关，包括与短暂性脑灌注不足有关的疾病。在寻找直接因果关系时，以头晕为表现形式的众多疾病通常会引起诊断困难，这些患者往往需要心内科、老年病科、神经科和耳鼻喉等科室医生的共同诊治。一篇以老年人头晕为主题的社论认为，由于文献中对头晕的分类方式多种多样，各种研究的结果犹如盲人摸象。研究者们关注的方向不尽相同，故而每个人的研究虽提供了一些信息，但是却有失偏颇。

7. 直立性低血压

直立性低血压是指从仰卧位转到站立位时出现的血压下降。通常表现为站立时收缩压下降 20 mmHg 和（或）舒张压下降 10 mmHg。当受试者在血压下降时出现眩晕、头晕或昏厥，即为有症状的直立性低血压。

报道指出，老年人直立性低血压患病率为 6% ~ 33%。这种巨大的差异可能由于评估的人群、血压测量技术和使用的定义的不同。这些研究的一个主要局限性在于，他们没有排除患有慢性病的受试者或那些服用已知会导致直立性低血压的药物的受试者。此外，许多人无法区分症状性和无症状性直立性低血压。在调整混杂变量后，社区老年人直立性低血压的患病率约为 6%。这些结果表明，直立性低血压在社区健康老年人中相对较少见，而往往与既往存在的疾病或使用具有降压效果的药物有关。

药物性直立性低血压是更常见的引起低血压的原因，这些药物包括抗高血压药物、抗心绞痛药物、抗抑郁药物、抗帕金森病药物、抗精神病药物和任何减少血液容量的药物，如利尿剂。许多疾病已被发现与直立性低血压的发生风险增加有关，包括心力衰竭、糖尿病、帕金森病、脑卒中、阿尔茨海默病和抑郁症。直立性低血压的一个不太常见的原因为自主神经系统的衰退，这在一些患有糖尿病或帕金森病等人中可以看到。

直立性低血压和跌倒之间的联系可以追溯到 1960 年的研究，在这项研究中，202 名老年人的 500 次跌倒中有 4% 归因于"血压异常"。许多回顾性研究提供了进一步的证据支持直立性低血压和跌倒之间具有因果关系。Brocklehurst 等还提出，20% 的髋部骨折住院患者可能与低血压相关的意识丧失有关。相反的是，Kirshen 等进行的跌倒后评估研究认为，在两个护理机构中的老人的跌倒原因均不能归因于直立性低血压。同样，Salgado 等报道，在住院期间有跌倒和没有跌倒的老年人中，没有发现直立性低血压的发生率有任何差异。其他前瞻性研究也未能证明直立性低血压与跌倒之间的联系。

跌倒和直立性低血压之间的明显联系尚无报道，这种疾病的间歇性是其部分原因，患者经常没有症状，所以持续监测以记录血压变化尤为重要，包括正常的昼夜变化和餐后变化。

在一项对 70 名老年人进行的 60° 直立倾斜试验中，研究者使用脉搏容积计连续测量了 3 min 的血压后发现，在 12 个月的随访期内跌倒的受试者在倾斜后收缩压的下降幅度明显大于没有跌倒的受试者。此外，那些在倾斜后 3 min 内收缩压不稳定的人，还伴有血压大幅下降，与那些没有出现这两种情况的人相比，摔倒的风险增加了两倍。非跌倒者对倾斜的反应表现出相对较快的血压变化，此后血压水平保持稳定，而跌倒者往往会有更大的快速的血压下降，并在随后的 3 min 内反应不一致（图 3-5）。

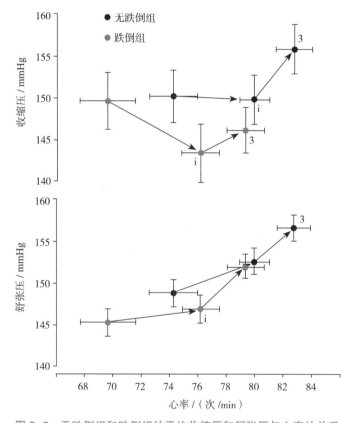

图 3-5　无跌倒组和跌倒组的平均收缩压和舒张压与心率的关系

在每个图中，箭头从倾斜前的静息值到倾斜后即刻值（i），再到倾斜后 3 min 的值（3）。

在一些研究中，眩晕的症状并不常见，且与血压变化无关。在 Ensrud 等的横向研究中也是如此。其报告称，只有 23% 的被诊断为直立性低血压的受试者感到头晕，因此这种血压下降的临床意义是不明确的。同样，有受试者也表现出与症状性直立性低血压相似的症状，但血压并没有显著下降。

8. 跌倒发作

"跌倒发作"一词最早由 Sheldon 提出，指的是突然的、意想不到的跌倒，并在发作初期最先出现转头或歪脖。尽管腿部和躯干经常会有一过性的力量丧失，但跌倒并不伴随任何的意识丧失。自"跌倒发作"这个术语被提出以来，其已被应用于描述一系列与跌倒相关神经系统现象，它是一个概括性的术语，涵盖了无意识丧失的意外跌倒。

人们对跌倒发作的致病机制仍然知之甚少，实际上许多病例的病因仍无法确定。Sheldon 最初的描述表明，与这种情况相关的"姿势警觉性的突然丧失"可能与脑干功能障碍有关。其他研究还涉及椎 - 基底动脉供血不足、颈椎结构性病变和颈动脉窦超敏（CSH）等。虽然跌倒发作可以发生在健康人身上，但它通常与神经疾病有关，包括梅尼埃病和癫痫。

据报道，跌倒发作占跌倒原因的 2% ~ 25%，但是文献中对跌倒发作的定义和研究的人群差别很大。Sheldon 的研究将社区女性 500 人的跌倒原因中的 25% 归因于跌倒发作。Clark 使用相同的定义发现，在 431 名女性的跌倒相关的髋部骨折中，16% 可以归因于跌倒发作，跌倒发作的患病率随着年龄的增长而增加。坎贝尔等也注意类似的现象，但其报告的总体患病率较小，为所有跌倒的 16%。一项与医院内跌倒相关的髋部骨折的调查报道，348 例跌倒中有 20% 是跌倒发作造成的，然而跌倒发作的定义还包括"头晕"和眩晕。这些结果似乎表明，跌倒发作是老年人跌倒的一个相对常见的原因。

最近的研究表明，经常被认为是跌倒发作和晕厥的原因之一的 CSH 可能是部分无法解释的摔倒的原因。前瞻性病例对照研究发现，CSH［通过按摩颈动脉窦时血压和（或）心率下降来诊断］存在于 1/3 的股骨颈骨折住院患者和 1/4 ~ 1/2 的跌倒者中。

对于跌倒发作是一个单一的疾病过程（其潜在的病理生理学机制尚未明确），还是具有共同症状的一系列疾病的统称尚存在争论，还需进一步研究。

9. 晕厥

晕厥可以被定义为发生于脑血流量一过性减少时的一种短暂的意识丧失并自发恢复。它是一种症状，而不是一种疾病，可由几种心脏和血流动力学因素诱发，包括直立性低血压、血管迷走神经性晕厥、短暂性缺血性发作、颈动脉窦综合征、心律失常和结构性心脏病等。癫痫也可以表现为突然和短暂的意识丧失。然而，高达 50% 的病例无法确定晕厥的具体原因。

晕厥的真实患病率及其对跌倒发生率的影响很难确定，因为不同的研究使用了不同的定义。有些人将一过性意识丧失包括在内，另一些人则明确将晕厥排除在跌倒的定义之外。一项针对 33 名"不明原因"晕厥患者的研究报道，36% 可归因于血管迷走神经发作、15% 可归因于心律失常、9% 可归因于降压药物、6% 可归因于体位性低血压；还有 1 例（39%）可归因于焦虑导致的过度通气。在 Lawson 等最近的一项研究中，心血管功能障碍和晕厥之间的关系也得到了重视，研究指出，在严重头晕的患者中，晕厥的存在是心血管疾病最终诊断的准确预测因子。此外，许多研究认为跌倒和晕厥是两种不同的诊断，有两种不同的病因，并没有认识到不同诊断之间的重叠性。这可能解释了为什么在疗养院和社区居民中只有 3% 的跌倒是由晕厥导致的。

三、影响效应器反应的疾病

传入信号经大脑处理后转化为传出信号，并通过脊髓和外周神经传递到四肢和躯干肌肉，凭借持续的肌肉矫正保持姿势稳定。任何影响骨骼、肌肉和关节稳定性的效应器疾病或残疾都可能导致跌倒。

1. 骨关节炎

骨关节炎是一种常见的关节软骨退行性疾病，主要累及身体的承重关节，导致结构畸形、活动范围减退和疼痛。澳大利亚的一项流行病学研究发现，骨关节炎是老年人肌肉骨骼残疾的最常见原因。

患有膝关节或髋关节骨关节炎的老人经常伴有相关肌肉群的萎缩。他们很难从椅子上站起来进行日常活动，而且往往步伐更慢。也有证据表明，骨关节炎的存在会损害站立平衡和关节位置感。先前已经证明，下肢关节的活动范围对于应对意想不到的姿势干扰是必不可少的，而下肢关节疼痛的出现可能是随意运动时姿势异常的一个原因。骨关节炎通过减少关节的活动范围，降低肌肉力量，并导致下肢关节疼痛，因此可能会对老年人的姿势稳定性产生不利影响。几项前瞻性调查发现，骨关节炎病史是跌倒的重要危险因素，与这种疾病有关的自述症状（如疼痛或膝关节和髋关节活动范围缩小）也与跌倒风险增加有关。

有学者研究了 684 名居住在社区的年龄为 75 ~ 98 岁［（80.0±4.4）岁］的老年人并按照是否患有下肢骨关节炎分组。在膝关节和踝关节肌力、下肢本体感觉、姿势摆动和倾斜平衡测试中，有骨关节炎的受试者表现明显差于无骨关节炎的受试者，而在视力、触觉灵敏度和反应速度方面无明显差异。在过去 12 个月中，关节炎组跌倒（相对危险度 1.22，95% 置信区间 1.03 ~ 1.46）和损伤性跌倒（相对危险度 1.27，95% 置信区间 1.01 ~ 1.60）明显多于非关节炎组。在关节炎组中，膝关节伸膝肌力降低和摆动增加被认为是跌倒的重要预测因子。

2. 脊柱脊髓病变

颈椎退行性改变（通常称为颈椎病）在老年人中很常见。随着年龄的增长，由于颈椎韧带肥大、椎间盘突出和颈椎突起上骨赘的形成，颈椎颈段椎管变窄。椎管狭窄可能导致机械性脊髓撞击和相关的体位功能障碍，称为脊髓病。脊髓病患者常主观自述笨拙、爬楼梯困难和"打软腿"，而客观的发现包括站立不稳和共济失调的步态等表现。没有研究将脊髓病看作是大样本老年人跌倒的危险因素。尽管如此，有人认为脊髓病可能被临床医生低估，其可能是更常见的跌倒原因。

3. 周围血管疾病

在 55 岁以上的人群中，高达 6% 的人患有症状性外周动脉疾病（peripheral arterial disease, PAD），由于其会导致间歇性跛行（一种运动时小腿肌肉剧烈痉挛性的疼痛），所以 PAD 是活动受损的一个重要原因。患有 PAD 的人体力活动水平较低，可能会增加跌倒的风险。Gardner 等对间歇性跛行的老年人的平衡和跌倒进行了调查，与 458 名对照组受试者相比，367 名间歇性跛行受试者的单足站立时间缩短了 28%，报告步态不稳的可能性增加了 86%，在过去 12 个月中跌倒的可能性更大（实验组 26%，对照组 15%）。在间歇性跛行的受试者中，有跌倒病史的受试者单脚站立时间缩短了 19%，完成起立任务的时间延长了 14%。尽管这些发现表明循环障碍、不稳定和跌倒之间存在联系，但这些研究者没有对潜在的混杂因素进行调整，因此间歇性跛行与其他跌倒危险因素相比的相对重要性仍然不清楚。目前也不清楚风险增加是否仅仅通过效应器反应，或是否通过循环障碍改变外周感觉来表现出来。

4. 脊髓灰质炎

儿童时期患有脊髓灰质炎的人可能在首次感染后几十年内经历关节疼痛和肌肉疲劳。这种综合征被称为"早期脊髓灰质炎""晚期脊髓灰质炎"或"脊髓灰质炎后综合征"，可能导致活动能力受损，并增加跌倒和受影响肢体骨折的风险。Silver 等报道了 233 名脊髓灰质炎后患者中 64% 的跌倒发生率和 35% 的骨折发生率，其中大多数跌倒是由绊倒引起的。

脊髓灰质炎后综合征患者跌倒比率较高的可能机制是肌肉无力及其对平衡受损的影响。在一项病例对照研究中，研究比较了 40 名脊髓灰质炎后综合征患者和对照组在视力、感觉、肌肉力量、反应时间和平衡测试中的表现。脊髓灰质炎组表现出相似的感觉表现，但膝关节、臀部和脚踝力量受损，反应时间较慢，站立时摇晃增加。在脊髓灰质炎组，腿部力量和站在泡沫橡胶垫上时的摆动之间的相关性更大，这表明腿部力量下降对该组在这种条件下的站立能力有显著影响。

5. 足部问题

足部问题在老年人中很常见，65 岁以上的社区居民中至少有 1/3 受到影响，长期护理机构中 85% 的老年人受到影响。足部问题可能源于关节活动度减少的骨关节炎、皮肤病、鞋类的有害影响以及全身疾病，如周围血管疾病、糖尿病和类风湿关节炎。老年人中最常见的足部问题是疼痛的鸡眼和老茧、跚指外翻（跚囊炎）和锤状趾。女性的足部问题患病率高于男性，可能是由于高跟鞋和狭窄鞋尖的有害作用，时尚鞋类被发现是导致足部问题的一个原因。

足部问题被认为是老年人行动能力障碍的一个重要因素。有足部疼痛的老年人比没有疼痛的人走得更慢，执行日常家务也更困难。待在家里的老年人中，约有 20% 的人将行动不便归因于足部问题。有一些证据表明，受损足部和腿部功能的评估可以提供整体功能能力的准确指标，并预测进入养老院的风险。

由于足在运动过程中为身体的静态支撑和前进提供了结构基础，足部问题可能会增加跌倒的风险。然而，很少有研究直接调查足部问题在姿势稳定性和跌倒中的作用。两项回顾性研究表明，不明原因的足部问题在跌倒的老年人中更为常见，而前瞻性研究的结果发现足部问题（包括跚囊炎、锤状趾和溃疡）会增加跌倒的风险。现有证据的局限性之一是，在跌倒的流行病学研究中，足部问题通常定义不明确，在许多情况下，被定义为单个变量（即存在或不存在），或者与其他腿部问题合并在一起。针对这一观察结果，有研究对 135 名老年人进行了详细的足部评估。结果发现，整体足部损伤（包括病变、跚外翻和小脚趾畸形）的连续评分是一项重要的独立预测因子，可以在一系列平衡和功能测试中发挥作用，并区分有和没有跌倒病史的老年人。在该研究中记录的足部问题，足部疼痛和小脚趾畸形对平衡和运动能力的影响最大。有研究表明，跚外翻、踝关节灵活性降低、足底的触觉灵敏度降低和脚趾肌肉减弱与平衡受损，和跌倒的风险增加有关。

6. 尿失禁

尿失禁在老年人，尤其是老年妇女中是一个常见且经常被低估的问题。在工业化社会中，多达 34% 的老年男性和 55% 的老年女性无法控制排尿功能。尿失禁的危险因素包括多胎产、高龄、肥胖、既往性尿失禁手术和神经系统疾病。无论是回顾性的还是前瞻性的跌倒调查都一致地报道尿失禁是社区居住和福利院居住老年人跌倒的危险因素。

与尿失禁有关的跌倒通常被认为是由急于上厕所时失去平衡或滑倒所致。然而，关于尿失禁是否是跌倒的重要原因还存在一些问题。在养老院中很多跌倒发生在往返厕所的路上，但在社区居住的老年人中，很少有与如厕相关的跌倒。据报道，尿失禁、痴呆、抑郁症、跌倒和活动水平之间的密切联系表明，这些"衰老症状"可能有共同的危险因素，而不是因果联系。

Brown 等的一项研究对 6049 名居住在社区的老年妇女随访了 3 年，证明尿失禁是跌倒和骨折的独立风险因素。在调整了功能下降的差异后，至少每周有一次急性尿失禁的老年女性跌倒的可能性增加了 26%，骨折的可能性增加了 34%。这可能是因为急性尿失禁（与压力性尿失禁相反）会有紧迫感并且频繁去厕所，特别是在晚上，周围环境的障碍可能会对平衡的维持构成更大的威胁。

四、其他疾病

1. 癌症

随着人口老龄化不断进展，癌症在老年人中的发病率越来越高，超过一半的癌症发生在 65 岁以上的人群中。预计到 2040 年，65 岁及以上的癌症患者将占英国总癌症患者的 77%。同时，患有癌症的老年人的跌倒率也更高，研究表明，65 岁及以上的老年癌症患者群体中跌倒的发生率可能高达 50%，因此在治疗计划中需要额外考虑跌倒的发生风险。

癌症及其治疗均会增加跌倒相关危险因素的发生，包括肌肉无力、平衡力下降、本体感觉减弱、认知障碍和功能障碍等。心理测试显示，多达 3/4 的接受积极癌症治疗的患者在记忆力、执行功能、注意力和处理速度方面存在缺陷。与未患癌症的老年人相比，老年癌症患者跌倒后在医院中死亡的可能性更大，并且不良结局（治疗耐受性差、术后并发症和死亡）的发生与虚弱和早衰有关。与癌症相关的劳累、失眠和情绪障碍进一步恶化了治疗耐受性和结果。同时，还有研究者观察到跌倒的发生可能会导致治疗方案的改变，从而降低癌症治疗的效果。似乎患有癌症的老年人可能受到衰老、癌症的局部、全身或转移性表现以及癌症疗效引起的问题等多方面的动态影响。癌症治疗对记忆力、注意力、处理能力和执行功能的影响通常很明显，常被称为"化疗脑"。从临床角度来看，识别这些因素之间的关系，并尝试预防对跌倒风险影响最大的因素将有助于减少跌倒的发生。

周围神经病变在老年人中很常见，可能影响约 20% 的 60 岁以上人群。这些患者跌倒的风险随着神经功能缺损的严重程度和体重指数的增加而增加。化疗引起的周围神经病变（Chemotherapy-induced peripheral neuropathy, CIPN）是一种严重的与药物剂量相关的化疗副作用。常用的化疗药物包括紫杉烷类、铂类药物和长春花碱类等。CIPN 的病理生理机制尚不完全清楚，不同药物产生毒性作用的方式可能会有所不同。但研究表明，多达 2/3 的接受神经毒性药物的患者患有 CIPN，并且症状可能持续至治疗完成后多年。此外，与无症状的患者相比，多达一半的持续出现 CIPN 症状患者报告身体功能更差、行动困难和生活质量更差。与无症状者相比，CIPN 患者的跌倒发生率高出 2 ~ 3 倍，更高的跌倒和跌倒相关损伤发生率可能与化疗的累积剂量和一种以上的神经毒性药物的使用有关。越来越多的证据表明，平衡和姿势锻炼可以有效改善患有周围神经病变并发糖尿病的老年人的功能稳定性和行走功能。需要及早识别风险并给予多方面、个性化的治疗干预，其中包括特定的平衡和姿势锻炼。癌症及其治疗对癌症患者跌倒风险的潜在影响仍有待进一步研究。

2. 肌肉衰老与肌少症

肌肉减少是指肌肉力量、质量和运动表现随着年龄的增长而逐渐衰退。肌肉无力、步态异常和平衡力减退是老年人跌倒的最主要的危险因素。30 岁后，肌肉力量和爆发力以每 10 年 3% ~ 8% 的速度逐渐下降；而 50 岁后，下降的速度加速到每 10 年 10% ~ 15%。在维持姿势稳定性方面最显著的是，肌肉力量和爆发力下降在下肢的负重肌肉中更明显。骨骼肌的衰老与肌肉纤维的横截面积和数量的减少有关，并且不成比例地影响 II 型（快肌）肌纤维，这部分解释了随着年龄的增长出现更多的力量损失。肌肉力量的减少会限制运动进而导致行动不便和残疾，从而影响到基本的日常活动，如爬楼梯、洗澡或从椅子上站起来等。肌肉的长时间固定或者废用会对肌肉量、肌肉力量和爆发力产生不利影响。在不活动的第一周，力量下降幅度最大，每天下降 3% ~ 4%，最终在 3 周后损失高达 40%。下肢的"反重力"肌肉，如腓肠肌、股四头肌以及背部和颈部的肌肉等，最容易受到这种影响。老年人活动减少或不活动也会出现类似的情况，这与"跌倒后综合征"有些类似，后者指的是跌倒的不良心理后果（害怕跌倒）。老年人由于害怕再一次跌倒而避免运动，这种状态会对步态、姿势、活动能力、运动功能产生不利影响，并进一步增加跌倒的风险。

肌少症已经被发现了 30 余年，但直到最近几年人们才观察到肌肉骨骼老化和功能衰退的影响，并将其作为一种独特的临床病症。肌肉减少症是一种肌肉疾病，由三个参数的低水平表现进行定义：肌肉力量，肌肉数量 / 质量和可以作为严重程度指标的运动表现。虽然肌少症最常见于老年人，但这种情况可能在生命的早期出现。肌少症可使用可靠的肌肉力量测量（例如握力和椅子抬高测试）和肌肉量测定（例如磁共振成像和双能 X 线吸收测定法）。

流行病学研究表明肌少症、跌倒和骨折之间存在明显关联。肌少症正在成为心力衰竭、慢性肾病、呼吸系统疾病和类风湿关节炎等常见疾病预后不良的标志。鉴于进行性慢性病和老龄化的共同作用，很难确定慢性病对肌少症发展的明显贡献。肌肉老化与蛋白质合成的下降有关，同时包括生长激素、胰岛素样生长因子和睾酮在内的合成代谢因子水平下降。促炎介质如白细胞介素 -6 和肿瘤坏死因子的影响在与慢性疾病和癌症相关的肌少症中更为突出，并且可能是在这些情况下看到的体重加速损失的原因。恶病质一词已用于描述严重的肌少症，但其临床实用性有限，尤其是对原发性肌少症（仅有衰老而没有其他明显原因）和继发性肌少症（继发于全身性疾病，特别是与器官衰竭或恶性肿瘤中的促炎性疾病相关时）。

在进行癌症相关治疗之前，约 40% 的患者可能患有肌少症，并且与不良预后密切相关。因此提倡在治疗前通过简单的功能评估（例如步行速度）筛查肌少症的存在，并作为一种快速识别可能受益于更详细全面的老年病评估的患者的方法。重复此类功能测试也可能有助于快速识别在治疗过程中有恶化风险的人。

五、结论

据报道，多种疾病与跌倒的风险增加有关，其发生主要通过各种生理缺陷表现出来，这在前几节中已经讨论过了。无论是特定的疾病还是导致风险增加的生理表现，都是学术上值得研究的方向。

第四节　药物性风险因素

肢体乏力、步态不稳、平衡障碍、多重用药、既往跌倒病史、认知能力下降、环境因素等均是导致跌倒的危险因素。尤其对于老年人，跌倒是多因素交互的结果，其中药物就是引起跌倒的重要的可调节因素，药物的种类、剂量及多重用药等均可使跌倒风险因素增加。美国的一项横断面研究显示，使用药物的老年人跌倒发生率高达 10.29%，约为未服药人群的两倍。最新研究显示，1999 — 2017 年，65 岁以上人群中服用具有增加跌倒风险的药物的比例从 57% 升至 94%。

药物的药代动力学和药效学特性随着年龄的增长而变化，并导致老年患者对药物治疗的不同反应。例如，随着年龄的增长，全身脂肪量增加 18% ~ 36%，同时体重下降。由于这些变化，长效苯二氮䓬类药物、抗精神病药和抗抑郁药等亲脂性药物的半衰期延长，致使这些药物发挥作用的时间和出现潜在不良反应的时间延长。类似的情况也发生在体重减轻或营养不良的虚弱的老年患者身上。当老年患者服用标准剂量的药物时，体重较轻的人更容易出现潜在毒性。全身水的比例减少会影响地高辛、锂和利尿剂等药物的分布容积，进而影响这些药物的效能和出现不良反应。老年人服用这些药物时需要减少剂量以避免这些药物的潜在毒性。相比于健康的老年人，体弱或营养不良的老年人的血清白蛋白常降低15%～20%。血清白蛋白浓度的降低导致具有生物活性的药物游离部分相对增加。与蛋白质高度结合的药物，如苯妥英、丙戊酸和氟西泮，可能会在血清白蛋白低的老年患者中更频繁地出现不良反应。在肝功能改变的情况下也应考虑减少药物剂量。因为，以肝脏首次过滤提取为主要吸收方式的药物，如美托洛尔、吗啡和维拉帕米，将受到肝脏体积和血流量的影响。此外，需要经过肝脏代谢（氧化和还原）后才能发挥作用的药物，如阿米替林、西酞普兰、舍曲林和文拉法辛，因肝酯酶活性显著降低也应相应调整剂量。肌肉量减少伴随肌酐生成减少，可以部分抵消肾脏质量、肾血流量、肾小球滤过率和肾小管分泌率的下降，导致血清肌酐浓度正常。因此，估计肌酐清除率可以为临床医生提供更好的指导，以调整多种由肾脏清除的药物的剂量。细胞、器官和系统储备的变化随着衰老而发生。个体老年患者之间的异质性可能是遗传、终生生活习惯和环境的结果。其他因素，如个体间差异、虚弱和体内稳态失调等均增加了老年人药物治疗的复杂性。

可见，加强易致跌倒药物管理以及采取积极措施预防跌倒发生，对降低跌倒发生率、减少伤害有着重要的意义。本节将详细介绍与跌倒相关的药物种类及其作用机制，同时对药物相关性跌倒的预防管理进行介绍。

一、引起跌倒的药品种类及机制

（一）作用于中枢神经系统的药物及机制

中枢神经系统在机体生理活动中发挥着主导和协调整合作用，同时还主宰着高度的智能及复杂行为。作用于中枢神经系统的药物，如抗精神类药、抗抑郁药、镇静催眠药、抗癫痫药等，均可增加老年人跌倒的风险。此类药物的影响机制包括药物的椎体外系反应及其他神经系统不良反应，如倦乏、视物模糊、直立性低血压等，从而影响姿势稳定性，导致运动障碍及认知功能紊乱，增加跌倒风险。

1. 抗精神类药物

抗精神类药物主要通过阻断中脑 - 边缘系统和中脑 - 皮质系统的多巴胺受体发挥疗效。抗精神类药物包括典型抗精神类药物及非典型抗精神类药物。典型的抗精神类药物主要是作用于中枢 D_2 受体的抗精神类药物，包括：吩噻嗪类（如氯丙嗪、异丙嗪、奋乃静等），硫杂蒽类（如氟哌噻吨），丁酰苯类（氟哌啶醇），苯甲酰类（如舒必利）。非典型抗精神类药物包括氯氮平、奥氮平、利培酮等。与典型的抗精神类药物相比，这些新药号称具有更少的锥体外系和迟发性运动障碍等副作用。然而，这些特性并未显著降低跌倒风险。澳大利亚一项针对居住在老年护理机构的患者的研究表明，与不使用奥氮平的患者相比，使用奥氮平的患者跌倒风险显著增加，而使用利培酮和典型抗精神类药物的患者则没有出现这种情况。但是，另一项针对美国社区老年人的研究表明，使用典型和非典型抗精神病药物与跌倒和骨折风险之间没有差异。然而，当使用抗精神病药物超过 90 d 时，与治疗时长小于 30 d 相比，非典型抗精神病药物与跌倒和骨折的风险增加有关。也有一些其他证据表明，非典型抗精神病药与传统抗精神病药的跌倒风险相似。在美国六个州的疗养院居民中，典型和非典型抗精神病药物服用者的髋部骨折风险相同。相似地，Medicaid 数据库研究也显示，这两种药物的股骨骨折住院风险无显著差异。尽管锥体外系副作用较少，但非典型抗精神病药物与较老的、更成熟的抗精神病药物相比，跌倒次数并未出现明显减少。

2. 抗抑郁药物

抗抑郁药物导致跌倒风险增加与该类药物的不良反应有关，主要包括锥体外系反应、运动能力下降、直立性低血压、镇静及抗胆碱作用等。常见的抗抑郁药主要包括：选择性 5-HT 再摄取抑制剂（SSRI），如氟西汀、舍曲林、帕罗西汀、西酞普兰及氟伏沙明；选择性 5-HT 和去甲肾上腺素再摄取抑制剂（SNRI），如文拉法辛、度洛西汀和米那普仑；去甲肾上腺素和特异性 5-HT 能抗抑郁药（NaSSA），如米氮平；去甲肾上腺多巴胺再摄取抑制剂（NDRI），如安非他酮；三环类（TCA）和四环类抗抑郁药，如阿米替林、多塞平。研究表明，服用抗抑郁药物患者出现反复跌倒的发生率比未服者高 48%。与 TCA 相比，最新的研究集中于 SSRI 相关的跌倒风险。Liu 等使用加拿大安大略省的行政医疗保健数据库发现在社区居住的老年人中，服用 SSRI 的患者发生髋部骨折的风险高于服用 TCA 的患者。在美国田纳西州的疗养院中也发现了类似的结果，其中抗抑郁药的新使用者在服用 TCA、SSRI 或曲唑酮有更高的跌倒风险。此外，每日高摄入量也增加会增加服用者的跌倒风险。同样，Arfken 等在 368 名疗养院居民中发现，与未使用 SSRI 的人相比，接受 SSRI 治疗的老年人比接受非 SSRI 抗抑郁药治疗的老年人更有可能发生至少一次跌倒。在社区住宅研究中来自美国四个不同地区的老年妇女中，Ensrud 等报道，服用 TCA 的老年妇女跌倒风险低于服用 SSRI 的老年妇女。Coupland 等进行的基于人群的队列研究显示，使用 SSRI 与跌倒的风险比（HR）为 1.66。上述研究的证据表明，与 TCA 相比，使用 SSRI 并不能降低跌倒和髋部骨折的风险。

3. 镇静催眠药

本类药物对中枢神经系统有广泛的抑制作用，产生镇静、催眠和抗惊厥等效应。研究表明，在与药物有关的跌倒事件中，镇静催眠药的作用最为明显，发生的比例最大，长效、高剂量药物更易增加跌倒风险，易发生跌倒的时间一般为开始服用后 15 ~ 50 d，更换药物、改变剂量、晨起或夜晚如厕时也易发生跌倒。此类药物导致跌倒的原因主要为药物引起的嗜睡、晕眩、精神错乱、认知受损、运动失调及反应时间延长等。临床常见的镇静催眠药有：苯二氮䓬类药物（BZD）及非苯二氮䓬类药物（nonBZD）。BZD 主要包括艾司唑仑、地西泮、阿普唑仑等；NBZD 主要包括右佐匹克隆、佐匹克隆、唑吡坦等。在许多已经发表的研究中，镇静催眠药的作用最为明显，尤其是苯二氮䓬类药物，一直被认为与跌倒有关。加拿大的一项前瞻性队列研究对苯二氮䓬类药物使用者进行了长达 5 年的随访，结果表明，较高剂量的氟西泮、氯氮䓬和奥沙西泮与该人群的最大受伤风险相关。这些药物的新使用者风险更大，而与药物半衰期无关。Herings 等发现跌倒的风险增加与当前使用的苯二氮䓬类药物、短半衰期苯二氮䓬类药物、突然增加剂量和同时使用多种苯二氮䓬类药物有关。

4. 抗癫痫药

常见药物有卡马西平、奥马西平、丙戊酸钠、苯妥英钠、乙琥胺、加巴喷丁等。由于服用这些药物的老年人数量很少，因此抗癫痫药与跌倒相关的数据有限。癫痫患者由于癫痫发作本身增加了跌倒风险，但大部分癫痫患者跌倒并非由癫痫发作所致，约 2/3 的跌倒是在未发作时发生。服用抗癫痫药本身也会增加跌倒风险，引起跌倒的原因主要是药物不良反应，包括思维混乱、视物模糊、笨拙或步态不稳、眩晕、嗜睡、协调障碍、困倦、共济失调和震颤等。另外，长期服用抗癫痫药的人群中，50% 以上的患者伴有临床或亚临床的骨质疾患，此类患者由于骨质丢失导致跌倒和骨折的风险增加。Ensrud 等的研究发现，与不使用抗癫痫药的女性相比，社区居住的使用抗癫痫药女性出现跌倒的可能性高出 75%，并且经常跌倒的可能性是不使用抗癫痫药的女性的两倍。相似地，加拿大的一项研究表明，抗癫痫药使用者更有可能因跌倒而到急诊室就诊。由于抗癫痫药经常被用作情绪稳定剂以及治疗阿尔茨海默病患者的行为和精神症状，已发表的数据可能低估了它的重要性。

5. 抗胆碱能药物

抗胆碱能药阻断中枢或周围神经系统中的神经递质乙酰胆碱，并且根据部位具有不同的作用。常用的抗胆碱能药有阿托品、东莨菪碱、山莨菪碱、丁溴东莨菪碱（解痉灵）、普鲁本辛等。该类药物主要适用于抑郁症、胃肠道疾病、帕金森病、尿失禁、癫痫以及治疗过敏。具有显著抗胆碱能活性的药物已被证明会对认知功能、神经心理和身体功能产生不利影响。然而，抗胆碱能药的使用与跌倒之间关联的直接证据有限。有研究发现，抗胆碱能药的使用者有平衡困难、行动困难、步态缓慢、站起困难和日常活动困难等，这些表现都从一定程度上反映了跌倒的高风险。可以使用药物负担指数（Drug Burden Index, DBI）评价抗胆碱能药对使用者的潜在影响，该指数结合了个体对抗胆碱能药和镇静催眠药的暴露情况。一项针对 Health ABC（健康、衰老和身体成分）研究队列中 3075 名 70～79 岁社区居民的研究表明，DBI 增加与身体表现评分恶化之间存在关联。使用类似概念评价手段的研究人员发现，在澳大利亚老年护理机构随机选取的 602 名参与者中，DBI 评分较高的参与者跌倒的可能性几乎是 DBI 评分为 0 的老年人的两倍。一项针对老年精神病住院患者的小型病例对照研究发现，较高的"抗胆碱能负担评分"（基于所服用的所有药物的定量抗胆碱能作用的附加评分）与跌倒有关。对于老年患者使用抗胆碱能药物与跌倒之间的关联，还需进一步研究，其中包括有效的干预试验等。

6. 其他

拟多巴胺类药物的使用易发生直立性低血压，使跌倒风险增加，常见药物有苄丝肼左旋多巴、卡比多巴左旋多巴、吡贝地尔、普拉克索等。除此之外，阿片类镇痛药具有降低警觉或抑制中枢神经系统、直立性低血压、肌肉松弛等作用，导致跌倒风险增加，常见药物有吗啡、芬太尼、哌替啶等。Takkouche 等汇总了 98 项研究并进行了 Meta 分析，显示服用阿片类药物的相对骨折风险为未服用者的 1.38 倍。来自丹麦和瑞典的基于人群的研究表明，阿片类药物使用者因药物相关跌倒造成的伤害增加。另外两项针对社区老年人的研究发现，服用阿片类药物的女性患非脊柱性骨折和髋部骨折风险更高，以及更高的中枢神经系统活性药物每日总摄入量与反复跌倒相关。尽管帕金森病本身会增加跌倒的风险，但治疗这种疾病的药物也被发现具有一定的副作用。丹麦的一项大型病例对照研究报告了高剂量的左旋多巴、多巴胺受体激动剂和单胺氧化酶 B 抑制剂之间的关联，以及服用这些药物的患者群体中骨折发生率的明显上升。所以，在使用这类药物时需要进行个体患者的临床风险 - 收益分析，因为更高剂量药物常用于具有更严重疾病症状的患者，同时也带来相应的并发症和不良反应。

（二）作用于心血管系统的药物及机制

此类药物包括降压药、抗心律失常药、治疗慢性心功能不全药等。作用机制主要是引起心血管系统的不良反应，如低血压、心动过速等，此类药物还会引起神经性水肿、头痛、血钾异常等不良反应，对患者跌倒的发生也有重大影响。

1. 降压药

导致跌倒的主要原因是低血压、脑部灌注减少、肌肉无力、眩晕等，尤其是开始给药或者调整剂量时。研究分析显示，使用降压药可导致患者在未来 15 d 内发生严重跌倒的概率增加 36%。但使用降压药物与 15 ~ 90 d 发生的跌倒事件并无显著相关性，且在 1 ~ 14 d 加用其他药物或增加药物剂量亦会增加跌倒风险。常见药物有硝苯地平控释片、苯磺酸氨氯地平片、尼群地平、哌唑嗪等。

2. 利尿药

老年人在服用利尿剂后易出现血容量不足、体位性低血压或血压下降等。长期服用后则易发生低血钾，导致患者感觉乏力、倦怠，致使跌倒风险增加。一项 Meta 分析发现，襻利尿剂是利尿剂中唯一与跌倒风险增加显著相关的药物，与其他利尿剂相比，襻利尿剂具有快速而强大的利尿作用，导致细胞外液变化更快，这可以解释其与跌倒风险的关联。

3. Ⅰa 类抗心律失常药

此类药物可通过抗胆碱能特性或通过延长 QT 间期等机制诱发心动过速等不良反应，从而增加跌倒风险。常见药物有丙吡胺、奎尼丁及普鲁卡因酰胺等。

4. β 受体阻滞剂

该类药物能够选择性地与 β 肾上腺素受体结合，与儿茶酚胺和神经递质竞争 β 受体。β 受体分为 3 型，β_1 受体主要分布于心肌；β_2 受体则主要存在于气管和平滑肌；β_3 受体主要分布在脂肪细胞。该类药物主要有普萘洛尔、美托洛尔、拉贝洛尔等。研究表明，β 受体阻滞剂对跌倒风险有保护作用。这种关联可能是因果关系，因为该类药物具有心脏保护作用。此外，β 受体阻滞剂可减弱晕厥前儿茶酚胺升高的水平。然而，非选择性 β 受体阻滞剂与跌倒风险增加有关。最近发表的一项研究结合了两项大型队列研究，该研究还发现非选择性 β 受体阻滞剂与跌倒之间存在正相关，而选择性 β 受体阻滞剂与跌倒风险增加无关。跌倒风险的这些差异可以通过药代动力学的差异来解释，但需要进一步的研究来说明。

5. 他汀类药物

他汀类药物，即 3- 羟基 -3- 甲基戊二酰辅酶 A（HMG-CoA）还原酶抑制剂，其通过竞争性抑制 HMG-CoA 还原酶，阻断细胞内羟甲戊酸代谢途径，减少细胞内胆固醇合成，增加血清胆固醇清除、水平降低。临床上主要治疗动脉粥样硬化，是预防和治疗冠心病的最有效药物。他汀类药物包括阿托伐他汀、西立伐他汀、罗伐他汀、普伐他汀和洛伐他汀等。研究显示，他汀类药物对跌倒发生具有非常显著的保护作用发生，可能由于他汀类药物与肌肉力量下降和平衡受损有关。对跌倒发生的保护作用可能是由于使用他汀类药物的心脏保护作用。另一种可能的解释是使用他汀类药物对白质病变的影响，白质病变是老年人跌倒的已确定危险因素。有人提出他汀类药物可能会减少白质病变的进展的假设，但是还需进一步研究。

（三）降糖药

降糖药分为口服降糖药及胰岛素 / 胰岛素类药物，当患者进食不佳和（或）使用药物过量时，会导致患者发生低血糖，从而出现头晕、共济失调、昏迷、震颤等易致跌倒因素。患者服用此类药物时，一定注意患者跌倒风险的评估及预防。常见药物有胰岛素、甲苯磺丁脲、格列齐特、二甲双胍、瑞格列奈等。在一项对患有糖尿病的体弱老年人的回顾性研究中，严格的血糖控制与跌倒风险相关。这项研究的结果以及控制糖尿病心血管风险的试验结果表明，为了避免低血糖事件，对体弱老年人进行较宽松的血糖控制是一个合理的措施。

（四）影响变态反应和免疫功能的药物及机制

主要有抗组胺药，体现在明显的中枢抑制作用，表现为镇静、嗜睡、疲倦、乏力、眩晕、头痛、视物模糊等，尤其是老年人对此类药物较敏感。常见药物有氯苯那敏、苯海拉明、异丙嗪等。

二、药物相关性跌倒的预防管理

防止药物性跌倒及跌倒损伤的主要手段是预防，药物治疗是跌倒预防中的可调节因素，主要针对可导致跌倒的药物。荷兰的一项针对 139 名老年门诊患者的前瞻性队列研究发现，完全停用或减少可增加跌倒风险的药物的剂量似乎与预防跌倒的单一干预措施一样有效。弃用增加跌倒风险的药物也被证明具有成本 – 效益并导致身体运动能力的提升。

尽管有越来越多的证据表明某些药物与老年患者的跌倒增加有关，但只有一项针对 93 名社区居民的小型随机对照试验对药物戒断反应进行了研究。苯二氮䓬类药物的戒断反应是最值得关注的。一项关于戒断精神药物的随机对照试验结果发现，停药显著降低了跌倒的风险，但在研究完成 1 个月后，47% 的停药患者重新开始服用这些药物。在澳大利亚的跌倒诊疗中心，302 名患者中有 223 名患者（74%）成功停止使用苯二氮䓬类药物。然而，如果戒断期少于 6 个月，并且患者在训练有素、经验丰富的专业人员的指导下参与认知行为治疗，则成功戒断苯二氮䓬类药物并不困难。在芬兰对 591 名居住在社区的老年人进行了一项为期 12 个月的前瞻性对照试验中，研究者让这些实验组老年人与老年科医生进行一次关于易致跌倒药物的咨询会议，然后进行 1 h 的关于这些药物不良反应的讲座。随后他们发现，苯二氮䓬类药物的常规使用者数量减少了 35%，并且效果持续了 12 个月。使用多方面方法的研究在苯二氮䓬类药物戒断方面取得了最大和最持久的成功。当考虑苯二氮䓬类药物的使用和跌倒风险时，预防将是最好的管理，即不建议患者进行长期治疗。

根据不同机制制定相应的应对策略，如服用易致低血压的药物时，嘱患者卧床休息、家属陪护，避免过早下床，定期监测血压，指导患者进行体位改变时节奏缓慢，勿急躁。对长期服用抗癫痫药物时存在的骨折和骨质疏松风险，定期进行骨密度检查。对必须使用镇静药物的患者，优先选用非苯二氮䓬类，且避免长期使用，并建议上床后服用。对长期进食不佳的患者注意血糖变化，避免低血糖事件的发生。除此之外，临床药师要从健康宣教、用药指导、重点监测和随访等多方面入手，有效减少跌倒事件的发生。

三、总结

全球医疗保健系统正在为更多老年人的"多方面、全方位治疗与干预"做准备，故而其需要更多的药物来管理老年患者的多种合并症，这可能会导致更多与药物相关的跌倒发生。但也不必因此而沮丧，因为药物使用是容易改变的跌倒风险因素，所以在老年人的日常护理中实施合理的策略是较容易的，无论是在初级保健还是专科诊所环境中，应当经常组织学习并且认真审查易致跌倒药物的相关使用，比如，精神药物和阿片类镇痛剂是跌倒风险增加的强相关因素。服用含有可待因的药物与显著的受伤风险相关，且显示出剂量反应关系。与传统的抗精神病药相比，使用非典型抗精神病药在降低跌倒风险方面没有优势。使用 SSRI 抗抑郁药的跌倒风险也比使用 TCA 更差。保守的处方原则的应用，例如更具战略性的用药处方、提高对不良反应的警惕性和考虑长期更广泛的影响，可能会抵消传统的以病情为中心的治疗方法。减少苯二氮䓬类药物相关的跌倒的一种潜在有用的策略是避免长期服药。计算机辅助警报与电子处方工具结合使用时，可以有效地监控处方行为，并且及时纠正。精神药物的减少使用不仅可以降低跌倒和受伤的风险，还可以减少老年人住院所带来的经济负担和社会负担。老年患者群体具有很强的异质性，由于缺乏对照和已知的混杂因素或存在可能掩盖真实结果的不明因素，临床医生在解释研究结果时应始终保持谨慎。以患者为中心的临床判断将是最谨慎的方法。

第五节　环境相关风险因素

前面几节我们已经讨论了可预测的生理性跌倒（内在生理因素，如意识模糊、注意力缺陷障碍、肌肉减少等），不可预测的生理性跌倒（意外的内在事件，如新发作的晕厥或主要的内在事件，如脑卒中、心脏骤停）。在本节中，我们将重点关注环境因素引起的意外跌倒。研究表明，在 65 岁以上的老年人中，约 51% 的跌倒发生与环境因素相关。跌倒的环境因素可以归类为以下几点：光滑的表面引起的跌倒，例如在雪地上；由于滑倒或绊倒，从高建筑物上跌落，从床上跌落，从树上跌落，从楼梯上、屋顶上跌落，从医院病床上和轮椅上坠落等。老年人跌倒既有内在因素也有外在因素，其中环境因素为主要的外在危险因素。在 65 岁以上的老年人中，约 51% 的跌倒发生与环境因素相关，许多环境因素被认为与老年人跌倒有关，这些因素是从跌倒的老年人的报告和对家庭环境的观察得来的，其中环境杂乱、存在易绊倒的因素、照明不足、楼梯浴室等地方缺少扶手、公共空间设计缺陷等是主要的环境危险因素。

赵鸣等对慈溪市 594 户家庭的通道、客厅、卧室、卫生间、厨房和阳台 6 个区域的 35 项致跌因素进行评估，其中存在致跌因素比例较高的区域分别为卫生间（93.62%）和客厅（85.02%）；各区域占比较高的致跌因素分别为进门换鞋处无座椅，常用座椅无扶手，床边未放置电话，淋浴房/浴缸无扶手，厨房以及阳台地面不防滑。

环境因素是影响老年人跌倒的重要危险因素之一，调查发现 35.14% 老年人跌倒发生在室内，且卫生间和客厅是存在致跌危险因素的主要区域，与上海市调查结果相近，进门换鞋处无座椅，卫生间马桶边和淋浴房内无扶手、防滑垫以及常用座椅无扶手等为主要致跌因素。Logistic 回归分析发现，过道地毯不平整、卧室及阳台堆放杂物、地面潮湿不防滑、卫生间马桶边缺少扶手及卧室床高度不合适上下床等是导致老年人跌倒的主要环境危险因素。

环境因素与跌倒有如下关系：①环境因素与大多数跌倒有关；②环境因素主要是各种易致滑倒和绊倒的因素；③户外跌倒中的环境因素比在家跌倒的更为多见，特别是易致绊倒的因素；④环境因素与能独自活动者60.3%的跌倒有关，与不能独自活动者43.7%的跌倒有关，表明能独自活动者更多地暴露于这些危险因素，特别是易致滑倒的因素。本节主要对引起跌倒的危险环境因素进行阐述，以此制定更有针对性的预防措施。

一、老年人居住场所的环境危险因素

（一）室外环境

1. 室外道路台阶多，高度不均一，坡道少。
2. 人造景观区域缺少安全防护。
3. 室外活动场所的安全防护设施适老化程度低。
4. 标识设计与布设不具有适老性。

（二）室内环境

据调查，室内环境中，卧室，客厅、卫生间和厨房是发生跌倒次数较多的区域，其次是通道以及阳台等其他地方，其主要原因包括以下几个方面。

1. 门口换鞋处无座椅。
2. 卫生间无防滑垫，马桶旁及淋浴房内无扶手。
3. 室内过道的地毯不平整，地板潮湿不防滑。
4. 卧室及阳台堆放杂物过多，易绊倒物太多。
5. 卧室床铺高度不合适。
6. 夜间房屋照明光线不足，尤其是卫生间。

预防老年人跌倒的有效干预措施是改善居家环境，因此开展老年人跌倒干预时，应重视家庭环境致跌危险因素的评估，并根据评估结果针对老年人主要活动区域中存在的问题进行改善（老年人室内跌倒区域比例见图3-6），如卫生间安装扶手、放置防滑垫、卧室使用小夜灯、保证居家环境整洁、地面防滑干燥等，从而有效减少由于环境危险因素所致的跌倒。

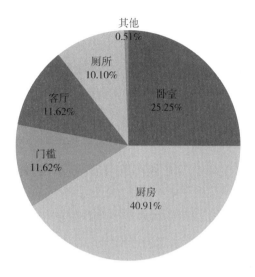

图 3-6 老年人室内跌倒区域常见比例

（摘自张哲等 . 老年人居家环境致跌危险因素分析及防跌倒居家环境优化设计）

二、医院场所的环境危险因素

有研究指出，病房的布局是跌倒的一个独立危险因素，且研究发现狭长的病房更容易导致跌倒的发生，且病床是所有导致跌倒发生的环境因素中最不应被忽视的。一项针对英国老年住院患者的回顾性调查显示，在过去一年发生的 955 例跌倒事件中，其中 42% 的跌倒发生在病床周围。Tsai 等研究者也发现了类似的现象，老年住院患者经常在上下床的过程中出现跌倒，这些现象均在一定程度上说明病床及其周围是院内跌倒发生的高危区域。此外，还有一些研究者提出病床护栏的不当使用节能会增加患者跌倒的风险。由此可见，对于院内环境因素，尤其是病床相关危险因素的干预显得尤为重要。

三、老年人的跌倒预防干预

（一）跌倒的评估

对老年人跌倒的危险环境因素进行评估有助于我们对跌倒高危人群进行早期识别，并提前给予干预措施。近年来许多学者尝试制定专门针对老年人跌倒危险评估工具，对老年人的各种平衡功能、身体能力、跌倒恐惧、居家危险因素等方面进行评价，尝试更好地预测跌倒风险，从而制定更有针对性的预防干预措施。

跌倒风险评估包括跌倒史、药物评价、体格检查以及功能和环境评估。跌倒史应当包括过去一年的跌倒次数及其情况，同时也应当包括任何预先监测症状、位置、活动、鞋类、使用辅助器具、眼镜的使用（如果通常使用）、跌倒后爬起的能力、跌倒时间、遭受的任何伤害以及接受的任何医疗。在不明原因的重复跌倒病例中，陪护者的供述可能有帮助，因为这种跌倒可能是由未识别的晕厥引起的。记录跌倒史是跌倒预防和管理的质量指标之一。风险评估的一个关键部分是药物审查。几类药物（如前第四节所示）会增加跌倒风险。特别是精神活性药物是跌倒的独立危险因素。这些药物往往会引起镇静，改变感觉，损害平衡和步态。其他药物（如抗高血压药、非甾体抗炎药、利尿剂）与跌倒的相关性则较弱。以跌倒为重点的体格检查的一个基本的检查要素是评估患者的步态和平衡。此外，心脏检查、背部和下肢肌肉骨骼检查以及神经系统检查等也很重要。功能评估是指对患者的功能水平通过询问有关执行日常生活活动困难程度等问题来完成。健康的人更容易在楼梯上摔倒，或是在活动期间摔倒。相比之下，功能受限的人在日常活动中更容易在家中摔倒。功能评估有助于确定跌倒和损伤风险的程度，指示危险因素，并提出干预措施。环境评估通常由训练有素专业人员进行，旨在识别家中的危险情况，例如通道或楼梯上的障碍物、不合脚的鞋子、不合适的辅助设备、照明不足和光滑的地面。识别和改变环境因素是一种有效的干预措施，是预防跌倒的综合多因素方法的一部分。

（二）预防干预措施

1.健康宣教

研究认为，老年人注意力不集中是姿势不稳及跌倒的独立危险因素。因此应当加强对老年人的健康教育，告知老年人在日常行走时，要有防护意识，注意力要集中，且不断注意周围环境的变化，如地面是否平整、有无车辆行人等，行走时放慢速度；下雨天应尽量减少出门；出行时避开高峰，保证时间充裕，避免因赶时间而发生意外；运动锻炼时使用器材要得当，尽量不单独进行剧烈运动，防止发生意外时无人救助。

2.环境改造

研究表明，居家环境的改善可以减少41%的跌倒发生率，对高跌倒风险的老年人甚至可以减少44%，如卫生间安装扶手、放置防滑垫、卧室及卫生间使用小夜灯、保证居家环境整洁、地面防滑干燥等，从而有效减少由于环境危险因素所致的跌倒。

3. 多措施联合干预

除居住环境改善外，还可以进行服药合理性的检视、定期检查视力以及平衡能力和下肢力量的锻炼。

目前，有研究者提出对老年人进行多学科联合评估和干预，以求最大限度降低高风险人群的跌倒风险。例如，通过全科医生、骨科医生和家庭医生的联合评估，对老年人实施多方面的干预措施，其中不仅包括物理治疗和药物筛选，还包括对其住房空间改造，减少日常生活中的环境因素干扰等，进而降低老年人跌倒的风险。

四、结论

户外的环境危险因素对能独自活动者威胁更大，户外活动的安全是他们主要应重视的问题。居家环境危险因素与能独自活动者和不能独自活动者都有关，对于不能独自活动者来说，居家安全是预防跌倒的关键。总之，环境危险因素是致老年人跌倒的重要因素，应在对老年人的健康教育和家庭护理中引起重视。

参考文献

［1］Crews JE, Chou CF, Stevens JA, et al. Saaddine JB. Falls Among Persons Aged ≥65 Years With and Without Severe Vision Impairment - United States, 2014[J]. MMWR Morb Mortal Wkly Rep, 2016, 65(17): 433-437.

［2］Singh RR, Maurya P, et al. Visual impairment and falls among older adults and elderly: evidence from longitudinal study of ageing in India[J]. BMC Public Health, 2022, 22(1): 2324.

［3］Almajid R, Tucker C, Wright WG, et al. Visual dependence affects the motor behavior of older adults during the Timed Up and Go (TUG) test[J]. Arch Gerontol Geriatr, 2020, 87: 104004.

［4］Mehta J, Czanner G, Harding S, et al. Visual risk factors for falls in older adults: a case-control study[J]. BMC Geriatr, 2022, 22(1): 134.

［5］Testa G, De Salvo S, Boscaglia S, et al. Hip Fractures and Visual Impairment: Is There a Cause-Consequence Mechanism?[J]. J Clin Med, 2022, 11(14): 3926.

［6］Kenis C, Decoster L, Flamaing J, et al. Incidence of falls and fall-related injuries and their predictive factors in frail older persons with cancer: a multicenter study[J]. BMC Geriatr, 2022, 22(1): 877.

［7］Wood JM, Lacherez P, Black AA, et al. Risk of Falls, Injurious Falls, and Other Injuries Resulting from Visual Impairment among Older Adults with Age-Related Macular Degeneration[J]. Investigative Ophthalmology & Visual Science, 2011, 52(8): 5088-5092.

［8］Freeman EE, Munoz B, Rubin G, et al. Visual field loss increases the risk of falls in older adults: The salisbury eye evaluation[J]. Investigative Ophthalmology & Visual Science, 2007, 48(10):

4445-4450.

［9］ Barr CJ, Mcloughlin JV, van den Berg ME, et al. Visual field dependence is associated with reduced postural sway,dizziness and falls in older people attending a falls clinic[J]. J Nutr Health Aging, 2016, 20(6): 671-676.

［10］ Byun M, Kim J, Kim JE. Physical and Psychological Factors Contributing to Incidental Falls in Older Adults Who Perceive Themselves as Unhealthy: A Cross-Sectional Study [J]. Int J Environ Res Public Health, 2021, 18(7): 3738.

［11］ Y. Lajoie, N. Teasdale, C. Bard & M. Fleury, et al. Attentional demands for static and dynamic equilibrium[J]. Experimental Brain Research, 97 (1993), 139-144.

［12］ Maylor EA, Allison S, Wing AM. Effects of spatial and nonspatial cognitive activity on postural stability[J]. Br J Psychol, 2001, 2: 319-338.

［13］ Shumway-Cook A, Woollacott M. Attentional demands and postural control: the effect of sensory context[J]. J Gerontol A Biol Sci Med Sci, 2000, 55(1): M10-M16.

［14］ Araya AX, Iriarte E. Fear of Falling among Community-dwelling Sedentary and Active Older People[J]. Invest Educ Enferm, 2021, 39(1): e13.

［15］ Caronni A, Picardi M, Scarano S, et al. Pay attention: you can fall! The Mini-BESTest scale and the turning duration of the TUG test provide valid balance measures in neurological patients: a prospective study with falls as the balance criterion[J]. Front Neurol, 2023, 14: 1228302.

［16］ Shiratsuchi D, Makizako H, Nakai Y, et al. Associations of fall history and fear of falling with multidimensional cognitive function in independent community-dwelling older adults: findings from ORANGE study[J]. Aging Clin Exp Res, 2022, 34(12): 2985-2992.

［17］ Alcolea-Ruiz N, Alcolea-Ruiz S, Esteban-Paredes F, et al. Prevalencia del miedo a caer y factores asociados en personas mayores que viven en la comunidad [Prevalence of fear of falling and related factors in community-dwelling older people][J]. Aten Primaria, 2021, 53(2): 101962. Spanish.

［18］ Luo Y, Miyawaki CE, Valimaki MA, et al. Symptoms of anxiety and depression predicting fall-related outcomes among older Americans: a longitudinal study[J]. BMC Geriatr, 2022, 22(1): 749.

［19］ Liu H, Hou Y, Li H, et al. Influencing factors of weak grip strength and fall: a study based on the China Health and Retirement Longitudinal Study (CHARLS)[J]. BMC Public Health, 2022, 22(1): 2337.

［20］ Tinetti ME, Williams TF, Mayewski R. Fall risk index for elderly patients based on number of chronic disabilities[J]. Am J Med, 1986, 80(3): 429-434.

［21］ Li SJ, Hwang HF, Yu WY, et al. Potentially inappropriate medication use, polypharmacy, and falls among hospitalized patients[J]. Geriatr Gerontol Int, 2022, 22(10): 857-864.

［22］ Guan Q, Men S, Juurlink DN, et al. Opioid Initiation and the Hazard of Falls or Fractures Among Older Adults with Varying Levels of Central Nervous System Depressant Burden[J]. Drugs Aging,2022, 39(9): 729-738.

［23］ Koller WC, Glatt S, Vetere-overfield B, et al. Falls and Parkinson's disease [J]. Clin

Neuropharmacol, 1989, 12(2): 98-105.

［24］Paulson GW, Schafer K, Hallum B. Avoiding mental changes and falls in older Parkinson's patients [J]. Geriatrics, 1986, 41(8): 59-67.

［25］LeWitt PA, Kymes S, Hauser RA. Parkinson Disease and Orthostatic Hypotension in the Elderly: Recognition and Management of Risk Factors for Falls[J]. Aging Dis, 2020, 11(3): 679-691.

［26］Stuckenschneider T, Koschate J, Dunker E, et al. Sentinel fall presenting to the emergency department (SeFallED)-protocol of a complex study including long-term observation of functional trajectories after a fall, exploration of specific fall risk factors, and patients' views on falls prevention[J]. BMC Geriatr, 2022, 22(1): 594.

［27］Virnes RE, Tiihonen M, Karttunen N, et al. Opioids and Falls Risk in Older Adults: A Narrative Review[J]. Drugs Aging, 2022, 39(3): 199-207.

［28］van der Velde N, Seppala LJ, Hartikainen S,et al. European position paper on polypharmacy and fall-risk-increasing drugs recommendations in the World Guidelines for Falls Prevention and Management: implications and implementation[J]. Eur Geriatr Med, 2023, 14(4): 649-658.

［29］Montero-Odasso M, van der Velde N, Martin FC,et al. Task Force on Global Guidelines for Falls in Older Adults. World guidelines for falls prevention and management for older adults: a global initiative[J]. Age Ageing, 2022, 51(9): afac205.

［30］Varriano B, Sulway S, Wetmore C, et al. Prevalence of Cognitive and Vestibular Impairment in Seniors Experiencing Falls[J]. Can J Neurol Sci, 2021, 48(2): 245-252.

［31］Xu Q, Ou X, Li J. The risk of falls among the aging population: A systematic review and meta-analysis[J]. Front Public Health, 2022, 10: 902599.

［32］Barker AL, Morello R, Thao LTP, et al. Daily Low-Dose Aspirin and Risk of Serious Falls and Fractures in Healthy Older People: A Substudy of the ASPREE Randomized Clinical Trial[J]. JAMA Intern Med, 2022, 182(12): 1289-1297.

［33］陈瑞玲 . 跌倒的药源性因素及干预策略 [J]. 药品评价 , 2019, 16(6): 13-15.

［34］Shaver AL, Clark CM, Hejna M, et al. Trends in fall-related mortality and fall risk increasing drugs among older individuals in the United States,1999-2017[J]. Pharmacoepidemiol Drug Saf, 2021, 30(8): 1049-1056.

［35］González-Munguía S, Munguía-López O, Sánchez Sánchez E. Pharmacist comprehensive review of fall-risk-increasing drugs and polypharmacy in elderly Spanish community patients using RStudio®[J]. Heliyon, 2023, 9(6): e17079.

［36］老年人药物相关性跌倒预防管理专家共识 [J]. 今日药学 , 2019, 29(10): 649-658.

［37］Osman A, Kamkar N, Speechley M, et al. Fall risk-increasing drugs and gait performance in community-dwelling older adults: A systematic review[J]. Ageing Res Rev, 2022, 77: 101599.

［38］Akgün Ö, Oudshoorn C, Mattace-Raso FUS, et al.. Anticholinergic Drug Use on Admission and the Risk of In-Hospital Falls in Older Hospitalized Patients[J]. Clin Interv Aging, 2022, 17: 277-285.

［39］Zhang L, Ding Z, Qiu L, et al. Falls and risk factors of falls for urban and rural community-dwelling older adults in China[J]. BMC Geriatr, 2019, 19(1): 379.

［40］Mohr S, Müller C, Hildebrand F, et al. [Fall prevention in old people through occupational therapy home assessment, consultation and modification: a process outline] [J]. Z Gerontol Geriatr, 2023, 56(5): 408-414.

［41］Moreland B, Kakara R, Henry A. Trends in Nonfatal Falls and Fall-Related Injuries Among Adults Aged ≥65 Years - United States, 2012-2018[J]. Morb Mortal Wkly Rep, 2020, 69(27): 875-881.

［42］Hollinghurst J, Daniels H, Fry R, et al. Do home adaptation interventions help to reduce emergency fall admissions? A national longitudinal data-linkage study of 657,536 older adults living in Wales (UK) between 2010 and 2017[J]. Age Ageing, 2022, 51(1): afab201.

［43］Watkins A, Curl A, Mavoa S, et al. A socio-spatial analysis of pedestrian falls in Aotearoa New Zealand[J]. Soc Sci Med. 2021, 288: 113212.

［44］Xuan C, Zhang B, Jia X. The Effect of Human Settlement Pedestrian Environment on Gait of Older People: An Umbrella Review[J].Int J Environ Res Public Health, 2023, 20(2): 1567.

第四章

跌倒预防概述与评估

第一节 跌倒预防概述

一、防跌倒干预措施概述

本书的前几章在人体平衡和步态的生理机制上提供了详细的证据，并对已发现的危险因素做了详细的描述。虽然一些已确定的危险因素并非可逆，但仍有许多因素是可以通过适当的干预措施来加以改善或解决的。不可逆因素对确定高危人群并进行针对性的干预是有帮助的，可以针对跌倒风险因素采取针对性的干预措施进而降低跌倒风险，但是采用任何单一的干预措施都不能充分解决老年人跌倒和受伤的问题。

如何预防跌倒成为国内外医疗、护理、康复领域关注的焦点。本节的跌倒预防的管理措施集中阐述了以循证为基础的防跌倒评估和干预措施，并描述了适用于高危人群的一系列措施，目前主要包括治疗原发疾病、有效功能锻炼、健康教育、营造安全照护环境、合理药物干预、使用保护器具及实施综合预防措施等。锻炼是已知的研究最彻底的单一干预措施，目前有强有力的证据支持特定类型的锻炼，如规律的团体或居家锻炼等不同运动形式、加强肌肉力量和平衡功能等不同的运动方法及内容、中等强度的锻炼或高等强度等不同运动强度等可以降低跌倒的风险。对于一些高危人群，多因素的干预已被证明最为有效。

二、老年人跌倒预防措施的证据总结

社区居住的 65 岁以上的老年人约 30% 会发生跌倒，而 80 岁以上的老年人跌倒的比例高达 50%。平衡能力下降、下肢肌力减退、视力减弱是老年人跌倒的重要原因。老年人跌倒后危害严重，患者并发症多、预后差，因而致残率、病死率高。

这不仅严重影响老年人的生存质量，还给家庭及照护者带来了较大的负担。在此通过系统性地检索各种因素对社区老年人跌倒预防效果的最佳研究证据，为社区健康教育工作提供合理化参考。

证据质量评判标准采用英国 2012 年更新的《临床指南研究与评价系统》（Appraisal of Guide lines for Research and Evaluation, AGREE Ⅱ）。证据汇总与描述采用澳大利亚 JBI 循证卫生保健中心证据预分级及证据推荐级别系统（2014）确定纳入证据的分级与推荐级别。根据证据的设计类型将证据等级划分为 Level 1 ~ 5，采用的研究设计越严谨，证据等级越高（Level 1 为最高级别，Level 5 为最低级别）。根据证据的有效性、可行性、适宜性和临床意义确定证据的推荐级别，即 A 级推荐（强推荐）和 B 级推荐（弱推荐）。

1. 运动干预和活动训练

有跌倒风险的老年人可以通过运动干预和活动训练提高其力量和平衡能力，推荐力量、平衡及步态训练，在医疗专业人员的指导下进行渐进式肌肉强化、平衡训练及步行计划项目可以有效降低跌倒的发生（NICE 2013，Level 1a，A 级推荐）。除此之外，多因素的运动干预形式有助于预防跌倒和骨折的发生。

2. 饮食

配合其他策略的饮食干预可以优化具有跌倒或者跌倒风险的老年人骨骼健康，尤其是有骨折风险的患者，可参考适当的健康照护提供者的建议个体化干预措施（RNAO，2017，Level 5）。

3. 药物

当患者身体的健康状况或状态变化允许时，医生可视情况逐渐减少或停用与跌倒相关的药物治疗（RNAO，2017，Level 1a）。监测已知的可能导致跌倒风险药物的不良反应（RNAO，2017，Level 1a），参考适当的健康照护提供者的建议，有跌倒或跌倒伤害风险的老年病人补充维生素 D（RNAO，2017，Level 5）。

4. 辅助工具

考虑将髋关节保护器作为一种干预措施，以降低老年人的髋部骨折风险，总结证据、潜在益处、危害和障碍，与患者一起支持个体化决策（RNAO, 2017, Level 1a）。

5. 环境安全

除实施常规跌倒预防措施之外，识别和改变环境中可能导致跌倒或跌倒伤害的设施和其他物理结构（RNAO, 2017, Level 1a）。

6. 健康教育

对有跌倒或跌倒伤害风险的老年人及其家属提供预防跌倒的健康教育，与其他跌倒预防措施联合应用（RNAO, 2017, Level 1a），包括提供有关跌倒危险因素和预防措施的信息，并确保以多种形式和适当的语言呈现（RNAO, 2017, Level 5）。

7. 鼓励主动参与跌倒预防

鼓励有跌倒或跌倒风险的老年人主动参与跌倒预防，评估老年人跌倒风险的相关知识和认知情况，以及应对风险的动机水平（RNAO, 2017, Level 3）。

8. 多因素干预措施

在养老机构有充足的工作人员、专家及其他资源时，实施个体化的多因素跌倒预防措施；需要组织机构决定如何进行资源的分配来实现最佳的跌倒预防管理（NICE, 2013, Level 1a）。

三、小结

目前，大型流行病学研究已经明确了老年人跌倒相关的许多危险因素，包括许多社会人口因素、医疗条件以及感觉运动功能、平衡和步态的障碍。此外，一些其他假定的风险因素缺少足够证据，说明其可能不是重要因素或研究不够深入。

本节列出了一些重要的风险因素，其中许多风险因素是相互关联的。这些研究让我们更好地了解与跌倒相关的人与环境因素。在临床实践中，除了上面列出的重要风险因素之外，尚有许多其他医疗状况和风险导致患者跌倒，需要进一步深入研究。

第二节　跌倒评估与预防

生理功能衰退、肌肉力量下降、步态的稳定性和平衡能力降低是老年人跌倒的重要原因。在跌倒风险评估及预测模型研究中人体生理数据的实时获取是非常重要的。

近年来，伴随着物联网技术的快速发展，智能手机、智能手表等具备先进传感器的可穿戴设备越来越普及，也被老年人群所广泛使用。这为研究人员实时采集个体生理数据，并进行大规模人群的定量化统计分析研究提供了便利条件，如目前国内设计研发的基于三轴加速度传感器的人体跌倒检测系统、基于压力传感器的跌倒检测系统、基于头部运动轨迹和 3D 视觉的跌倒检测系统等。

一、跌倒生理风险的评估及预测

袁金蓉等在《跌倒监测定量化风险评估平台的设计研究》中，利用医院现有的软硬件及网络环境，搭建针对医院病患的跌倒数据监测平台，实时监控个体的健康状况，通过采集他们的各种生理数据，进行定量化的跌倒检测分析。

跌倒监测平台最终完成的任务包括：①利用智能设备实时监测人体的生理状况（如心率、血压等），并定时将监测数据记录存储到移动终端设备（如手机、平板电脑等）。②根据实时获取的人体运动和姿态等数据，进行人体跌倒的实时检测。③当跌倒事件被检测到时就主动发出警报，并通过无线网络将事件前后的人体生理数据、跌倒位置信息等传输到计算机终端，以备终端医护人员进行判读分析。

检测方法的实现主要包括以下 4 个步骤：①智能手机以固定频率采集加速度传感器输出的三轴加速度信息数据和陀螺仪输出的三轴角速度信息数据，并保存结果数据。计算某时刻合加速度数据值，并与合加速度阈值进行比较，如果合加速度值大于阈值，则检测进入下一阶段。②计算同一时刻的合角速度数据值，并与合角速度阈值进行比较，如果合角速度值大于其阈值，则检测进入下一阶段。③设置定时器等待人体姿态稳定，然后计算相似度值，并与相似度阈值进行比较，如果相似度值大于其阈值，则疑似一个跌倒的发生。上面 3 个阶段中如果有任何一个阶段出现特征量值小于阈值，则算法会立即中断，返回到第一阶段继续进行跌倒检测判断。④当算法检测到一个疑似跌倒事件时就进入预报警模式。该模式下用户可以在一个可设置的时间内取消报警，如用户没有任何操作，则最终确定上述跌倒事件，发出紧急警报信息，传送跌倒前后的生理数据、位置信息，并拨打求救电话。对于因个体生理特性差异而造成的事件检测误差，可对原始的跌倒事件数据进行离群点筛查和数据分类等预处理技术手段，再以分类 / 分段拟合的形式进行事件检测参数的拟合。

二、跌倒生理风险的预防

跌倒管理模型是运用系统整体的描述方法，评价和改进跌倒预防和管理的过程。应用该模型能更有效、更系统地管理存在跌倒风险的患者，同时为不同医疗机构和各级卫生保健人员提供一种跌倒管理的方法。

（一）沟通 – 政策和程序 – 团队合作（CPPT）管理模型

Wright 等于 2007 年提出，沟通（communication，C）、政策和程序（policy and procedure，PP）、团队合作（team work，T）是成功进行跌倒管理的 3 个要素。沟通包括使用彩色腕带、袜子等颜色编码系统员工、患者和家属的教育，晨会或例会上的口头报告等。政策和程序包括明确员工的职责，定期评估跌倒风险、实施措施等。团队成员包括社会工作者、物理治疗师、主治医师、注册护师、质量管理员工等。

CPPT 管理模型有一定的创新性，简单易行、经济实用，但没有囊括跌倒管理的各个方面，如跌倒风险的评估（评估工具、时机）、个体化跌倒护理计划、环境干预措施等。

（二）患者 – 信息 – 标识 – 环境 – 团队合作 – 家属（PISETI）管理模型

PISETI 模型由 Dykes 等于 2009 年根据注册护士和助理护士对跌倒管理的观点而提出。患者（patient report, P）：报告患者的跌倒情况，让所有人知晓。信息（information access, I）：信息的获取除病历记录外，还包括口头交班等。标识（signage, S）：使用各种颜色和形状的跌倒标识。环境（environment, E）：环境物品摆放整齐，通道无障碍物，物品随手可及等。团队合作（team work, T）：团队合作。家属（involving patient or family, I）：患者、家属参与跌倒管理。

PISETI 管理模型主要是针对临床一线护理人员而开展的研究，文献中提供的建议是可操作的，如针对患者的跌倒预防计划、护理人员知晓如何获得相应的设备、使用特征性的象形图等。该模型强调团队所有成员应了解患者的跌倒风险和护理计划。

（三）评估 – 沟通 – 监测 – 患者 – 环境（ACMMM）管理模型

ACMMM 管理模型由 Hignett 于 2010 年提出。评估（assessment, A）：提示患者虚弱和疾病，需要多种方法评估和管理；沟通（communication, C）：团队成员以及和患者（家庭）之间的信息沟通、员工教育，沟通内容包括各种设备、跌倒标识、员工的交接、跌倒后的讨论会等；监测（monitoring, M）：增加监测的措施，高风险患者搬迁到靠近护士站和卫生间的房间，随时协助患者移动，定时巡视病房，使用视频监控系统等；患者（modify patient, M）：改善患者的状况，包括排便管理、通过锻炼和物理治疗改善下肢肌力和平衡功能、跌倒的培训（如何从床上起来和辅助行走器的使用等)、保护装置的作用（髋保护器）等；环境（modify environment, M）：环境的改变，包括床栏、封闭的床、减少跌倒冲击力的措施（使用防滑垫）、清除障碍物、房间和卫生间安装把手、床和厕所的高度、适宜的灯光等。

ACMMM 管理模型主要从医疗设备和建筑的设计方面描述跌倒的干预策略。

第三节 跌倒预防的相关实践研究

已有很多学者开展了预防老年人跌倒的随机对照研究，这些研究建立在流行病学和风险因素研究的基础上，并提供了跌倒可以预防的有力证据，可用于指导临床服务，以防止老年人跌倒。但跌倒不同于特定疾病，比如骨质疏松症，有着明确的定义、公认的诊断标准和规范治疗，跌倒存在相对困难的诊断和治疗困境。前面章节讨论了跌倒的相关风险因素，并列举了一系列的预防方法。本节拟综合整理这些方法，并以一种有助于将研究结果转化为常规临床实践的方式进行整理。

一、跌倒危险因素评估

目前国内尚没有统一的跌倒危险因素评估表，各家医院使用自行设计的跌倒危险因素评估表格。表格往往是借鉴了国内外医院类似评估表的内容，查阅相应专业书籍和文献，以及对本医院跌倒原因的分析后制定的。各家医院针对患者的跌倒危险因素评估表格的评估内容大致相似，包括年龄、意识、跌倒史、行动障碍、肌力、听力、视力、药物等。

跌倒危险评估工具不仅是预测跌倒风险，更重要的目的是预防跌倒。判断患者跌倒的危险程度，直接关系到对其预防措施的落实。通过评估后计算出的得分可以预测跌倒发生的风险程度，筛选出高危人群。针对老年人存在的高危因素采取有针对性的干预措施，预防其跌倒的发生是根本目的。目前所有患者入院时均需对其进行跌倒危险因素入院评估，强调在患者病情和治疗如用药方面发生变化时，护士需要及时对患者跌倒的危险程度进行评分。

二、跌倒预防措施落实

目前临床上，预防跌倒的措施项目表往往与跌倒危险因素评估表一起出现在护理病史中。住院患者预防跌倒措施包括两个方面，即在患者入院后，医护人员对其进行基本的跌倒预防措施，以及对患者评估后发现其为"高危"患者后进行的针对性措施，包括警示标识，有图案和文字两种类型，在床前重点宣教环境、药物、床挡、呼叫器、床旁照明灯、穿防滑鞋等，对重点患者交班，并让患者家属签知情同意书。病历中书面的跌倒预防措施评估表只是最基本的，许多措施还需因时、因地、因人进行调整。

一些医院成立专门的跌倒高危小组，其成员会在接到"高危"上报之后，护士会再次对其进行床旁评估并确定目前所采取的措施是否有效，并对患者和陪护家属进行一些专业指导。一定要基于不同科室自身特点收治病种所致跌倒的特点来制定相应的跌倒预防措施。

王亚慧等证明，每周进行核心力量锻炼和打太极拳可以促进中老年女性躯干肌肉力量和下肢肌肉力量的增长，增强下肢肌肉力量及膝、踝关节屈肌和伸肌力量，并提高反应速度，增强静态平衡能力和动态平衡能力，对于中老年女性降低跌倒风险具有显著干预效果。核心力量锻炼主要采用以自身体重为负荷的静态和动态支撑练习、不稳定状态下的支撑练习以及利用多种器械进行的组合练习，打太极拳者主要练习杨氏太极拳简化 24 式，每次锻炼约 1 h，每周 3 次，持续 12 周。

三、发生跌倒后的处理

发生住院患者跌倒后的处置较为相似，均遵循两条主线：一是在发生跌倒后即刻现场评估和处理，二是对跌倒事件及时上报，而贯穿其中的是对整个事件全面的原因分析，并且要积极对跌倒所致的疾病进行相应的治疗，比如骨折等疾病，必要时进行外科干预。

（一）伤情认定

发生住院患者跌倒的现场评估包括对患者各项生命体征的评估，必要时进行相关检查，以协助对患者进行伤情认定。这种伤情认定有助于对患者损伤及时采取相应的处理和补救措施，也是对该跌倒事件性质的认定。与此同时，由于"举证倒置"的实行，对住院患者跌倒事发现场的环境的评估备受关注，其目的主要是发现"防护措施失效的原因"，给护士和护理管理者以启示。

（二）上报

目前各医院均有住院患者跌倒发生后行政上报流程和制定材料事件报告单、评估表等。各个医院均强调"无论跌倒致使的后果如何，均需上报"，但仍然会存在护士不报的情况尤其是对跌倒后果较为轻微的情况。接到跌倒上报案例之后，负责护理质量的管理者将于患者床旁进行事件还原和再评估，分析跌倒发生的原因和管理上的责任，定期对跌倒案例进行汇总，分析原因并提出相应的质量改进措施。

（三）对于跌倒所致相关疾病的治疗

30%～50%的跌倒仅造成轻微损伤如擦伤或裂伤，但有5%～10%的跌倒可造成严重损伤如骨折或脑外伤。跌倒是老年人创伤性颅脑损伤（Traumatic brain injuries，TBI）的最常见原因，在脑外伤患者所有跌倒相关的死亡中占到了46%。虽然跌倒后的髋部骨折发生率仅为1%，但所有髋部骨折中有90%由跌倒所致。在髋部骨折后的第一年，25%的老年患者死亡；76%出现行动能力下降；50%出现日常活动能力下降；22%需要入住养老院。在发生跌倒的老年人中，近半数无法起身，只能平躺。这种长期卧床将导致脱水、横纹肌溶解、压疮和肺炎。因此髋部骨折如果身体允许，尽早手术是首选。

髋部骨折包括股骨颈骨折和股骨转子间骨折，好发于高龄老年人，骨质疏松严重，骨折固定难度大，手术失败率高，是老年人因伤致死（36%）、致残（53%）的首因，已成为我国老龄化社会的重大挑战。目前现有治疗髋部骨折的内固定失败率高达36%，为了解决这个难题，解放军总医院唐佩福团队根据大量髋部骨折内固定失败病例发现内固定失败的关键要素：内侧失支撑、外侧失阻挡和上侧应力过载（占总失败病例82.9%），并创立髋部骨折三要素整体重建理论，手术重建需同时恢复髋部三角的内侧支撑、外侧保护和上侧应力稳定。同时，指导创新解剖重建钢板、大转子保护钢板等内固定器材与技术，力学强度达传统内固定5.14倍，手术并发症率降低21%，临床适用于高龄重度骨质疏松骨折、骨不连及内固定失败翻修等疑难病群，提高了老年人因跌倒导致的髋部骨折的愈合率，有利于老年人跌倒后致骨折的早期恢复。

四、临床实践的未来研究方向

正确认识和评估老年人跌倒的各种危险因素，加强风险管理，积极调动医、护、患、家属等多领域、多方面的力量共同参与，才能有效预防跌倒的发生。通过国内调研和深入访谈，研究者意识到预防住院患者跌倒预防的实践中应关注流程的"实践者"护士和最终效果"体现者"患者这两个层面，促进制度保证和文化建设，体现整体性和个体化的原则。未来研究可考虑采用科学的构建方法，结合我国国情、国家政策及临床情境等制定适用于本土的高质量跌倒预防实践指南，以提供规范资源和相应的培训。在跌倒预防的实践中，建议注重老年患者跌倒预防实践中的多部门合作，提高实践主体护士及陪伴的积极性，为各项预防措施的实施提供良好的外部环境支持。

参考文献

［1］ Brouwers M C, Kho M E, Browman G P, et al. AGREE II: advanced guideline development, reporting, and evaluation in health care[J] Prev Med, 2010, 51(5): 421-424.

［2］ Nie S, Li M, Ji H, et al. Biomechanical comparison of medial sustainable nail and proximal femoral nail antirotation in the treatment of an unstable intertrochanteric fracture [J]. Bone Joint Res, 2020, 9(12): 840-847.

［3］ Wright S, Goldman B, Beresin N. Three essentials for successful fall management: communication, policies and procedures, and teamwork [J]. J Gerontol Nurs, 2007, 33(8): 42-48.

［4］ Zusman E Z, Dawes M, Fleig L, et al. Older Adults' Sedentary Behavior and Physical Activity After Hip Fracture: results From an Outpatient Rehabilitation Randomized Controlled Trial [J]. Journal of geriatric physical therapy (2001), 2019, 42(2): E32-E38.

［5］ Chen H, Li J, Chang Z, et al. Treatment of femoral neck nonunion with a new fixation construct through the Watson-Jones approach [J]. J Orthop Translat, 2019, 19: 126-132.

［6］ Nie S B, Zhao Y P, Li J T, et al. Medial support nail and proximal femoral nail antirotation in the treatment of reverse obliquity inter-trochanteric fractures (Arbeitsgemeınschaft fur Osteosynthesfrogen/Orthopedic Trauma Association 31-A3.1): a finite-element analysis [J]. Chin Med J (Engl), 2020, 133(22): 2682-2687.

［7］ Li J, Yin P, Zhang L, et al. Medial anatomical buttress plate in treating displaced femoral neck fracture a finite element analysis [J]. Injury, 2019, 50(11): 1895-1900.

［8］ Li J, Zhao Z, Yin P, et al. Comparison of three different internal fixation implants in treatment of femoral neck fracture-a finite element analysis [J]. J Orthop Surg Res, 2019, 14(1): 76.

［9］ Li J, Yin P, Li J, et al. Novel slide compression anatomic plates of the femoral neck for treating unstable femoral neck fracture: A biomechanical study [J]. J Orthop Res, 2023, 41(5): 1088-1096.

［10］ Nie S, Li J, Li M, et al. Finite-Element Analysis of a Novel Cephalomedullary Nail for Restricted Sliding to Reduce Risk of Implant Failure in Unstable Intertrochanteric Fractures [J]. Orthop Surg, 2022, 14(11): 3009-3018.

［11］ Peng K, Tian M, Andersen M, et al. Incidence, risk factors and economic burden of fall-related injuries in older Chinese people: a systematic review [J]. Inj Prev, 2019, 25(1): 4-12.

［12］ Cameron I D, Dyer S M, Panagoda C E, et al. Interventions for preventing falls in older people in care facilities and hospitals [J]. Cochrane Database Syst Rev, 2018, 9(9): Cd005465.

［13］ Bruce J, Hossain A, Lall R, et al. Fall prevention interventions in primary care to reduce fractures and falls in people aged 70 years and over: the PreFIT three-arm cluster RCT [J]. Health Technol Assess, 2021, 25(34): 1-114.

［14］ Stuart A L, Pasco J A, Jacka F N, et al. Falls and Depression in Men: A Population-Based Study [J].

Am J Mens Health, 2018, 12(1): 14-18.

［15］Montero-Odasso M, van der Velde N, Martin FC, et al. World guidelines for falls prevention and management for older adults: a global initiative [J]. Age Ageing, 2022, 51(9): 1-36.

［16］Dykes P C, Caroll D L, HURLEY A C, et al. Why do patients in acute care hospitals fall? Can falls be prevented? [J]. J Nurs Adm, 2009, 39(6): 299-304.

［17］Hignett S. Technology and building design: initiatives to reduce inpatient falls among the elderly [J]. Herd, 2010, 3(4): 93-105.

［18］Montero-Odasso M, van der Velde N, Alexander NB, et al. New horizons in falls prevention and management for older adults: a global initiative [J]. Age Ageing, 2021, 50(5): 1499-1507.

［19］Kendrick D, Kumar A, Carpenter H, et al. Exercise for reducing fear of falling in older people living in the community [J]. Cochrane Database Syst Rev, 2014, 2014(11): Cd009848.

［20］Phelan EA, Ritchey K. Fall Prevention in Community-Dwelling Older Adults. Ann Intern Med. 2018,169(11):ITC81-ITC96.

［21］Gazibara T, Kurtagic I, Kisic-Tepavcevic D, Nurkovic S, Kovacevic N, Gazibara T, Pekmezovic T. Falls, risk factors and fear of falling among persons older than 65 years of age. Psychogeriatrics. 2017,17(4):215-223.

［22］Olij BF, Erasmus V, Kuiper JI, van Zoest F, van Beeck EF, Polinder S. Falls prevention activities among community-dwelling elderly in the Netherlands: A Delphi study. Injury. 2017,48(9):2017-2021.

［23］Morley JE, Rolland Y, Tolson D, Vellas B. Increasing awareness of the factors producing falls: the mini falls assessment. J Am Med Dir Assoc. 2012,13(2):87-90.

［24］Zahedian-Nasab N, Jaberi A, Shirazi F, Kavousipor S. Effect of virtual reality exercises on balance and fall in elderly people with fall risk: a randomized controlled trial. BMC Geriatr. 2021,21(1):509.

［25］Yang Y, Wang K, Liu H, Qu J, Wang Y, Chen P, Zhang T, Luo J. The impact of Otago exercise programme on the prevention of falls in older adult: A systematic review. Front Public Health. 2022,10:953593.

［26］Tang S, Liu M, Yang T, Ye C, Gong Y, Yao L, Xu Y, Bai Y. Association between falls in elderly and the number of chronic diseases and health-related behaviors based on CHARLS 2018: health status as a mediating variable. BMC Geriatr. 2022,22(1):374.

［27］Moreland B, Kakara R, Henry A. Trends in Nonfatal Falls and Fall-Related Injuries Among Adults Aged ≥65 Years - United States, 2012-2018. MMWR Morb Mortal Wkly Rep. 2020,69(27):875-881.

［28］宋伟鸣. 12 周弹力带抗阻运动对高龄老年人步态和跌倒风险的影响 [D], 2023.

［29］葛乐，王楚怀. 老年住院患者跌倒的研究现状. 中华物理医学与康复杂志，2023，45(02):182-185.

［30］王玉梅，李凌，熊莉娟，等. 老年人跌倒预防临床实践指南的质量评价及内容分析 [J]. 中华护理杂志，2019, 54(11): 1729-1734.

［31］都玉娜，李晓燕，陈民. 临床护士病床相关跌倒风险认知现状的调查 [J]. 国际护理学杂志，

2021, (15): 2738-2741.

[32] 袁金蓉，李凌，刘艾红，等 . 跌倒监测定量化风险评估平台的设计研究 [J]. 护理研究，2019, 33(15): 2615-2618.

[33] 秦学海 . 基于机器学习的社区老年人跌倒风险预测模型的构建 [D], 2023.

[34] 冀娇娇 . 社区老年慢性病患者跌倒恐惧认知行为干预方案的构建与应用研究 [D], 2022.

[35] 王春青，胡雁 . JBI 证据预分级及证据推荐级别系统（2014 版）[J]. 护士进修杂志，2015, 11(30): 964-967.

[36] 郭晓贝，王颖 . 住院病人预防跌倒安全管理策略的研究进展 [J]. 护理研究，2019, 33(2): 286-289.

[37] 刘昱秀，商临萍 . 不同管理模式在病人跌倒预防中的应用研究进展 [J]. 护理研究，2021, 35(06): 1016-1020.

[38] 张妤，王乐聪，叶明珠，等 . 认知储备对社区老年人跌倒风险的影响 [J]. 护理研究，2023, 37(07): 1246-1250.

[39] 王贞慧，孙超，王霞，等 . 老年住院患者跌倒事件的回顾性分析及护理管理对策研究 [J]. 中华现代护理杂志，2020, 26(32): 4461-4465.

[40] 刘恒，纪代红 . 奥塔戈运动锻炼项目在预防老年人跌倒中的应用现状 [J]. 中华现代护理杂志，2018, 24(27): 3341-3345.

[41] 刘艾红 . 运动训练对老年人跌倒预防效果的 Meta 分析 [J]. 护理研究，2019, 33(20): 3488-3492.

[42] 李曙光，蒋红，郎黎薇，等 . 预防患者跌倒 APS 规范化实践体系的构建及应用 [J]. 护理学杂志，2019, 34(13): 1-4.

[43] 王亚慧 . 核心力量和太极拳锻炼改善女性中老年人跌倒风险效果的研究 [D], 2017.

第五章

跌倒预防的相关管理措施

第一节 运动锻炼的管理

跌倒是老年人致病和致死的主要原因。大约 1/3 的 65 岁以上的社区居民每年至少跌倒一次，并且跌倒的风险随着年龄的增长而增加。跌倒给个人、家庭、社区卫生服务和经济带来了巨大的社会和经济负担。随着全球老年人比例的上升，与跌倒相关的成本将增加。因此，预防跌倒是一项紧迫的公共卫生挑战。国家卫生机构和国际准则正在推动实施设计合理的干预方案，以防止老年人跌倒。强有力的证据表明，设计得当的干预方案可以预防老年人跌倒。Cochrane 系统回顾证实，运动干预可以降低社区老年人的跌倒率（每人跌倒次数）和跌倒风险（一次或多次跌倒的比例）。此外，作为单一干预措施的锻炼具有类似于多方面干预措施的跌倒预防效果，表明将锻炼作为一种单独的干预措施可能是在人口层面预防跌倒的最佳且可能最具成本 – 效益的方法。预防跌倒运动试验在偏见风险、参与人群和运动计划内容方面存在差异。

运动锻炼对预防老年人跌倒有重要作用，最近以循证为基础的跌倒预防指南也推荐了运动锻炼预防跌倒。研究表明，告诉老年人如何"锻炼"的建议要更加具体一些，这样会更加行之有效。

本节旨在帮助专业人员制订防跌倒的运动锻炼方案。第一部分回顾了防跌倒运动干预的随机对照试验的结果，在此基础上，对研究结果进行综合性分析，并描述如何有效进行运动干预。

一、运动和跌倒随机对照试验研究结果分析

通过对电子文献数据库（MEDLINE、CINAHL、EMBASE、PEDro）系统综述和临床实践指南等搜索，总共确定了 44 个防跌倒运动锻炼和干预的随机对照试验。

"tailored"和"targeted"这两个词在文献中可以互换替换，并使用了以下定义："tailored"的运动锻炼计划可以为一般人群量身设计运动强度和运动方式，"targeted"的干预措施计划则针对于高危人群。在本节中，没有考虑涉及运动的多因素干预，因为目前无法将运动锻炼效果与其他干预措施效果区分开来。我们用"过渡性"一词指住在低质量住宿护理环境中（即招待所或集体生活设施，但非疗养院）的人群，或者是在住院期间入组的人。在44项研究中，有16项研究因每组所包含的研究对象少于40人，在检测跌倒的影响因素方面样本量不足而被排除；有2项研究由于缺乏非运动或低强度运动的对照组而被排除；另有1项研究被排除的原因是干预效果随访需要10年。纳入的研究是基于整个研究期间对所有样本的跌倒结果数据（跌倒者的数量、跌倒率或跌倒的时间延迟）进行测定，进而分为预防跌倒组（12个试验）和非预防跌倒组（13个试验），两组之间具有显著的组间干预效应。在对研究进行分类时，没有考虑使用治疗分析。一部分研究证明，在受试者的亚组或仅在随访期组之间存在显著的统计学差异。一部分研究为非预防跌倒组，但仍有阳性结果发现。虽没有对跌倒率进行组间分析，但仍可能根据论文中所提供的数据计算相对跌倒率。

Meta分析的系统综述提供了强有力的证据，Sherrington等在2017年发表了一篇文章，总结了88个运动预防跌倒临床试验研究，囊括了19 478位参与者。总体而言，锻炼使老年人跌倒的发生率降低了21%（合并比率为0.79，95%CI为0.73 ~ 0.85，$P < 0.001$，I^2为47%）。挑战平衡与每周超过3 h的锻炼计划结合的效果更好。运动对社区帕金森病患者（合并比率为0.47，95%CI为0.30 ~ 0.73，$P = 0.001$，I^2 65%）或认知障碍人群（合并比率为0.55，95%CI为0.37 ~ 0.83，$P = 0.004$，I^2 21%，3次比较）也有预防跌倒的作用。没有证据表明，在护理院老人、脑卒中幸存者或最近出院的人中锻炼有预防跌倒的效果。但有研究证明运动作为一种单一的干预措施可以防止生活在社区中的老年人跌倒。Meta回归分析表明，那些需要高度平衡的项目，包括每周3 h以上的锻炼，对预防跌倒有更大的效果。来自一系列国家的62项试验的结果汇总表明，结果可以被广泛地推广到社区居住的老年人，尽管在低收入和中等收入国家进行的研究很少。在住院医疗机构和具有特殊临床条件的人群中进行的研究较少，因此在这些群体中，运动作为单一干预措施的影响不太确定。专栏5.1显示了最新的跌倒预防措施建议。在这个系统综述的以前版本中，汇集了来自社区和住院护理机构以及不同健康状况的人群的试验，以提供足够的试验，使Meta回归分析能够进行，以探索更有效干预措施的特征。现在大量的试验可以通过设置和条件进行单独分析。鉴于生活在不同环

境和不同健康状况的人之间可能存在异质性，按环境分别进行分析在临床上是合理的。同样，先前有研究报道了运动对干预组和对照组中跌倒者比例和跌倒次数的影响。然而，由于干预措施可能会对跌倒者的比例和跌倒次数产生不同的影响，这种方法并不理想，而且由于现在有更多的研究可供分析，因此不再需要这种方法。在社区居住的老年人中，2/3（76%）的试验间异质性（I^2 47%）可以由两个运动计划特征的存在来解释：平衡的高挑战和超过 3 h/ 周的运动。包含这些成分的锻炼计划减少了 39% 的跌倒率。这与我们之前的研究结果是一致的，但是在目前的研究中，更高强度的运动和更高的挑战来平衡分化的更有效和不太有效的试验。这些信息可用于设计未来的跌倒预防方案。在资源有限的情况下，小组运动计划可能需要辅以家庭运动，以达到更高强度的整体运动。值得注意的是，纳入试验中测试的运动计划大多是由训练有素的健康或运动专业人员单独规定的，以尽量减少运动时的伤害风险（包括跌倒）。事实上，在实施跌倒预防干预措施时，除了区分成功干预措施和不太成功干预措施的特点之外，还应考虑成功干预措施的特点。与以前的审查版本不同，步行方案的存在与干预效果的降低无关。最近的一项试验评估了由电话辅导支持的步行方案的有效性，发现该方案不能防止跌倒。结合早期的一项试验，其中快走计划的跌倒风险增加，Meta 回归结果显示，建议不应将步行作为单一的跌倒预防干预措施，不应告诉高危老年人快走。然而，鉴于步行的受欢迎程度，其他健康益处以及在一些成功的干预措施（如 Otago 家庭运动计划）中纳入单独规定的步行，建议步行计划除了其他预防跌倒的运动之外，可以适当应用于老年人。在养老机构进行的单一干预措施并没有预防跌倒的效果，这与 Cochrane 关于养老机构预防跌倒系统综述的结果是一致的。在养老机构中，较为依赖运动的人口可能需要针对多种健康状况和损伤采取额外的干预措施。这并不意味着在寄宿护理中没有锻炼作为预防跌倒方案的一个组成部分的作用。一些试验发现，在住宿护理环境中预防跌倒作为干预的一个关键组成部分，但也包括其他战略，包括对工作人员的教育和对环境的关注。在住宿护理中建立最佳的预防跌倒方法还需要更多的工作，但目前不建议将运动作为一项单一的干预措施。维持这一人群的功能还有其他好处，如提高生活质量、减少护理需求、减少胸部感染和压力损伤等并发症，适当设计的运动方案可以实现这一目标。在具有特定临床条件或跌倒危险因素的人群中，跌倒预防策略的试验相对较少。目前还不知道如何预防脑卒中幸存者的跌倒。由于运动已被发现对这些群体有其他益处，包括改善流动性，未来的试验可以调查运动和其他跌倒预防干预措施的组合。这个系统综述有一些局限性。特别是，Meta 回归分析应谨慎解释，因为 Meta 回归分析估计的"效应"是基于研究之间的非随机比较，因此它们可能是混淆的。个体参与者数据 Meta 分析可能更好地调查样本特征，如年龄和秋季风险状态对干预效果的影响。对演习方案组成部分的编码是根据已发表的文件中提供的信息进行的，因此，有可能出现不准确的解释。当进行固定效应 Meta 分析和敏感性分析时，效应估计的稳定性增加了社区居民对 Meta 分析结果的信心。虽然漏斗图不对称性和 Eggers 检验表明这种分析可能受到小的研究效应的影响，但是当较小的研究被排除在外时，敏感度分析的结果并不支持这一点，或者在多元回归中样本大小对效应大小没有显著影响。然而，更多的试验可用时，在住院医疗机构和帕金森病社区居民中小型研究效应的风险将需要进一步探索。总之，最新的审查证实，运动作为一种单一的干预措施可以防止社区居住的老年人跌倒。

专栏 5.1　关于社区老年人预防跌倒做法的最新建议

1. 锻炼计划的目标应该是提供一个高挑战性的平衡。选择安全的运动：①减少支撑的基础（例如，两腿并拢站立，一只脚直接站在另一只脚的前面，站在一条腿上）；②移动重心并控制站立时的身体位置（例如，将身体重量从一条腿转移到另一条腿，上升到更高的表面）；③站立时不使用手臂作为支撑，或者如果这不可能，那么旨在减少对上肢的依赖（例如，用一只手而不是两只手抓住表面，或者用一个手指代替整个手）。

2. 每周应进行至少 3 h 的运动。

3. 持续参与锻炼是必要的，否则将失去好处。

4. 跌倒预防工作应针对一般社区以及社区居民。

5. 预防跌倒练习可以在小组或家庭环境中进行。

6. 除了平衡训练之外，还可以进行步行训练，但不应规定高危人群进行快走训练。

7. 力量训练可以包括在平衡训练之外。

8. 运动提供者应转介需要处理的其他风险因素。

9. 运动作为一种单一的干预措施可以预防帕金森病患者或认知障碍患者的跌倒。目前没有证据表明，运动作为一种单一的干预措施可以防止脑卒中幸存者或最近出院的人跌倒。运动练习应该由具有特殊专业知识的人员提供给这些人。

二、预防跌倒方案

（一）社区居民集体锻炼

Barnett 等分析了 163 名平均年龄为 75 岁的较高跌倒风险人群采取额外家庭运动的渐进运动方案的干预效果。运动内容包括针对个性化强度的分级阻力训练、功能训练、耐力、柔韧性、步态和平衡训练。运动训练并非单一进行的，步态和平衡的训练主要是靠站立位置进行，其目的是逐步减少上肢对身体提供的支持。训练方案由物理治疗师设计，6 ~ 18 人一组，每组配有一名训练师。小组训练每次持续 1 h，每周训练一次，总共 37 次。其中有 34% 的参与者参加了 30 次以上，91% 的参与者每周在家锻炼一次，有 13% 的参与者能做到每天进行锻炼。锻炼后一年内的跌倒发生次数明显减少（发生率比 = 0.60，95% CI = 0.36 ~ 0.99），并且有趋势表明跌倒造成的伤害也在降低（事故率比率为 0.66，95% CI = 0.38 ~ 1.15）。

Buchner 等对比了阻力训练，耐力训练和将两者结合起来作为对照组之间的干预效果，共有 105 名社区居民参与，平均年龄为 75 岁。在试验开始的 24 ~ 26 周里，参与者每周参加 3 次每次 1 h 的锻炼小组，之后被分为两组在家进行锻炼：一组在专人监督下进行，另一组在没有人监督的情况下锻炼。在阻力训练组、耐力训练组和两者联合组中，训练是按照强度而非训练类型来划分的。阻力训练组使用阻力器械进行了一系列下肢强化训练，第一组最大重复 50% ~ 60%（1RM），第二组最大重复 75%（1RM）。耐力训练以、心率储备的 75%（年龄标准化最大心率减去静息心率）的固定周期进行。联合组包括耐力和阻力训练。没有专门针对功能性任务的训练或灵活性、步态和平衡而进行的训练。9 个月后进行统计，61 名参与者中 58% 的人每周锻炼 3 次；24% 的人每周锻炼 2 次；5% 的人根本不锻炼。当把锻炼组放在一起分析时发现，锻炼能显著降低跌倒的发生率（相关风险指数 = 0.61，95% CI = 0.39 ~ 0.93），延长了发生第一次跌倒的时间（COX 相对风险指数 = 0.53，95% CI = 0.30 ~ 0.91）。

Day 等采用了因素设计方法，对 1090 名平均年龄为 76 岁的社区参与者进行了研究，对比了运动、减少视力影响、降低家庭危险因素，以及对照组之间的效果比较。运动组由理疗师根据训练强度、步态、平衡和柔韧性合计个性化训练方案，锻炼方案以分组形式进行，锻炼时间为每周 1 h，持续 15 周，除此之外，参与者需要每天在家进行锻炼，还要参加平均 10 次运动小组汇报。在那些随机进行锻炼的人中，第一次跌倒的时间比率为 0.82（95% CI = 0.70 ~ 0.97）。当采取旨在改善视力和减少家庭危害的干预措施时，跌倒发生风险大幅度降低（发生比率 = 0.67，95% CI = 0.51 ~ 0.81）。

Means 等研究对比了两组锻炼效果，实验组为有理疗师设计，每组 6 ~ 8 人，锻炼内容为 6 周的柔韧性、平衡、耐力、协调和强度锻炼；对照组则是以宣教为主。训练时间为 90 min，每周进行 3 次。在被随机分配到实验组的 181 人中，169 人参加了锻炼，19 人由于各种原因停止了锻炼。干预组的跌倒基线在接下来的 6 个月里，87% 的未报到减低（对照组为 34.5%）。虽然文章中未进行组间下降率比较，但仍可从所给的跌倒数据计算出在干预后 6 个月内跌倒的相对风险为 0.40（95% CI = 0.25 ~ 0.63），即运动组下降 22 例（15%）、对照组下降 36 例（38%）。

Skelton 等对 100 名平均年龄为 73 岁的参与者进行了补充家庭计划的团体锻炼效果测试。研究对象为高风险跌倒人群，即前一年已存在至少 3 次跌倒史的人群。运动干预包括循序渐进的个体化阻力、步态、平衡、功能、耐力和柔韧性训练，每组 6 ~ 8 人，每周进行 1 h，持续 36 周。参与者还被要求每周在家锻炼 2 次。锻炼的类型和强度都是根据参与者自身情况量身定制的，大多数运动都是负重练习，旨在是减少上肢对躯体的支撑作用。在被随机分配到运动组的人当中，有 17% 的人拒绝进行锻炼，另有 10% 的人放弃锻炼。对照组采用了每周 2 次可坐式的锻炼计划。在试验期间，运动组的跌倒次数比对照组减少了 31%（发生比率 = 0.69，95% CI = 0.50 ~ 0.96）。致伤性跌倒也有减少趋势（比率 = 0.60，95% CI = 0.33 ~ 1.07）。

Wolf 等对 200 名平均年龄为 76 岁的社区居民进行了太极、电脑化平衡训练和宣教之间的效果对比研究。太极组人员每周参加 2 次小组锻炼，每次锻炼 45 min，另外每天还需进行额外的 2 次 15 min 的太极锻炼。电脑化平衡训练每周进行 1 次，每次 45 min，训练期间对参与者进行一对一的监督。两种锻炼组采取渐进性的方式，锻炼持续 15 周。运动采取下肢负重姿态练习，旨在是减少上肢对躯体的支撑作用。大多数参与者完成了锻炼试验，但有 10 名参与者由于疾病或护理原因而未完成锻炼。在开始锻炼后的 7 ~ 20 个月对跌倒相关数据进行了测量。打太极拳后，发生第一次跌倒的时间明显延长（风险率 = 0.63，95% CI = 0.45 ~ 0.89）（FISCIT 比率，未校对比率），但在电脑化平衡组（比率 = 1.03，95% CI = 0.74 ~ 1.41）和宣教对照组未见效果。

Li 等对 256 名平均年龄 77 岁，缺乏体育锻炼的社区居民进行了太极拳和伸展运动之间的效果对比。两组参与者都进行了每周 3 次，每次 1 h 为期 6 个月的锻炼运动。太极拳组由经验丰富的太极教练指导锻炼。其中杨式太极拳侧重于多方向重心转移，身体协同和多节段运动配合，意识以及同步呼吸。对照组训练集中在躯干和上半身的伸展、坐、站以及深呼吸等方面。两组参与者的平均参与次数为 61 次，80% 的太极拳组人员和 81% 的对照伸展运动组参与者参加了 50 或更多次的活动。在 6 个月的锻炼期结束后，太极拳组与伸展运动对照组相比，太极拳组跌倒次数显著减少（$n = 38$ vs.73，$P = 0.007$），跌倒所占比例更低（28% vs. 46%，$P = 0.01$），致伤性跌倒减少更明显（7% vs. 18%，$P = 0.03$）。在校对基线协变量之后，太极拳组多次跌倒的风险比拉伸对照组低 55%（风险比率 = 0.45，95% $CI = 0.30 \sim 0.70$）。

最近澳大利亚一项尚未发表的研究也对太极拳作为防跌倒措施用于平均年龄为 68 岁的普通老年人进行了效果评估。这项试验研究了 702 名 60 岁以上的老年人，对他们进行共 16 周每周 1 h 的太极拳锻炼，从而改善身体平衡达到防跌倒的效果。在太极拳组中，约有 50%（173/322）的参与者参加了 16 次中 13 次锻炼，至少有 75%（243/322）的参与者参加了半数以上的锻炼。在 1 年随访时间内，锻炼组对比对照组跌倒发生率下降了 35%。

（二）分组练习

研究小组对 551 名平均年龄 79 岁的参与者进行了锻炼效果的研究。大多数参与者住在自助公寓（78%），其余住在养老公寓。在每个退休社区的公共休息室里随机安排了团体训练组，接受包括阻力、步态、平衡、柔韧性和耐力的训练，并由专业运动员指导完成。锻炼是针对性的强度锻炼而非种类锻炼，所有的锻炼都是循序渐进的。阻力训练包括增加重复次数。步态和平衡训练主要是在站立时进行的，减少使用手臂进行支撑，旨在改善身体协调和反应时间，如伴随着音乐的踏步练习等。耐力训练包括 5 ~ 15 min 的慢 / 中速的步行。每个锻炼小组锻炼持续 1 h，每周进行 2 次，总时长 12 个月。总体来说，参与者共参加了 39 次锻炼（占总数的 42%）。将一般锻炼组与非运动对照组和坐姿锻炼组进行效果比较。1 年后，锻炼组的跌倒发生明显减少（发生率 = 0.78，95% $CI = 0.62 \sim 0.99$）。有跌倒史的参与者减少的频次更加明显（发生率 = 0.69，95% $CI = 0.48 \sim 0.99$），无跌倒史的参与者跌倒减少较轻（发生率 = 0.79，95% $CI = 0.60 \sim 1.05$）。

（三）社区居民个人运动

Campbell 等针对有增加跌倒风险的 80 岁以上的女性采取了家庭锻炼计划。这项家庭锻炼计划是由一名理疗师在家指导参与者，并与 233 名平均年龄为 84 岁的女性参加的社交活动进行了效果比较。锻炼内容包括针对性热身、肌肉力量和平衡等锻炼方式。并且每个参与者都配有一个练习文件，要求每周完成 3 次锻炼。参与者也可以根据自己需求在户外散步，每次 30 min，每周 2 ~ 3 次。在最初的 2 个月里，理疗师随访了每个参与者 4 次。第一次锻炼课程用大约 1 h 来确定锻炼方案，之后的 1、3、7 周内分别进行 3 次 30 min 的锻炼运动，以评估和改进这些锻炼，并帮助和鼓励参与者进行该项目锻炼。下肢力量锻炼以中等强度锻炼为准，并个性化增加脚踝袖带的重量。平衡和步态练习采用站姿锻炼，尽可能地减少上肢作为外部支撑。第 4 次随访后，理疗师与参加者采用定期电话方式沟通。1 年后，42% 的参与者表示他们仍然每周锻炼 3 次。在 12 个月的锻炼期间，锻炼组的跌倒率明显降低（组间差异 = 0.47，95% CI = 0.04 ~ 0.90），前 4 次跌倒的相对危险度系数是 0.68（95% CI = 0.52 ~ 0.90）。第一次致伤性跌倒的相对风险也显著降低，约为 0.61（95% CI = 0.39 ~ 0.97）。

在最初的 233 名锻炼参与者中，有 213 人完成了第一年的计划，并被邀请再继续参与 1 年。在这组参与者中，71 名女性锻炼组（69%）和 81 名女性对照组（74%）同意继续参与锻炼。这一次理疗师未与参与者进行面对面交流，但仍然保持电话联系。2 年后，在 71 名参与者中，44% 的人仍然每周锻炼 3 次。在为期 2 年的锻炼期结束后，跌倒的相对风险以及中度或重度致伤性跌倒的相对风险在锻炼组中会显著降低（0.69，95% CI = 0.49 ~ 0.97；0.63，95% CI = 0.42 ~ 0.95）。那些坚持锻炼者 1 年后的活动水平和体能阈值都显著提高，具有更高的防跌倒评分，并且在开始锻炼之前大多数都有跌倒史。这项计划现在被称为 "Otago 锻炼计划"，其也在另一项随机对照试验（240 名平均年龄为 81 岁的社区居民）中进行了调查研究。本次锻炼计划是由一名社区护士参与，在此之前，他需要由理疗师进行 1 个星期的锻炼培训。本次计划唯一的变化是，锻炼开始的 6 个月后，对 1/5 的参与者进行家庭随访。理疗师为参加锻炼计划的护士提供监督和电话指导，这些社区护士除了参与日的社区护理工作外，还要负责参与执行锻炼计划。1 年后，共有 43% 的参与者坚持每周锻炼超过 3 次。锻炼后跌倒率减少了 46%（发生率 = 0.54，95% CI = 0.32 ~ 0.90）。80 岁及以上的参与者跌倒次数有所减少（对照组跌倒 81 次，锻炼组跌倒 43 次），但 75 ~ 79 岁的参与者跌倒次数无显著差异。

"Otago 锻炼计划" 随后在常规医疗机构进行了 32 组的分组研究，一共分为 3 个锻炼组中心、一个对照组中心。这项研究包括 450 人，平均年龄 84 岁。社区护士接受了该锻炼计划的相关培训。锻炼组中心的跌倒发生率减少了 30%（风险指数 = 0.70，95% CI = 0.59 ~ 0.84）。

（四）机构住户个人运动

Schnelle 等研究了 190 名疗养院参与者，平均年龄为 88 岁，有尿失禁史（跌倒危险因素之一）。研究助理每天为参与者提供 4 次服务指导，监护下行步行练习，以及 8 次的坐 - 立练习，并鼓励他们多饮水。根据参与者个体情况增加强度并进行额外的上肢阻力训练，可能的话逐步增加步行距离，鼓励坐 - 立运动，进而尽量少上肢的支撑使用。锻炼课程要求每周 5 d，持续 8 个月，参与者平均每天需要完成 3.2 次课程。Logit 分析得出，不同组间发生跌倒次数降低程度存在显著差异（$OR \pm$ 标准误 $= 0.46 \pm 0.18$）。对照组从基线到随访跌倒发生率增加，而锻炼组则保持相对稳定。

三、无预防跌倒效果的干预措施

（一）步行计划——社区居民

Ebrahim 等对 165 名平均年龄在 66 ～ 70 岁之间的女性进行了快走训练效果调查研究。纳入标准为有上肢骨折病史的参与者。研究人员每 3 个月会随访一次，并鼓励他们每周步行 3 次，每次 40 min。该方案是循序渐进的，并在锻炼强度上进行了调整，为的是让参与者走得更"轻快"。2 年后，有 41% 的参与者中途退出，而步行锻炼组累计发生跌倒风险实际上更高 [15/（100 人·年）的额外风险，95% $CI = 1.4 ～ 29/$（100 人·年），$P < 0.05$]。

（二）小组运动——社区居民

Bunout 等对 298 名平均年龄 75 岁的健康社区老年人进行了负重阻力锻炼的效果研究。被随机分配到锻炼组的参与者，进行了渐进式的负重阻力锻炼，锻炼内容主要涉及下肢，以减少手臂支撑为目的站立式锻炼。该项目还包括阻力训练前后 15 min 的步行锻炼。在 1 年中，每周有 2 次在监督小组中进行锻炼。在随访完成之前，共有 51 名参与者退出了锻炼。其余参与者参加了 24% 的预定锻炼计划。随访 1 年后，对照组跌倒 24 例、锻炼组跌倒 25 例。当然有可能存在漏报的情况，根据参与者每月的门诊次数降低的情况，如果存在 2 次或者 2 次以上，即视为退出训练。

Carter 等对平均年龄为 69 岁诊断为骨质疏松症的 93 人进行了调查研究。参与者在一名专业运动员的指导下进行锻炼，每 12 人一组，锻炼内容为阻力、步态、平衡、功能和灵活性等锻炼。每次锻炼需要 40 min 才能完成，参与者每周参加 2 次，持续 20 周。锻炼强度因人而异，锻炼类型不变。一些平衡练习是在站立时完成的，但不清楚这种锻炼方式是否可以通过减少手臂支撑来加强躯体稳定性。89% 的参与者完成了全部锻炼科目。最后统计发现，锻炼组跌倒次数为 7 次，而对照组为 8 次，这表明经过 20 周的锻炼后两组之间的跌倒率无显著差异。

另一项研究表明，普通锻炼并没有减少跌倒风险，这项研究对 197 名平均年龄为 72 岁的社区女性进行了调查研究。研究包含的锻炼方式有阻力锻炼、平衡锻炼、步态锻炼、耐力及柔韧性锻炼。平衡锻炼是在负重姿势下进行的，锻炼的强度以及类型无个体差异，锻炼过程也非循序渐进的。每次锻炼持续 1 h，每周进行 2 次。该锻炼方案分四期进行，每期 10 ~ 12 周，总时长为一年。参与者平均参加了 60 次锻炼。一年后结果显示，锻炼后发生跌倒次数并没有明显减少（一次或多次跌倒相对风险指数 = 0.99，95% CI = 0.65 ~ 1.5），但发现存在一些"平衡相关性"跌倒（相对风险指数 = 0.31，95% CI = 0.11 ~ 0.91）。

McMurdo 等对 118 名平均年龄为 65 岁的女性进行调查研究，参与者随机分为锻炼组和非锻炼组，两组参与者均服用钙剂。参与者在 2 年内每周进行 3 次，每次 45 min 的集体负重训练。78% 的参与者完成了 76% 的小组锻炼。两组间跌倒总体发生率无显著差异（非锻炼组 31 例，锻炼组 15 例，$P = 0.158$）。然而，锻炼组在 12 ~ 18 个月，跌倒发生次数明显较少（$P = 0.011$）。

Morgan 等对 294 名平均年龄为 81 岁存在高危跌倒风险的老年人进行分组研究，将阻力、步态和平衡锻炼作为试验组，其他作为对照组。试验组人员以 2 磅的踝关节负重为基础进行步态和平衡锻炼，锻炼分为 5 次，渐进式进行。小组锻炼计划由一名理疗师设计并参与实施，每次锻炼时长 45 min，每周进行 3 次，共 8 周。之后参与者将采用家庭锻炼计划，直到研究结束。锻炼类型和强度因人而异，但不清楚平衡训练是否存在影响。参与者平均参加了 70% 的小组锻炼，其中 69% 的参与者完成了全部锻炼计划。试验组和对照组对比发现，两组跌倒率下降程度无显著差异（试验组 = 28.6%，对照组 = 30.9%）。然而，在根据 SF36 健康调查量表评估身体功能得分较低的参与者中，锻炼组参与者发生第一次跌倒的时间要长于对照组（Cox 风险比 = 0.51，$P \leq 0.03$）。相反，在根据 SF36 健康调查量表评估身体功能得分较高的参与者中，对照组参与者发生第一次跌倒的时间要长于锻炼组（Cox 风险比 = 3.51，$P \leq 0.02$）。

Reinsch 等将 230 名平均年龄 74 岁参与者随机分为四组，分别是单纯锻炼组、认知行为疗法（CBT）组、锻炼与 CBT 结合组以及对照组。锻炼组由 5 ~ 25 人组成，锻炼内容为低强度的阻力训练、负重姿势下的平衡和步态训练、任务功能性训练和柔韧性训练。锻炼方式是渐进式的还是个性化式的并不明确。每次锻炼 1 h，每周进行 3 次，共 52 周。一年有 20% 的人员流失率。各组之间发生第一次跌倒的时间无显著差异；每组中跌倒一次或多次人数比例为锻炼组为 25%，认知行为治疗组为 19%，联合组为 37%，对照组为 19%。

Steinberg 等使用"附加"技术分析了 252 名 50 岁以上人群采用不同锻炼方式的效果分析（70% ~ 80% 的参与者年龄在 75 岁以下）。宣教对照组分为：①宣教和锻炼；②宣教、锻炼和家庭评估；③宣教、锻炼、家庭和医疗评估。对照组锻炼部分由锻炼小组组成，并辅之以家庭锻炼方案，讲义和影响资料。小组锻炼每次 1 h，每月进行 1 次，持续 17 个月，同时鼓励参与者在非小组锻炼期间进行锻炼。锻炼侧重点在于力量、步态和平衡方面，锻炼方式是渐进型还是有针对型未具体描述。与宣教对照组相比，锻炼组和宣教组首次跌倒风险的比值为 0.67（95% CI = 0.42 ~ 1.07）。

（三）分组练习——过渡阶段

Wolf 等对 311 名平均年龄为 81 岁的社区居民进行的集群随机试验评估了太极拳与"健康"宣教的防跌倒干预效果。根据 Speechley 等标准定义受试者为"短暂性虚弱"，即既不虚弱也不强壮。有跌倒史为该研究的纳入标准，即该人群为跌倒的高危人群。太极拳组由一个太极拳教练或其学生教授，以 15 人为一组。太极拳组锻炼逐渐增加动作难度，以负重姿势锻炼，目的是减少手臂对身体的支撑作用。太极拳组每周进行 2 次锻炼，每次 60 ~ 90 min，为期 48 周。参与者参加了 76% 的小组锻炼。每组相对风险系数校对后为 0.37（95% CI = 0.52 ~ 1.08），反应跌倒并无显著降低。然而，在锻炼的最后 8 个月，太极拳组校正后的跌倒风险显著降低（风险指数 = 0.54，95% CI = 0.36 ~ 0.81）。

（四）社区居民个人锻炼

Campbell 等对 93 名年龄在 73 ~ 76 岁的社区居民进行因素分析研究。研究结果如下：①家庭锻炼组——"Otago 锻炼计划"；②停用精神药物组；③联合组；④对照组。44 周后，63% 的参与者每周进行 3 次锻炼，72% 的参与者每周步行锻炼两次以上。锻炼后跌倒发生无显著差异。锻炼组与非锻炼组的相对风险率为 0.87（95% CI = 0.36 ~ 2.09）。虽然本研究在验证锻炼对跌倒影响方面缺乏强有力的证据，但研究发现在停用精神药物后跌倒发生明显减少。

该研究小组最近对 391 名有严重视力障碍的老年人进行了多因素分析研究。干预措施包括"Otago 锻炼计划"加维生素 D 补充（$n = 97$），职业治疗师提供的家庭安全评估及改善措施（$n = 100$），联合治疗（$n = 98$），或社会随访（$n = 96$）。1 年中，18% 的参与者每周完成规定锻炼 3 次或更多，36% 的参与者每周至少完成 2 次。被随机分配到家庭安全评估及改善组人群跌倒的次数更少，而非被分配到锻炼组的人群。在被随机分配到锻炼组的人群中，每周至少锻炼 3 次的跌倒率比每周锻炼不到 1 次的人低 77%。

（五）个人锻炼——过渡阶段

Latham 等对 243 名平均年龄为 80 岁人群进行分组对比研究，随机分为维生素 D 剂组、阻力训练组、安慰剂对照组和注意力控制干预组。被随机分配到阻力训练组的参与者在住院期间即开始锻炼，在此期间由理疗师进行最初的 2 次随访。90% 的参与者为社区居民，其余的居住在养老院。如果参与者有基础功能障碍、慢性疾病和跌倒史则分为体弱组。阻力训练内容包括一系列的伸展运动和非负重状态下膝关节的抗阻力伸展运动（重复 3 组，每组 8 次）。参与者被建议每周锻炼 3 次，坚持 10 周。理疗师每周进行一次指导，并轮流进行家庭随访和电话联系。作者目的是将阻力锻炼强度提高到 60% ~ 80% 1RM，但实际能做到的阻力锻炼强度只有 13% 1RM。锻炼组的参与者完成了规定疗程的 82%。与对照组相比，维生素 D 组和阻力锻炼组的跌倒率（各组相对风险 = 1.72 和 0.96，95% CI = 0.79 ~ 1.37 和 95% CI = 0.67 ~ 1.36）和第一次发生跌倒时长（各组风险比分别为 1.14 和 0.97，95%，CI = 0.8 ~ 1.62 和 0.68 ~ 1.37），无显著下降。但阻力锻炼组具有更高的骨骼 - 肌肉损伤（需要医疗护理或导致至少 2 天日常生活受限）发生率（相对风险 = 3.6，95% CI = 1.5 ~ 8.0）。

（六）机构居民个人锻炼

Mulrow 等对 194 名平均年龄为 80 岁居住在养老院的老年人进行一对一理疗的效果分析，并与对照组进行效果比较。理疗师根据评估选择一套标准化的练习动作。该理疗方案包括阻力训练、平衡训练、功能性任务训练、耐力和灵活性训练。锻炼是渐进性的，并在类型和强度上因个体差异而进行调整。阻力训练使用松紧带和松紧袖口进行练习，练习如果可以轻松重复完成 10 组，则适当增加练习次数。如理疗师认为适当，可采用负重姿势进行一些练习。每个疗程练习时间为 30 ~ 45 min，每周进行 3 次，持续 4 个月。参与者参加了 89% 的预定理疗疗程。开始训练后的 6 个月内，理疗组中的 44 人跌倒了 79 次，对照组中的 38 人跌倒了 60 次，两组跌倒次数差异无明显统计学意义（$P = 0.11$）。理疗组有 7 例严重损伤，而对照组有 2 例，同样的差异没有统计学意义（$P = 0.16$）。

四、关于预防跌倒的干预措施，这些研究告诉了我们什么？

目前似乎无任何一个单一因素可以简单地分辨某个方案是否有防跌倒效果。锻炼在减少跌倒方面的成功可能是几个关键因素共同作用的结果。对于那些没有发现锻炼对防跌倒有效果的研究，其原因可能在于缺乏强有力的证据，进而证明锻炼组和对照组之间的差异，但也并非所有研究都是如此。预防跌倒方案的共同特点见专栏 5.2。

专栏 5.2　有效减少跌倒的运动方案的共同特点

1. 运动类型

（1）平衡练习。

（2）负重姿势性运动。

（3）旨在减少各辅助器械所提供的身体支撑锻炼。

（4）进行功能活动练习（如爬楼梯 / 由坐到站）。

（5）增加耐力运动以提高体能储备（非单一的步行运动）。

（6）额外的中等强度对抗训练。

2. 运动方案

（1）强度递增。

（2）个性化强度制定。

（3）避免个人或人群危险因素。

3. 项目性质

（1）单次锻炼需要 60 min（目前认为需要累积到这个水平）。

（2）参与者每周至少进行 3 次。

（3）最少进行 6 周（但要持续有效，可能需要长期的运动）。

（4）以小组形式或以个人方式进行。

（5）采取鼓励和奖励机制（例如团体互助或电话跟进家庭活动）。

4. 设计与执行

（1）由训练有素的专业人员（大部分为物理治疗师）参与设计方案。

（2）由一名训练有素的教练指导练习（确保练习效率又安全）。

五、训练类型

（一）平衡训练

在 12 项预防跌倒训练方案中，除一项外，其余都进行了平衡训练。这支持了对总共 2328 名老年人的七项 FICSIT（虚弱与损伤：干预技术合作研究）试验的预先计划的 Meta 分析的发现。包括一般运动的治疗组校正后跌倒发生率为 0.90（95% $CI = 0.81 \sim 0.99$）其中包括平衡训练在内的校正后跌倒发生率为 0.83（95% $CI = 0.70 \sim 0.98$）。换句话说，在进行任何锻炼的人中，摔倒的发生率可减少约 10%，而在进行平衡锻炼的人中，摔倒的发生率可减少约 17%。大多数成功的平衡训练方案主要是在负重姿势下进行的，重点是减少上肢的支撑。这些因素似乎是区分有效和无效干预措施的关键因素。

太极拳目前在三个社区居民参与的研究中具有预防跌倒效果。虽然我们将太极拳归类为平衡训练，但太极拳可能比某些种类的平衡训练更具有优势。这也需要更进一步的研究去证实。对体质较弱的人群研究发现，跌倒率的降低并非特别显著（下降风险 $= 0.75$，95% $CI = 0.52 \sim 1.08$）。也许在这项研究中，太极拳对一些受试者来说可能太难了，因此他们没有从该课程中获得更多的益处，因为他们从一个"更容易"的课程中获得的益处仍然对其具有挑战性。研究者发现，在研究的后期，跌倒明显减少，这支持了这样一种观点，即通过练习，参与者提高了水平，从而能够从太极拳中获得更多益处。

有 13 项随机对照试验结果显示预防措施对跌倒无效，其中就有 10 项涉及平衡训练。尽管对跌倒率的降低没有影响，但其中几个方案对身体平衡仍有改善作用。一些包括平衡训练在内的干预研究未对减少跌倒产生影响，主要原因可能在于研究的纳入样本是体格相对较好人群，也可能在于所采取的预防措施未达到改善身体平衡性的需要。还有几项关于平衡训练的研究未影响跌倒率，可能原因在于平衡锻炼时未减少上肢对身体的支撑作用，或者锻炼时未在站立姿势下进行。

（二）功能训练

在所有研究中，有七项功能性锻炼研究对降低跌倒率有效。这通常与平衡或强度锻炼一起进行。越来越多的证据表明，骨骼肌肉强度和姿势的稳定性机制都是特定于具体任务的，具有挑战性以及功能相关的锻炼是改善躯体任务性相关平衡的最佳方法。在对跌倒率影响的随机对照试验中，有六项包含了功能任务训练，因此，对于平衡训练来说，其他锻炼方案也很重要。

1. 耐力训练 / 步行项目

在运动对跌倒率影响的研究中，有五项研究包含了耐力训练。其中的一项研究发现，单独耐力锻炼或与力量锻炼相结合有利于提高机体有氧运动能力，但两者对改善平衡和步态无明显影响。还有三项包含耐力锻炼的研究对防跌倒无明显疗效。耐力训练作为唯一的预防措施时，对防跌倒无明显作用。Ebrahim 等的研究鼓励参与者（曾有上肢骨折病史）每周进行快走 3 次，这项锻炼虽有助于增强体能，但也增加了跌倒发生率。由于参与者每 3 个月才被随访一次，未做到足够严密的监督以及激励，在参与者被建议进行户外运动时，也相应增加了跌倒风险。有三项研究结果显示对预防跌倒存在阳性疗效，其中包含一项步行计划，另有五项研究结果对预防跌倒无明显疗效。

2. 阻力训练

Latham 等进行了唯一的一项研究显示，仅评估了坐姿阻力训练对跌倒发生率的影响。此研究对膝关节伸展肌群进行了渐进式的坐姿阻力训练，研究结果显示该锻炼对预防跌倒未存在显著疗效（相对风险比 = 0.96，95% CI 0.67 ~ 1.36）。理想的强度（60% ~ 80% IRM）在家庭锻炼中难以实现，也增加骨骼肌肉损伤的风险。中等强度的力量训练可能需要更长的时间来达到理想的力量增长，锻炼过程会降低损伤风险并需要不断加强参与者的依从性。

肌肉力量是跌倒的一个关键危险因素，肌肉力量训练可以单独进行，也可以联合其他预防跌倒锻炼一起进行。目前仍需要进行更多的研究分析不同强度和在不同人群中阻力训练的预防跌倒作用。有九项包括阻力训练的研究结果显示对预防跌倒有效，另有九项研究结果未证明有效。阻力训练：对已存在肌肉力量下降以及身体功能下降到相关阈值的人群，针对性锻炼下肢负重肌肉群产生的效果最明显。在早期预防中，高强度的锻炼也可适用于所谓的"健康"人群，能够使他们在年龄增加时做到更好的预防。

3. 柔韧性训练

目前尚无研究对柔韧性训练在预防跌倒中的作用进行评估。大多数锻炼方案（七个成功方案，九个无效方案）都包含了柔韧性因素。柔韧性锻炼对躯体姿势稳定，防跌倒有着直接的作用（例如增加踝关节的活动度），另一些则可以作为"热身"运动或伸展运动，用于防止其他锻炼造成运动性损伤。目前仍不清楚如何在预防损伤中将增加柔韧性和拉伸作用发挥到最佳效果。

4. 综合训练

某些锻炼方式并没有被证明可以单独预防跌倒，在有效的方案中则是锻炼内容的一部分。例如，阻力训练被包括在大多数有效的锻炼方案里。耐力训练可增强身体素质、提高身体耐受性，减少肌肉疲，是平衡锻炼的一个重要补充，因为在日常生活中，平衡不仅仅要保持一次，而是要长期保持。

六、运动处方

大多数试验都涉及锻炼的进展过程（12/12 vs. 11/13，分别为预防跌倒有效组以及预防跌倒无效组）。虽然对预防跌倒有效方案和无效方案无法进行明确区分，但它仍是一个锻炼方案的重要组成部分。

通过对预防跌倒有效的研究结果发现，锻炼最重要的，一是锻炼要在站立姿势下进行（12/12 vs. 11/13，防跌倒无效锻炼方案），二是要通过挑战身体稳定性来改善身体平衡。挑战身体稳定性的一种方法是逐渐减少身体对上肢稳定性的依赖，并重新开始锻炼使用下肢以改善身体平衡机制。大多数成功的锻炼方案都有一个明确的目标，那就是减少锻炼中手臂对身体的支撑作用（10/12 vs. 6/13，防跌倒无效锻炼方案）。

成功的锻炼方案往往对锻炼强度进行了个性化衡量（10/12），并且有些成功锻炼方案也对锻炼类型进行了个性化分配（3/12）。然而，这些因素在无效的锻炼方案中同样普遍存在（分别为10/13和5/13），因此独立的个性化方案似乎并非预防跌倒锻炼方案的基本特征。

七、锻炼时间、总时长和频率

从文献来看，很难确定预防跌倒锻炼的最佳的锻炼频率、锻炼时间和总时长。从文献来看，目前很难确定最佳的预防跌倒的锻炼频率、时长及锻炼总时长。短期有效的锻炼时间一般为一周20次，对于养老院人群来说，可以每周进行3次锻炼，每次 30 ~ 90 min。在社区，每周可以举行几次有效的集体小组锻炼，并可以辅助进行家庭锻炼。成功的锻炼方案一般周期持续 6 周至 12 个月。因此，相比锻炼类型和锻炼强度而言，锻炼频率及方案周期似乎是次要的。

我们似乎有理由得出这样的结论：锻炼应该持续 60 min，每周至少进行 3 次。但对于老年人而言，每周超过 1 次的监督性锻炼困难较大，因此除了小组锻炼外，还可以使用家庭锻炼方式。防跌倒所需的最短锻炼时间一般为 6 周。然而，如果没有以一种有效的锻炼方式对身体平衡、肌肉力量和体能进行维持的话，之前锻炼的效果可能会很快消失。为了最大限度地发挥锻炼的效果，各项锻炼方案应当长期持续进行。

八、谁提供锻炼方案？

所有有效的锻炼方案都是由专业人员设计和执行的，在大多数情况下是物理治疗师和锻炼教练员。由于以下几种原因，对老年人防跌倒锻炼进行人员培训和传授经验是有必要的。①应采用适当的锻炼类型，使锻炼强度可以调整到机体最佳适应状态；②指导锻炼的人应该有信心和经验来提供足够具有挑战性的锻炼，同时尽量降低在锻炼过程中发生的再跌倒和受伤风险；③应提高参与者的依从性，坚持进行锻炼。

九、集体或个人锻炼形式（以居家为基础）

目前没有研究直接对集体运动和个人运动的防跌倒效果进行对比。目前来看，个人锻炼和集体锻炼的依从性和有效性差别不明显，但仍要注意其他关键因素，如锻炼类型、强度和进展过程。有些人更倾向于在集体环境中锻炼并且能取得更好的效果，而有些人则喜欢在家中进行个人锻炼。

十、针对人群

每组试验中有七项锻炼（包括预防跌倒组和非预防跌倒组）是在高危人群中进行的。一些研究发现，锻炼对高危人群更加有效。"Otago 锻炼计划"对于 80 岁以上有跌倒史的人群最有效，对无跌倒史、70 多岁的人群效果不佳。锻炼研究组中的研究对象多是退休公寓和宿舍人群，发现曾有跌倒史的人群在预防跌倒方面效果最明显。一些研究未能证明这种影响，可能在于参与人群相对活动量大，锻炼未达到身体所需要的效果，从而使得组间差异不明显。

单独从锻炼能力来看，能否降低跌倒的发生率取决于参与者是否还合并有其他跌倒因素。Day 等的研究发现，多方式锻炼方案比单一方式锻炼方案的效果更加有效，这表明对某些参与者还需要增加其他种类的预防措施。Campbell 等人的双因素研究发现，针对高危人群的特殊干预措施对于预防跌倒具有更好的效果。对于一些精神药物服用患者的研究发现，减少精神类药物的服用比锻炼预防跌倒更加行之有效。同样，对锻炼和住房结构改造的相关研究发现，对于那些存在有视力障碍的参与者，房屋内部装修结构调整对防跌倒具有更显著影响。导致这一结果的部分原因可能是不同人群对锻炼接受程度和依从程度存在差异。最近一项研究表明，锻炼组中视力较差的老人对锻炼具有更好的依从性，能更明显地减少跌倒的发生（$P = 0.001$）。

十一、结论

根据当前证据，有效的预防跌倒锻炼方案包括在负重姿势下进行具有挑战性和渐进式的平衡锻炼，并最大限度地减少上肢对躯体的支撑作用。阻力、耐力和柔韧性锻炼与平衡锻炼相结合可能会带来额外收益。锻炼应该采用个性化强度制定，循序渐进，针对适宜人群，在专业人员指导下进行小组或个人锻炼。并非每一种锻炼方式都能有效地降低老年人跌倒风险，因此应根据每个老年人具体情况进行个性化锻炼方案设计。与其他防跌倒措施一样，如果针对个人特有的不足和生活方式制订改善锻炼方案，防跌倒效果可能更加显著。

第二节　运动锻炼对机体的影响

如第一节所述，锻炼是老年人防跌倒的关键预防措施。研究中使用了许多不同形式的锻炼方法，从高强度的阻力锻炼和基于实验室数据的平衡锻炼到非结构化的一般锻炼方案。除了研究锻炼项目对防跌倒的效果外，许多研究还评估了这些锻炼方式对一系列身体机能测量的效果，包括力量、平衡和步态。这些研究阐明了锻炼预防跌倒的相关机制。虽然跌倒比较常见，但大多数老年人并非经常跌倒。因此，需要进行大量相关研究并进行长期随访，以验证锻炼对跌倒率的影响效果。相比之下，锻炼对跌倒危险因素的影响可以小型的研究来进行验证，通过分析跌倒危险因素并进行信息互补收集。Ambrose 等发现，根据生理轮廓评估工具进行测量分析，通过阻力或敏捷性锻炼，可以使跌倒的风险降低 50% 左右。一项对 59 项随机试验的 Meta 分析支持在中等或高风险人群中进行运动预防跌倒的好处，其参与者包括从全科医生和专科门诊招募的健康人和慢性病患者。运动组参与者的跌倒发生率比对照组（接受不被认为能减少跌倒的干预措施，平均每人每年跌倒 0.85次）低 23%。运动组的参与者每人每年减少 0.20 次跌倒。更有证据表明，锻炼可能会减少导致骨折的跌倒（10 项试验显示，与对照组干预相比，跌倒的发生率降低 27% 和导致医疗护理的跌倒（5 项试验显示跌倒的发生率降低 39%）。大多数锻炼计划需持续至少 12 周，几乎 1/3 的锻炼持续时间至少 1 年。

本节介绍了老年人防跌倒研究中使用的主要锻炼方式，并总结了各种锻炼对平衡、力量和功能等防跌倒危险风险因素的有效性证据。然后探讨其他可能性因素，包括锻炼设施的选择、目标人群选择以及人群对锻炼的接受性和依从性的相关因素。

一、不同锻炼类型对身体机能的影响

Angulo 描述了几种类型的锻炼计划，每种干预措施都有其自身的特点，并对身体机能产生不同影响。

（一）体育锻炼

体育锻炼是指骨骼系统产生的身体运动并增加能量消耗的过程。体育锻炼是以有组织的频率进行的体力活动，其目的是保持或改善个人身体素质的某些组成部分（肌肉力量、柔韧性、平衡或心血管耐力）。特异性是体育锻炼的基本原则。因此，为了产生肌肉、心肺和中枢系统的适应性，应该提出一个适用于所有这些组成部分的锻炼计划。当需要进行调整时，比如对于体弱的人，多类型运动计划被认为是最有效的选择。

尽管理想的体育锻炼计划仍然难以确定，但所有这些计划的有效性已基本确立。运动训练像任何治疗一样，必须调整到合适的强度。体育锻炼处方医生必须根据个人进步增加（或减少）强度。处方医生应结合训练中的主要变量（持续时间、类型、强度和频率），直到他们找到每个人的最佳强度。目标应该是建立一个循证可行的运动方案，以便在临床上实施。

（二）有氧运动

有氧耐力，即心肺为肌肉充氧的能力，与死亡率、心血管疾病、活动受限和残疾密切相关。有氧耐力通常通过最大摄氧量（$VO_2 \, max$）来测量。在 30 岁之后，这种能力逐渐下降，从而降低了日常生活活动（activity of daily living, ADL）的能力。耐力训练最显著的影响之一是增加 $VO_2 \, max$，这是老年人虚弱的一个重要决定因素。此外，当肌肉适应耐力训练时，其氧化能力增加，导致更高的疲劳抵抗力或肌肉耐力增加。

目前有几种评估心肺状况的方法。基于运动气体交换变量，心肺运动试验（cardiopulmonary exercise test, CPET）是确定运动不耐受性或运动呼吸困难以及评估心肺健康的最佳评估工具。尽管受环境和所需昂贵设备的限制，CPET 最常用于疾病管理，如心力衰竭和肺动脉高压。此外，它对运动水平下降的老年人具有潜在的诊断效用。

老年人常用的两种常规次极限运动测试，即 6 min 步行测试和 400 m 步行测试，以测量步行速度和活动能力。这些测试只需要很长的走廊（建议 ≥ 30 m）和秒表。此外，建议沿走廊放置椅子，并让训练有素的专业人员紧跟在患者身后行走。此外，400 m 测试已被证明是无行走困难的老年人，以及脑血管疾病（Lerebrovascular disease，CVD）、活动受限和活动障碍的预后因素和预测因素。此外，还建立了使用更短距离测量健康结果的有效措施。一个经过充分验证的方案需要从起点开始 4 m 的行程。步速至少为 1.4 m/s 表明患者可能能够独立完成日常生活活动，而步速小于 0.8 m/s 则表明患者可能身体虚弱，跌倒风险增加，并依赖于他们的日常生活活动能力和工具性活动（instrumental activity of daily livings，IADLs）。

美国运动医学院和美国老年人心脏协会的指导方针建议每周至少进行 150 min 的中等强度有氧训练（每周 7 d 中有 5 d 进行 30 min 的有氧训练），或至少进行 60 min 的剧烈运动（每周 3 d 进行 20 min 的活动）。尽管体弱的人可能无法满足这一建议，但适度增加活动和强化运动可以对功能改善的进展产生积极影响。

人们建议开展多种活动来提高有氧能力，如快步走、慢跑、水上有氧运动、游泳、跳舞或骑自行车等。除了这些经典方法外，最近的一篇论文显示了实施高强度间歇训练（HIIT）计划后的益处。其中，步行是最简单、最便宜、最可行、与 ADL 最相关的，也是最容易在诊所进行评估的。尽管根据人的功能状态有不同的方法，但对于为体弱者制订有氧运动计划，没有标准化和普遍接受的规则。

（三）力量训练

肌肉力量是肌肉或肌肉群产生的力量或张力。随着年龄增长、不活动、受伤和制动，肌肉力量的损失程度取决于受损的神经肌肉激活和肌肉体积的减少。力量训练似乎是预防肌肉减少和跌倒的关键因素，同时也可保持老年人的功能能力。

有一些经过验证的技术可以测量肌肉力量。握力（在优势臂上）是最常见的，用于研究和临床设置。本试验最常用的测功机是 JAMAR 液压手摇测功机。测试通常重复两次，记录最好的一次。

为了测量强度（个人能够发展的最大强度的百分比），通常使用一次最大重复次数（1RM）。它被定义为一个人以正确的技术重复一次就能举起的最大重量，被认为是评估肌肉力量的黄金标准。根据强度，应每隔一天进行力量训练，尤其是在初始训练阶段。应提供简单的说明，建议使用触觉支持和镜像技术。

（四）爆发力训练

爆发力可以定义为肌肉收缩力及其速度的乘积。50 岁以后，每年约有 3% 的肌力丧失，比肌肉力量快 3 倍。腿部力量与老年人的身体表现高度相关。

爆发力可以在任何运动中测量。大多数常见的下肢肌肉训练、腿部按压和膝盖伸展，显示出良好的可靠性和有效性。5 次从坐姿到站姿测试是一个简单而廉价的程序，只需要一把椅子和一个秒表。它已被证明是一种有效的临床相关工具。

功率训练强度应在 1RM 负荷的 30% ~ 60%，因为在此强度范围下能保证最大功率输出。参与者应尽快进行同心（缩短）阶段练习。

爆发力训练应该优先考虑老年人，因为它可以提高步速、椅子站立测试和爬楼梯的时间。在最近的 Meta 分析中，高速训练改善了短物理性能电池，但其他功能能力工具没有改善。此外，据报道，较低的训练量与更大的肌肉力量改善有关。

（五）灵活性训练

灵活性是指一个或几个关节的关节运动范围（range of motion, ROM）。灵活性几乎没有在研究中衡量，也没有一个量表得到广泛接受。也许，用测角仪测量每个特定关节的柔韧性是评估 ROM 变化的最佳选择。拉伸或柔韧性计划旨在通过提高静态和动态拉伸公差来获得更大的 ROM。静态拉伸是指保持 ROM 末端位置的能力；动态拉伸是指在身体任何部位重复逐渐过渡时，ROM 逐渐增加。热身时可以进行动态拉伸，而静态拉伸练习可以在结束时进行，作为冷却阶段的一部分。

（六）平衡练习

神经肌肉系统、感觉系统（即前庭、视觉、躯体感觉）和认知系统（即小脑、海马、前额叶和顶叶皮质）在平衡中起着重要作用。随着年龄的增长，所有这些系统都会恶化，增加跌倒的风险。关节间的协调和肌肉动作的适当时机也会受到影响。

伯格平衡测试可能是评估老年人平衡的最常见测试，通过直接观察老年人的表现来评估老年社区成年人跌倒的风险。然而，该测试耗时，简单体能状况量表（short physical performance battery, SPPB）的平衡评估速度更快，为临床实践提供了更方便的工具。

有证据表明，平衡和功能锻炼可以降低 24% 的跌倒率，并减少 13% 的老年人跌倒一次或多次。此外，多成分锻炼计划（平衡和功能锻炼加阻力锻炼）可将跌倒率降低 34%，将一次或多次跌倒的人数减少 22%。此外，有监督的平衡锻炼项目似乎比无监督的项目取得更好的效果。建议每周进行 3 d 的平衡练习，其中至少有两天需要监督。应进行动态和静态训练。SPPB 渐进式 Romberg 测试分数低的患者可以从更高频率的平衡训练中受益。

根据需要锻炼的系统（感觉、认知或肌肉骨骼系统），有许多练习可以改善平衡，包括单腿站立、半串联和串联站立、脚趾行走、脚跟行走、串联步态、平衡板上行走以及眼 - 手或眼 - 腿协调。练习时让每个人睁开或闭上眼睛，将手臂与身体连接或打开，在不稳定的表面上进行，或添加认知成分，如特定命令、音乐或双任务训练。该计划应包括静态与动态任务、支撑底座的变化、重心高度的变化以及不同的站立面。运动和认知任务（双任务和多任务活动）的锻炼难度应逐渐增加。

（七）非体育锻炼

最近，Marusic 等认为非体育锻炼可以改善老年人包括虚弱者的平衡和力量。这些练习包括运动想象（motor imagery, MI）和动作观察（action obeseration, AO）等活动。这些工具正变得越来越重要，因为正常老化也与中枢和外周神经功能的逐渐降低有关。MI 表示在没有任何相应的运动输出的情况下对一个动作进行心理模拟，但仍然会引起神经元激活。与此同时，AO——一种基于基础神经科学和镜像神经元系统的工具，被提出用于加强由心理实践诱导的神经激活。这些类型的干预措施被认为是安全有效的。

二、平衡与功能性任务锻炼

（一）研究背景

如第二章所述，平衡或姿势稳定性定义为躯体在特定空间内保持身体位置不变，更具体地说，是保持身体重心稳定的能力。平衡性不足是跌倒的一个风险因素。为了保持姿势的稳定性，人需要清楚意识到身体所处的空间位置，并有能力通过适宜的肌肉收缩来调整并维持一稳定位置。每个动作的改变，肌肉收缩都是不相同的。为了能够安全地完成日常生活所需的各种技能，人需要在各种情况下保持身体平衡，包括站立、站立时伸手、从坐姿站起来、在不同表面行走以及适应各种环境变化（例如楼梯、斜坡、障碍物、人群）。而这些可以被认为是功能性活动。功能性任务的表现可以通过任务性训练和练习来提高。康复运动学习模式强调练习、反馈和适应环境的锻炼技能表现。

在老年人中，功能性动作的完成可能会受到身体缺陷上的阻碍。这些限制性因素可能因个体差异而不同，并对日常生活活动所需的功能性活动范围产生不同的影响。为了最大限度地发挥锻炼的效果，物理治疗师或运动教练需要评估发现何种因素才是功能性活动的最大限制因素，且需要根据具体情况制订针对性的干预方案，并使用客观测量来评估该干预方案的效果（例如，一个人可以站起来的最低高度椅子、限时步行等）。对某些人群来讲，力量可能是完成某项特定动作的主要限制因素，而对其他人而言，肌肉缩短/关节僵直可能更为严重。不同的动作完成也需要不同的技能难度水平。例如，如果从地板上爬起来这个动作难以完成，就需要接受功能训练。由于身体姿势的维持对所有日常生活技能的完成有着至关重要的作用，因此很难将平衡性训练与功能性任务训练分开练习。在无功能限制的老年人群中，锻炼计划对于防止与年龄相关的肌肉力量和体能下降有着很重要的作用，可以预防将来随着年龄增长而导致的功能损害。在这种情况下，选择多种类的锻炼方案似乎最为明智。

（二）平衡能力影响

许多随机对照试验已经证明，锻炼可以提高机体平衡能力。在现有的防跌倒研究中，就有 7 项防跌倒锻炼干预计划可以使平衡能力得到改善。在未发现对防跌倒有效的研究中，有 3 项锻炼可以改善身体平衡性。不幸的是，一部分关于防跌倒的研究没有对平衡性进行测量。有 2 项对防跌倒研究结果显示，有效的随机对照试验并没有发现对改善身体平衡有效，但这也可能是因为测量工具选择有差异。其中 4 项发现对跌倒有效的研究，也没有未对改善身体平衡有效。在最近的文献检索中，42 项随机对照试验和 5 项主要旨在增强老年人平衡训练计划的系统回顾（仅纳入组间比较的随机对照试验且样本量超过 30）。这些研究混合了集体和个人锻炼方案。这些研究中有 16 项是从 2003 年开始发表的，表明近期这一领域的热度有所增长。其中大多数随机对照试验（42 项中的 34 项）与对照组比较分析得出，平衡锻炼至少能使锻炼组中的一项平衡指标得到改善。

Ambrose 等设计了一个旨在增强平衡能力和预防跌倒的锻炼方案。这项锻炼方案涉及一系列肢体协调性的运动，包括球类运动、接力赛、舞蹈动作和障碍运动。结果显示：该方案降低了 48% 的跌倒发生率。Wolf 等进行了一项试验研究锻炼对平衡性的影响。研究发现，在 75 岁及以上存在功能平衡障碍的人群中，通过 12 个疗程的个体化平衡锻炼方案运动后，锻炼组较对照组在改善平衡方面有着更大进步。Wolfson 等所采用的平衡训练（包括利用计算机平台和反馈系统处理，站立，坐在平衡球上，在泡沫和狭窄的横梁上行走等）通过感官组织测试、单脚站立时间和自愿性稳定极限以改善身体平衡性。Hansson 等在中枢性眩晕患者中进行了为期 6 周的平衡和前庭康复试验。研究发现，干预组中，受试者闭眼睛单腿站立的能力有了更大的提高，但其他几项平衡和步态测试以及头晕症状并没有得到改善。Shimada 等研发了一种双侧分离式跑步机系统，用于训练步态不稳定的人群。通过对 32 位长期需要护理的住院患者和门诊患者进行检测发现，6 个月的跑步机训练使受试者平衡性和反应时间有了显著改善。

一些研究平衡性的锻炼计划没有对组间差异进行分析（即锻炼组与对照组），但可以发现锻炼组的平衡性有所改善，而对照组没有。这些计划包括：为体质弱的老年人提供类似于平衡性和步态锻炼的团体活动；非周围性眩晕的和站姿不稳定的老年性团体平衡锻炼；基于视觉反馈的弱体质养老院人群的平衡性锻炼和鹅卵石垫式步行训练。Hiroyuki 等发现，平衡练习改善了受试者的"静态平衡"，步态练习改善了受试者"动态平衡"和走路步态。

目前的研究试图将不同类型的平衡锻炼方案区分开来研究。Nitz 等发现以工作站形式提供每周一次、持续 10 周的详细平衡性锻炼计划，在功能措施的改善程度上优于以社区为基础的一般锻炼课程。其他研究尚未发现两个锻炼计划之间的差异，也可能目前没有足够的证据。制订平衡性锻炼计划尤其困难，因为一项计划要想成功有效，就必须具有挑战性。为了确保一项计划具有难度，需要对其进行监督并要循序渐进地进行。锻炼计划还需具有很好的安全性，不会因锻炼而致伤或者诱发跌倒。因此，在无法进行密切监督的情况下，即使在家中和集体环境中，有效的平衡锻炼计划设计也尤为困难。这可能就是为什么目前在小组环境中进行的所有平衡性锻炼试验都未发现对平衡性的影响。也有一些作者已经研究出了可以在这些环境中安全成功地进行锻炼的方案。

（三）机体功能的影响

目前从一些 RCT 实验中可以清楚地看到，良好的锻炼计划可以增强机体功能。7 项防跌倒干预研究发现受试者的机体功能增强。在其中 5 项的研究发现其对预防跌倒也有一定效果。

许多旨在机体功能的锻炼方案都由多个组成部分。目前在社区居民中进行了几项研究。Gill 等评估了一项为期 6 个月的以家庭为基础，针对 188 名 75 岁或以上的体质较弱、长期居住在家里的老年人的物理治疗"预适应"计划，该计划主要旨在改善锻炼中的潜在损伤，以提高身体机能，包括平衡、肌肉力量、重心位移能力和活动能力。他们发现随着时间的推移，锻炼组的参与者残疾评分指数中的功能性评分下降较少。参与者在 7 个月和 12 个月时的功能评分、运动能力和身体情况也有所改善。该方案对那些中度体质弱的人更为有效。

Worm 等评估了 46 名 74 岁以上使用助行器的居家社区老年人在多方式锻炼方案的锻炼效果。研究发现，与对照组相比，锻炼组在平衡性、肌肉力量、步行功能和自我评估身体机能方面都有显著改善。同样，DeVito 等所研究的多方式锻炼方案发现（包括低强度阻力锻炼、柔韧性和姿势锻炼，以及 24 个疗程的小团体平衡性和步态锻炼以及之后的家庭锻炼计划），经过锻炼，相比对照组，锻炼组参与者身体机能显著提高（以及力量，平衡性和步态测试）。参与者均被评估为近期住院或卧床休息导致跌倒的高危人群。Timonen 等研究发现，通过对住院不久、年老体弱的女性进行力量锻炼和功能性锻炼，发现她们的力量、平衡性和步行速度得到改善。Hauer 等研究发现，在有跌伤史、出院后不久的人群中，进行力量、功能性和平衡性为重点的强化训练（每周 3 次，持续 3 个月），身体机能得到显著改善，而对比对照组，组间差异在两年后仍保持不变。

健康人群的功能性锻炼也有相关研究。Thompson 等研究发现，通过 8 周的强度和柔韧性锻炼，可以提高力量、关节活动度和高尔夫球运动的表现（通过高尔夫球杆的头部速度来衡量）。Nelson 等对社区居民进行以家庭为基础、渐进式的强度、平衡性和一般体育活动的锻炼干预，并与注意力干预组进行比较。两组间在串联步行测试中存在差异，但在力量、步态速度或耐力方面没有差异。Hofmeyer 等研究发现，利用关键中间体位的锻炼方案，可能有助于锻炼老年人更容易下地。

似乎更多功能性相关的锻炼会带来机体更多的功能改善。为了验证这一假设，有文献比较了 120 例有髋部骨折病史的社区老年人的负重锻炼方案和传统的非负重锻炼方案的防跌倒效果。研究发现，与床上的非负重运动（髋关节屈曲、髋外展、膝关节屈曲、膝关节伸展、踝关节背屈、踝关节足底屈曲）相比，家庭式负重运动（坐立、步上、朝不同方向）对平衡性和身体机能有更大的改善。

肌肉力量不足是跌倒的重要危险因素。阻力锻炼是旨在提高肌肉或肌肉群力量的一种锻炼形式。Roux 等在 20 世纪初首次描述的过载理论认为，超过其原有肌肉负荷的强度锻炼会导致肌纤维粗细和强度增加。DeLorme 在 20 世纪 40 年代和 50 年代描述了一系列对患者的渐进性阻力锻炼机制。患者需进行三组，每组重复 10 次，每次增加的重量最大为之前的 10 倍（最多重复 10 次或 10 RM）。每周进行一次评估，以便当身体变得更强壮时，提升的肌肉负荷。

大量对照试验发现，阻力锻炼可以提高老年人的肌肉力量和肌肉强度。尽管目前尚不清楚单独的阻力锻炼是否能预防老年人跌倒，但阻力锻炼已成为许多成功的防跌倒方案的一部分，而且阻力锻炼能够降低跌倒风险评分。虽然人们对阻力训练的刻板印象仍是适用于健身的青壮年男性，但几本书籍总结了针对老年人的阻力锻炼方案的实际应用和所获收益。

美国运动医学院（ACSM）建议健康久坐的成年人也有必要进行阻力锻炼，每周两次，每次 8 ~ 10 种不同的锻炼方式，每次 8 ~ 12 RM。ACSM 还建议老年人和心脏病患者可以采用稍低强度（10 ~ 15 RM）进行类似的锻炼，以降低骨骼 - 肌肉损伤和心脏病的并发症风险。虽然很少有研究比较不同强度的阻力锻炼对老年人的影响，但有证据表明，与高强度锻炼相比，低强度锻炼对相对年轻的人群具有更好的效果。虽然有证据表明，高强度的阻力锻炼在增加肌肉力量方面更为有效，但这类运动与肌肉酸痛、受伤以及未坚持锻炼存在的风险更大。为了降低受伤的风险，老年人在进行阻力锻炼前通常会先进行一组低强度的热身活动。

患有各种疾病的老年人仍然可以从阻力锻炼中受益。例如，阻力锻炼被证明可以减缓老年骨关节炎患者的身体功能障碍和疼痛，高强度的阻力锻炼在有氧运动训练的心脏病患者中被发现是安全有效的。Ades 等发现，在有残疾和心脏病的老年女性患者中，阻力锻炼比简单的瑜伽和呼吸锻炼更能提高她们进行家庭体育活动的能力。

然而，在患有心脏病的人群中，锻炼期间发生心血管事件的风险显著增加。美国运动医学院和美国心脏协会（AHA）发布的指南建议，任何年龄段患有心血管疾病的人群，在开始进行中高强度锻炼之前，都应进行心血管风险筛查。目前有两种筛选方法可以推荐，修订版《体育活动准备情况调查表》（PAR-Q）和《健康 / 健身设施参与前筛选问卷》（AHA/ACSM）。如果在这些简短的问卷中发现了潜在的风险，建议患者联系医生进行进一步的调查，且应该在具有专业医疗监测的环境中进行锻炼。

（四）力量强度的影响

流行病学研究表明，肌肉力量随着年龄的增长而降低，而肌肉力量的降低是跌倒的主要危险因素之一。旨在提高肌肉力量的锻炼干预被广泛认为是老年人增强体质和维持功能的关键策略。然而，力量锻炼在防跌倒中的作用仍不清楚。近期 Cochrane 综述总结了对 1955 名 65 岁以上老人进行渐进式阻力训练的 41 项研究，结果发现阻力锻炼后肌肉力量有显著改善（标准差 = 0.68。95% CI = 0.52 ~ 0.84）。进一步的试验发现，持续时间超过 12 周的高强度阻力锻炼相比持续时间少于 12 周的中、低强度阻力锻炼更为有效。典型的锻炼方案包括使用器械举重，重量为

50% ~ 80% 的极限重量，1RM（他们只能举起一次的重量），每周进行 2 ~ 3 次。

如果设置得当，阻力锻炼可以在家中进行。例如，Jette 等在 215 名活动障碍的老年人群中进行了一项为期 6 个月的弹性板阻力锻炼计划，并设置了激励性视频和一系列鼓励办法，包括奖励每天完成锻炼的人。这项方案能够改善身体力量和平衡性，减少身体活动障碍，但对改善步态没有效果。对没有活动障碍的社区居民进行的一项研究发现，超过 12 ~ 15 周的类似锻炼方案提高了较年轻参与者的身体力量，同时使男性参与者的心理健康水平得到改善。然而，也有证据表明，体质弱的人群在家中进行锻炼很难增强肌肉力量。另有一些群体可能需要更多的监督进行阻力锻炼计划。

接受社会救助的人群也可以参加阻力锻炼计划。Fiatarone 等在 100 名体质弱的疗养院居民中进行了为期 10 周的阻力锻炼的随机对照试验，结果发现与对照组相比，锻炼组参与者的肌肉力量、步行速度、上下楼梯能力以及自发体力运动水平都有显著提高。Hruda 等研究发现，力量训练对肌肉力量和身体机能有积极影响。其他一些非对照研究也证明了这种锻炼方法在养老院居民中的可行性。

（五）功能能力的影响

关于力量锻炼对功能能力的影响，目前文献中尚存在一些争议。力量锻炼的随机对照试验的 Cochrane 系统综述回顾结果发现，渐进性阻力锻炼对身体机能的影响是不明确的。阻力锻炼对老年人的步行速度（加权平均差 = 0.07 m/s，95% CI = 0.04 ~ 0.09）和定时坐 - 立能力（标准差 = –0.67，95% CI = 1.31 ~ 0.02）有着显著提升。然而，在有氧能力、平衡性、定时站立 - 走、日常生活活动、身体功能、健康相关的生活质量和疼痛方面没有显著改善。然而许多力量锻炼研究没有对身体机能进行测量，因此没有提供更多关于此问题方向的研究信息。Keysor 等回顾了 21 项有氧和阻力锻炼的相关研究。结果发现，只有一半的研究包含了身体功能障碍的测量，而大多数研究没有发现这一测量有任何有效的帮助。

有研究发现，老年人的力量与机体功能之间存在着非线性关系。Buchne 等在体质弱的人群中研究发现，腿部力量和步行速度相关联，而在体质强的人群中两者不存在变量关系。由此而见，体质强的人能够产生足够的肌肉张力来成功地完成技能动作，而体质弱的人缺乏肌肉力量会影响动作的完成。完成特定动作所需的肌肉强度程度被称为阈值。目前已经明确完成各种动作肌肉所需的强度阈值，但只有少数研究证明了力量和功能性之间存在更为线性的关系。

似乎对于肌肉力量低于临界水平的人来说，通过力量锻炼可以将身体机能提高。事实上，研究表明，非负重状态下的力量锻炼方案对身体机能的改善往往适用于体质较弱或不太活跃的人群。随机对照试验显示，肌肉力量锻炼往往在一些体质较弱的养老院人群能够体现最实质性的效果。在另一项随机对照试验中，对膝关节骨关节炎的患者，每天进行下肢力量锻炼 6 个月后，锻炼组的疼痛明显减轻，膝关节功能得到改善。其他研究也发现，在功能受损、骨关节炎和身体残疾的老年人中，力量锻炼能够改善身体机能。

在体质更强的人群（已经具有足够肌肉力量完成功能性动作的）中，肌肉力量的增加并不会对日常动作产生改善效果，但在完成更困难动作时的效果可能会更加明显。例如，有研究表明，在进行力量锻炼后，参与者后向串联步行、爬楼梯耐力和障碍地形通过的能力会有提高。一些研究表明，肌肉力量与身体机能的关系比与肌肉强度更为密切，最近的研究更多地关注力量锻炼而非强度锻炼，目前其效果仍存在一些争议。

与传统的非负重阻力锻炼相比，任务相关的阻力锻炼对身体机能的影响更大。对年轻人的研究表明，肌肉力量的改善很大程度体现在已锻炼过的肌肉动作上，而对其他肌肉动作的影响有限。锻炼的特异性原则已被证明适用于任务性锻炼、收缩速度和等长收缩角度的锻炼。这意味着，对孤立的肌肉群进行与日常任务无关的位置和速度的力量训练可能不是提高功能能力的最有效方法。例如，坐姿阻力锻炼可以提高在坐姿中使用股四头肌对抗重力的作用，但是并不能改善爬楼梯时股四头肌的肌肉强度。正如 Rutherford 所建议的那样："与其使用常规锻炼方式来增强单个肌肉群强度，不如根据特定的功能缺陷，然后在增加或不增加阻力的情况下反复对这些功能缺陷的肌肉群进行锻炼。"

近年来，许多学者开始使用这种策略。例如，Rooks 等让受试者在坐姿时进行膝关节伸屈锻炼的基础上进行有负重状态下的爬楼梯和抗跖屈锻炼。这是使得肌肉力量得到加强并在一些负重功能动作得到改善（爬楼梯、单腿站立平衡和站立时下腰够地板）。类似地，Shaw 等让受试者使用负重背心进行负重锻炼，以增加锻炼强度。这使得锻炼组下肢力量显著增强，从主观来讲，机体功能也得到改善。Bean 等在一项初步研究中比较了两个社区居民为期 12 周的锻炼效果，结果显示，与步行锻炼相比，负重状态下的爬楼梯锻炼能增加更多的肌肉力量。他们发现，与进行慢速、低阻力的锻炼组相比，以尽可能快的速度进行阻力运动的组在腿部力量和椅子站-立时间方面有更大的改善。Alexander 等在 161 名活动障碍老年人的随机对照试验研究中发现，对比灵活性锻炼，为期 12 周的针对特定功能性动作的阻力锻炼（在增加负重的情况下进行床上和椅子上站起）提高了阻力锻炼组整体活动能力，减少了床椅子站起时间。

当力量锻炼与其他类型的锻炼相结合时，身体机能也被证明会得到明显改善。如前所述，力量锻炼已成为许多提高身体机能，防跌倒研究的一个组成部分。然而，这些研究无法评估不同干预措施的相对效果。Judge 等的研究结果表明，在社区居民中，力量锻炼与耐力和平衡锻炼相结合，能够有效地提高身体平衡性和步行速度。Binder 等对一项为期 6 个月，包括阻力锻炼的门诊康复计划，对体质较弱的老年人群的低强度家庭锻炼和髋部骨折后的家庭锻炼进行对比，研究结果发现，相比之下，包括阻力锻炼的门诊康复计划更能够改善身体功能，提高生活质量，减少残疾率。

据上数据表明，体质较弱的老年人还应在传统的非负重的状态下行力量锻炼，以改善身体功能。然而，有较强初始肌肉力量的老年人身体改善较小。这些人可以通过负重锻炼或力量锻炼来提高其身体机能。因此，对体质相对强的老年人最重要的是遵守锻炼的特殊性原则。并且，与非负重阻力训练相比，肌肉力量较弱的老年人也可能从围绕这些原则设计的锻炼方案中获得更大的效果。这个问题也需要更进一步的研究。

三、耐力锻炼

（一）研究背景

耐力锻炼不被认为是防跌倒常用的干预措施。然而，年龄的增长和有氧能力的丧失与日常生活活动障碍有关。行走和空间位置移动的困难通常与跌倒风险增加有关。

即使是看似简单的体力活动也对体能有一定要求，如穿过房间、穿衣或爬楼梯等。因此，成功地进行这类活动需要一定健康程度的心血管水平。Morey 等研究发现，每分钟最大摄氧量低于 18 mL/kg 的人群更难完成日常的生活动作。如果一个人的心血管系统不能满足这些简单动作的能量需求，身体机能和自理程度将严重受损。长此以往，身体活动性会越来越差。活动的缺乏与低水平的身体机能相关，反过来又会导致心血管系统损害和肌肉力量的更快丢失。

另有一些老年人虽然能够成功地进行日常活动，但他们的生理储备可能不足，日常活动都是在接近机体最大摄氧能力的情况下进行的。当身体面临需要完成更高难度的动作（例如爬一段楼梯）时，身体能量储备无法满足这些能量需求，身体就会无能为力。如果患者患有急性疾病并进一步造成体能丢失，那么身体生理储备的减少也可能变得更明显。

美国运动医学院关于老年人锻炼的建议，即对有足够肌肉力量和身体平衡性的老年人建议进行有氧锻炼。有氧运动计划应该首先设定锻炼频率（每周至少 3 d），然后是持续时间（至少 20 min），最后是适宜的锻炼强度（40% ~ 60% 的心率储备或依据 Borg 自感劳累量表）。

目前有可供老年人选择的一系列耐力锻炼方案，包括：集体锻炼计划；步行锻炼；基于计步器的步行锻炼；使用跑步机的步行或跑步锻炼；自行车锻炼；台阶锻炼以及手臂旋转锻炼。锻炼方案的制订必须适用于个体情况，部分取决于个人的健康水平和能力水平。对于高危人群可以考虑间断性锻炼方式。Morris 等研究发现，当以相同的 $VO_2 max$ 百分比和固定的运动总量进行锻炼时，间断性锻炼导致的生理反应显著降低，与持续锻炼相比，其适应能力无显著差异。目前研究已经明确了耐力锻炼适应证人群：社区老年人、需要机构护理的老年人、外周血管疾病患者、脑卒中患者、冠心病患者、关节炎患者，慢性通气障碍患者和下肢截肢术后患者。一项进行 10 年的 RCT 干预试验鼓励进行步行锻炼，结果显示锻炼组的人参与锻炼之后步行更频繁。

另有部分人群是禁止进行耐力锻炼的。正如力量锻炼，在进行有氧运动前进行适当的筛选也是必要的。尽管在进行力量或耐力锻炼前采取医学检测措施，但在锻炼过程中仍可能出现健康问题，通常情况下，与缺乏锻炼的人群出现问题相关的风险更大。在最近的一篇社论中 Buchner 提出，猝死实际上在久坐的成年人中更为常见。

（二）耐力锻炼的收益

目前已经证明老年人可以从健身锻炼中受益。Buchner 等对 22 项老年人有氧运动效果研究进行了回顾性分析，分析结论表明，3 ~ 12 个月的有氧运动可以使身体有氧储备能力提高 5% ~ 20%。Green 等通过对 29 项老年人耐力锻炼的 Meta 分析研究得出，耐力锻炼可以使身体最大耗氧量平均增加 23%。这足以使身体机能得到提高，从而降低人跌倒的风险。

老年人进行耐力锻炼的最适宜强度还需要进一步论证。虽然目前推荐中 - 高强度的锻炼用于提高健康素质，但轻 - 中等强度的锻炼仍与一系列其他健康益处相关联。也有一些证据表明，老年人可以从低强度耐力训练（即 30% ~ 45% 的心率储备）或通过跑步机锻炼（心率达到最高心率的 60% ~ 73%）中获得健康收益。

（三）对身体机能的影响

尽管耐力锻炼有可能使身体机能得到提高，但大多数有氧运动的研究并没有对这些进行相关测量评估。与肌肉力量一样，体能和身体机能之间可能存在非线性关系，并且对于特定动作完成，体能达到阈值水平则是必要的。与那些在锻炼之前就有足够有氧运动能力的人相比，期望有氧运动对无条件者的身体机能产生更大的影响是合理的。

在为数不多针对此问题的研究中，Ettinger 等对 439 名老年骨关节炎患者进行研究，将有氧运动（50% ~ 70% 的心率储备）、阻力锻炼（10 RM）和健康宣教进行对比，参与者参加了为期 3 个月的小组锻炼，然后再进行行为期 15 个月的家庭锻炼。与健康宣教组相比，有氧运动和阻力锻炼均能减少疼痛和活动障碍，提高了 6 min 的步行距离、爬楼梯能力、蹲 - 起能力以及缩短完成下车动作所需的时间。只有有氧运动能够提高有氧储备能力，且两种锻炼都不能增强肌肉力量。这两种锻炼措施都降低无活动障碍者向活动障碍的发展，并且发现锻炼依从性最高的参与者的日常生活活动障碍发生风险最低。

四、常规锻炼

（一）研究背景

常规的锻炼计划并不总是包括高强度锻炼方式，虽然这对于提高力量、平衡性或耐力是必要的。一些常规的锻炼项目主要是以坐姿进行的。这适合在大群体环境中安全地进行锻炼，也意味着锻炼教练只需要接受最少的培训即可实施，但与此同时也可能会限制锻炼方案在改善平衡性和身体机能方面的效果。

（二）对身体机能的影响

采用负重的集体锻炼可以增强身体机能。虽然其中一些方案并没有像上文所述那样专门针对平衡性或身体机能，但其很可能通过在功能锻炼上的相应姿势来改善相应的能力。这些方案可能在身体机能尚未受到实质性限制的老年人群中的预防跌倒方面发挥重要作用，但是否具备长期的效果尚需研究评估。

一个研究小组设计了集体锻炼方案，有效地提高了许多防跌倒风险措施的效果。在对 197 名女性为期 12 个月的 RCT 试验研究中发现，锻炼组的下肢力量（踝关节背屈活动、膝关节屈伸活动、髋关节屈伸活动）、反应时间、神经肌肉控制、姿势控制、最大平衡范围和协调稳定性都有明显改善。锻炼对象的步行速度、步频、步幅和步幅次数也显著增加。锻炼内容包括每周 2 次，每次 1 h 的集体锻炼项目，其中包括热身、特定类型锻炼（有氧运动、强化锻炼、平衡性、柔韧性、耐力和协调性锻炼）、伸展和放松运动。

已经有其他一些随机对照研究分析了健康老年人的集体锻炼情况。目前认为在预防跌倒风险因素方面有效的锻炼方案通常都涉及在负重状态下身体位置改变的锻炼方式（即重心转移）。锻炼组人群在力量、平衡性、步行速度、运动范围、生活满意度、心理健康、最大体力消耗水平和可感知的健康状况等方面都得到了改善。

然而，常规的锻炼计划并非总能增强机体的平衡性、力量、改善机体功能。在一些研究中，坐姿柔韧性锻炼方案被常用于对照组，并且与身体能力的提高关系不大。常规以集体为单位的锻炼方案并不总能增强社区居民的身体平衡性，因此方案还需要仔细设计。

在机构居住者中，坐姿锻炼可能发挥着更大的作用。例如，Mc Murdo 等比较了坐姿锻炼组（包括等长的抗重力锻炼）的锻炼效果，研究发现在四头肌力量、握力、脊柱屈曲、坐 - 站时间方面有了更大的改善，锻炼组日常生活活动及抑郁自评量表也得到了改善。虽然这种锻炼强度相对较低，而且是坐姿进行的，但这一强度足以改善锻炼组的功能表现。家庭锻炼计划也需要详细的计划制订，一些 RCT 研究发现，以家庭为基础的低强度锻炼计划并没有让跌倒风险有所改善。类似地，"生活方式"的家庭锻炼计划，其中包括伸展、弹性强度锻炼和步行在椎体骨折的老年女性中能够改善其身体功能以及生活质量，但并不能改变身体其他变量指标。该计划是在一个小型的信息会上制订的，并由一名理疗师每月进行随访，该方案并非根据个体平衡性和步态量身定制锻炼强度。

因此，如果没有足够的难度，常规的锻炼计划不太可能影响身体机能。然而，较高难度的常规锻炼计划可以提高防跌倒风险的预防效果。

五、前庭功能康复

（一）研究背景

前庭系统通过提供与重力以及直线和旋转加速度有关的头部位置信息，帮助身体保持姿势的稳定性。这些信息与本体感觉和视觉输入相结合。前庭视觉反射（VOR）在头部移动时稳定视力，以便躯体在行走等运动中保持视力稳定。前庭功能障碍可由多种原因引起，包括良性阵发性位置性眩晕、梅尼埃病、听神经瘤和耳毒性药物。前庭损伤可能是双侧或单侧的，完全性或不完全性的。一个或两个迷走神经器官受损可导致凝视稳定性丧失（示波）、眩晕、恶心和姿势不稳。虽然到目前为止，一般人群中前庭功能障碍导致跌倒风险增加的证据有限，但眩晕症状或头晕可能是某些具有特殊病理患者跌倒的其中一个风险因素。Pothula 等研究发现，在过去 6 个月里，在跌倒事故和急诊就诊的不明原因的跌倒者中 80% 都具有头晕现象，且这些病例中有 40% 为真性眩晕。

前庭康复（VR）的目的是通过对头晕感觉的习惯化、使用体感或视觉系统的感觉替代和（或）通过重新平衡脑干和前庭核的强直输入进行适应来改善症状。这可以通过反复练习某些可以引起适度的头晕和视觉障碍的动作来完成。以下部分是前庭康复的简要概述。

（二）对头晕等跌倒危险因素和身体机能的影响

到目前为止，还没有前瞻性的随机对照试验来分析前庭康复对跌倒的影响。然而，目前有几项研究调查了前庭康复对头晕症状、平衡控制和生活质量的相关影响。Hall 等使用动态步态指数（dynamic gait inder, DGI）作为跌倒风险的指标，DGI ≤ 19 的定义为有跌倒风险。在一项回顾性的前后研究发现，根据 DGI 指数进行人群划分，发现在进行 4 ~ 6 周的前庭康复锻炼（包括凝视稳定性运动和平衡性运动）后，跌倒风险显著降低。尽管需要进一步的对照试验进行论证，但这些初步结果仍具备一定价值。

有一些研究分析了前庭康复对平衡性和头晕症状的影响。量身定制的前庭康复锻炼方案在计算机动态姿势图分析和感觉组织测试、临床平衡测量、步行速度、步进任务期间的稳定性和眩晕的主观报告方面有了显著的改进。这些研究将前庭康复锻炼定义为：一种渐进、频繁和重复的头部或身体运动，并引起中度头晕感觉；挑战注视稳定性的运动，如集中视觉参考时的头部运动；以及平衡性运动。最近有研究表明，其他预防措施也可能有助于减少头晕发生。Corna 等将 5 d 的器械康复锻炼（站在正弦运动平台上）与更传统性的前庭康复锻炼（Cawthorne-Cooksey 锻炼）进行比较，结果发现器械康复锻炼之后的摇摆评分和头晕障碍量表都有显著改善。Pavlou 等将视动刺激（5 种不同的基于模拟器的视觉和自我运动刺激体验）与传统的前庭康复锻炼相比发现，增加视动刺激的效果明显更好。Viirre 使用交互式计算机进行了一次小型 RCT 试验演示，他们将控制图像运动的屏幕放大率设置为锻炼时参与者的 VOR 增益提高 5%，并且没有改变控制的图像运动。在 5 d 内进行 10 次 30 min 的锻炼之后，锻炼组参与者显著提高了 VOR 增益（如果眼睛的运动与头部运动的速度和幅度相匹配，则 VOR 增益为 1）。

在目前规模最大的前庭康复锻炼效果的随机对照试验中，Yardley 等对 170 名正进行常规锻炼的慢性头晕的英国患者进行测试，受试患者由已接受培训的护士提供了一次 30 ~ 60 min 的理疗。每天进行的锻炼包括简单的转头和凝视稳定性运动，在够引发中度头晕症状的适度水平进行，并改善身体机能。如有必要，可进行额外的平衡性锻炼。锻炼组的参与者收到了一本辅助手册，其中有关于如何继续和推进锻炼计划以及预期效果等内容。3 个月后，锻炼组参与者眨眼动作的稳定性、自述的头晕症状以及与头晕相关的生活质量都有显著改善。锻炼组临床症状总体有明显改善。

一些研究已经分析影响前庭康复结果的相关因素。Whitney 等研究发现，与 60 ~ 80 岁的受试者相比，20 ~ 40 岁的受试者在前庭诊断、症状持续时间和前庭功能测试方面没有显著差异，因此前庭康复锻炼同样有效。Cohen 等也发现年龄对 VR 锻炼的效果没有显著影响。Bamiou 等对单侧前庭功能减退的患者进行研究发现，在不进行锻炼、延迟康复或延迟平衡性表现等是 VR 不良结果的预测因素。Cohen 等研究了锻炼期间头部运动速度是否会影响检测结果。快速和缓慢的头部运动对改善眩晕症状同样有效。

六、锻炼方案的其他注意事项

为了优化锻炼方案，专业健康评估员可以对该患者在跌倒风险方面的关键物理措施进行评估。然后，就可以确定针对已发现个人缺陷的最适当的锻炼形式。在确定个人最合适的锻炼方式时，可能还需要考虑其他一系列因素，如经济状况、看护责任、交通因素和个人偏好。

七、影响锻炼接受性和依从性的因素

大多数已经参加过 6 个月锻炼计划的人都将在继续参加锻炼。因此，重要的是医疗专业人员需要了解可能影响坚持锻炼方案的因素。老年人锻炼的动力和障碍各有不同。65 岁以后参加锻炼的动机取决于之前的锻炼情况、一般健康状况、对运动的了解和心理因素。因此，跌倒风险最高的人群最有可能从预防锻炼中获益，例如一些总体健康状况较差、生理功能减退的人群，因为这些老年人经常存在锻炼障碍。这就使得在这一人群中如何减少锻炼障碍以及如何增加锻炼动力变得尤为重要。

为了促进老年人进行锻炼，必须为他们提供充分的锻炼信息，使老年人能够决定是否开始一项锻炼方案。锻炼干预是需要积极参与的。因此，进行这些锻炼的动力对坚持和锻炼的效果也是至关重要的。对肌肉力量、步态或平衡等方面的改善效果进行反馈，可能为参与者继续参与锻炼提供额外的鼓励。有证据表明，并非所有的老年人都将防跌倒视为他们面临的最重要问题，因此，应该告知锻炼的其他好处，如提高力量、平衡性和功能等。最后，参与者要明确当他们开始一个锻炼计划时会得到什么，这一点也很重要。锻炼后肌肉酸痛很容易被认为是有害的，因此需要告知参与者这并非有害的而是完全正常的。

计划行为理论在一定程度上解释了为什么老年人需要采取锻炼干预措施。这一理论指出的意图是由对一种行为的态度和这种行为的主观规范的加权评估形成的。态度取决于信念，即行为将导致的某种结果，以及这种结果的可取性。在老年人群中，对行为的态度似乎比参考社会规范更为重要。因此，为了增加对干预措施的接受程度，了解每个人想要的理想结果并提供关于实现这种结果可能性的信息非常重要。

自我效能被认为是坚持锻炼的重要决定因素。它被定义为"个人对其成功行为能力的信念"。McAuley 等研究发现，在平均年龄为 66 岁的人群中，锻炼频率、锻炼组提供的相关社会支持以及锻炼效果是自我效能感的最重要组成部分，有助于他们在开始进行 6 个月和 18 个月步行锻炼或伸展锻炼后继续参加锻炼。这表明，社会支持是坚持锻炼的一个重要调节因素，由于锻炼的效果并非立竿见影，因此社会支持在锻炼方案开始时尤为重要。社会支持可以在一个锻炼小组内提供，也可以通过锻炼教练（面对面或通过电话）提供，社会支持的来源包括家人、朋友和该人的全科医生。

目前有几项研究试图评估这些锻炼措施的预防效果，以改善锻炼方案。Williams 等针对老年人的低至中等强度平衡方案，在方案中采取强调自我效能信息，与只进行锻炼的对照组方案进行比较。虽然在自我效能的锻炼组受试者的依从性较高，但在试验组中的人群的平衡性和协调性与对照组相比并没有得到更多改善。"Stepping On"多方位的防跌倒方案将自我效能作为一个方案的关键组成部分，并发现可将跌倒发生减少 31%。

八、设施环境

上述不同类型的锻炼可以在不同的设施环境中进行。个人的首选环境将取决于生活方式、其他工作和保持个人动力等因素。锻炼可以单独进行或集体进行，可以有不同程度的监督，也可以在医疗中心、社区环境或家中进行。尽管在试验中缺乏直接的比较，一些系统综述并没有发现不同环境是否存在优劣之处，当然这也缺乏试验对比。

在团体环境中锻炼的好处包括教练的指导和帮助，规律的时间分配，完善的锻炼设施，团体的相互鼓励和交流，以及可以愉快地享受音乐。最近在体质虚弱的老年人中进行的一项对比研究，将家庭锻炼（功能性平衡和力量锻炼）与不进行额外锻炼的集体锻炼进行了对比。研究结果显示，两组在身体测量指标方面几乎没有差异，但团体锻炼在研究结束后的 6 个月显示，其对参与者心理健康影响更明显。为了改善老年人身体情况，可以参加以中心为基础的锻炼课程。King 等研究发现，与家庭对照组相比，以中心为基础的锻炼组在一年内改善了步态、椅子上站起的坐 – 立时间和身体平衡性。从 13 个月到 18 个月开始家庭锻炼并没有持续地改善。常规锻炼通常是在集体环境中进行的，阻力锻炼也被证明在集体环境中锻炼是有效的。

然而，也有一部分人可能不喜欢集体环境，更喜欢单独锻炼或与另一个人一起锻炼。对一些老年人［例如，由于身体虚弱和（或）依赖他人交通的］来说，实际在健身场所进行锻炼较为困难，也很难抽出时间参加正规的锻炼课程（例如，由于照顾伴侣或由孙子孙女照顾，或参加社交活动）。有证据表明，力量锻炼既可以在单独家中进行，也可以在监督下进行。在家中进行耐力锻炼和在小组中进行耐力锻炼效果差异不明显。King 等在一项 RCT 试验中发现，家庭组的 12 个月锻炼依从性比较高。

器械要求也可能限制锻炼场所的选择。阻力锻炼可以在医疗机构监督下使用昂贵的非便携式器械。经过全面评估后，社区老年人可以在当地的体育馆里学习使用健身器械。此外，几位作者还表明，运用阻力锻炼，使用更容易获得的锻炼器械，如自由重量器、体重器和弹性板，也可使老年人的肌肉力量得到增强。步态和平衡锻炼需要足够的空间，如果需要的话，通常需要一个坚固的表面来支撑步态和平衡锻炼。这可能包括医疗环境中的双杠、社区环境中的固定椅子和家庭环境中的长凳或椅子。

不同类型的锻炼需要不同程度的监督。例如，功能性任务锻炼无论是在健康护理场所还是在个人家中，物理治疗师都需要不断地在锻炼过程中进行记录。并且在理疗师的指导下，参与者进行的持续的实践或练习也是至关重要的。锻炼日记或锻炼记录有助于这一点。图 5-1 显示了一些与任务性相关的实践锻炼卡示例。如果锻炼是在没有监督的情况下进行的，那应当提供充分的锻炼相关信息，以确保锻炼有效安全地进行。这通常以锻炼单元或文件夹的形式出现，其中包含锻炼形式的书面描述以及相关锻炼姿势的图表，如 Otago 锻炼计划。最近的一项研究包含了一段与理疗师进行的家庭锻炼指导视频，让参与者观看视频，并建议他们在锻炼的同时观看视频。这项研究表明，在家庭锻炼计划中，参与者身体机能能够达到测试所要求的程度，参与者身体机能得到明显改善。

身体机能水平不同的老年人可能需要不同程度的监督。体质虚弱的人群，以及那些轻度认知障碍、自我能动性差和（或）自我效能感降低的人群，可能需要更大程度的监督，以便安全地进行和坚持锻炼。有证据表明，持续的监督和指导对于参与者坚持锻炼和锻炼带来的效果起到非常重要的影响。Kerschan 等研究发现，虽然 5 ~ 10 年的家庭锻炼计划是合理的（36%），但由此产生的结果并不足以降低骨折风险。尽管对锻炼计划的持续监督费用可能会非常昂贵，但如果能够成功地避免跌倒发生，由此而节省的费用则会超过监督所产生的费用。

因此，理想的锻炼环境取决于锻炼的性质、锻炼的目的（即是否旨在解决特定的缺陷）、老年人的偏好和社会环境情况。

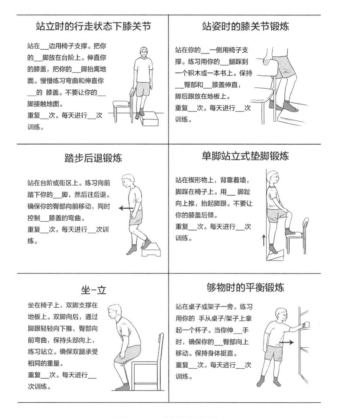

图 5-1　锻炼示例卡

（改编自 St Joseph's Hospital Physio-therapy Department, Sydney, Australia）

九、结论

很明显，制定好的锻炼方案可以提高身体机能（跌倒危险因素）。由于我们需要身体平衡来完成日常生活中所需要的动作，因此很难将姿势控制的测量和锻炼与功能性动作的测量和训练分开来。精心设计的锻炼计划可以改善姿势控制的各个方面。不允许个人方案的团体计划以及能够安全地完成具有足够挑战性的锻炼似乎并不能增强身体平衡性。通过相关技能锻炼和练习，或通过多类型的锻炼方案进行锻炼，是可以提高身体技能能力的。这种方法也有可能在预防衰老性减退和维持身体机能方面发挥作用。

力量锻炼可以提高肌肉强度，体格锻炼可以提高耐力，前庭康复锻炼可以减少头晕。力量锻炼也可以提高身体机能，特别是在体弱的老年人群中。最近的研究表明，任务相关性力量锻炼具有更好的功能益处。耐力锻炼也可能对体质弱的人群在身体机能提高方面有着更大的影响，也可以为所有老年人提供健康益处。

常规锻炼方案如果设计合理，也可增强身体机能，但需要在相对活动度大的老年人群中以负重姿势进行锻炼。在体质弱的人群中，坐姿锻炼能够起到一定作用，但其最大的益处在于来自对姿势控制，并能够适应更高难度的锻炼挑战。在健康的老年人群中，应开展常规的锻炼计划，以防止与年龄增长相关的体质下降。

总之，需要在考虑到老年人需求和确定目标人群之后，详细制订老年人的锻炼方案。与预防跌倒一样，如果能针对患者特有的缺陷和生活方式开展干预措施，锻炼所带来的效果将更加明显。虽然必须充分考虑到锻炼的相关安全问题，但依然要提高老年人参与锻炼的程度。如果锻炼方案提出者能考虑到可能影响锻炼计划接受和坚持程度的因素，将能显著提升锻炼效果。这不仅有助于增强体能和预防跌倒，还将带来一系列额外的身体健康收益。

第三节 医疗与药物的管理

若老年人有与跌倒有关的问题或导致跌倒的问题，可以向很多医疗保健专家提出疑问。个别专业和机构在评估和管理老年跌倒损伤方面的作用并不确切，其专业和机构界定也是比较模糊的。在社区老年人中，只有 1/4 的跌倒老人向医疗专业人员报告，但在这些报告跌倒的老人中，75% 是向他们的全科医生报告的。因此，必须确保全科医生了解现有的循证评估工具和干预战略，并向他们提供适当的转介途径，以便在需要时进行更详细的评估和干预。本节讨论医生在识别和管理有跌倒危险的老年人方面的作用。它侧重于传统上被认为属于是医生技能范围内的评估和干预，但也必须承认，随着专业界限和专业领域的变化，其他人员可能会参与其中一些评估和干预过程中。

一、老年人运动特点

（一）老年人各器官、系统的解剖生理特点

老年人的衰老变化最明显的是外形的改变，一般可见到毛发变白与脱落、发干变脆，肤变薄、变得松弛、皱纹加多，皮肤可出现各样的老年斑和老年紫癜，皮下脂肪减少，机体的御寒能力降低等。

1. 运动系统的特点

由于内分泌和代谢功能的改变，很多老年人发生骨萎缩和骨质疏松，表现为骨质减少，骨皮质变薄，加上一些无机盐在骨内的沉积，使骨骼的弹性、韧性进一步降低，骨骼变脆容易发生骨折，最常见的是股骨颈骨折。

老年人会出现肌肉萎缩、肌肉量减少、肌力降低。30 岁左右男子的肌肉重量约占体重的 40%，而到老年时则占体重的 25%。老年人由于关节软骨萎缩、发生纤维变性等退行性变化，关节面逐渐粗糙变形，又由于关节软骨附近常出现不同程度的骨质增生或肌肉附着部分出现骨化以及关节滑囊僵硬、韧带弹性减弱等原因，造成老年性骨关节的退行性变化或出现畸形（如驼背、脊柱侧弯等），限制了活动或由于刺激神经末梢而引起疼痛。

2. 心脏血管系统的特点

老年人心血管系统的主要改变：首先，在于心脏实质细胞数目减少、脂褐素沉着、心肌纤维化及发生淀粉样变使心肌萎缩，以及供应心脏血管营养的冠状动脉出现粥样硬化，致使心肌收缩力量减弱；其次，老年人血管弹性减退、动脉管壁硬化、管腔变窄使血管外周阻力增加，动脉血压升高，致使心脏工作负担加重。两方面因素共同作用使心血管系统的生理功能受到削弱，表现为心搏血量和心输出量减少，使组织、器官的供氧受到影响。在体力负荷后，老年人心血管系统功能水平的降低较为明显，运动时心率不能充分代偿加快，心率增加次数较青年人少，为增加心输出量，往往要升高血压，且运动后恢复时间延长。

3. 呼吸系统的特点

老年人的呼吸功能减退也很明显。老年人肺泡融合、间隔萎缩失去弹性，使肺组织弹性降低，氧弥散功能出现障碍。老年人呼吸肌力量减弱、肋软骨钙化、

韧带弹性减弱使胸廓的活动度减小。以上原因使肺脏的通气和换气功能降低，肺活量下降而残气量却增加使动脉中的血氧含量降低。此外，有的老年人胸廓还会出现各种畸形，如桶状胸等，加重了呼吸功能的衰竭。

4. 神经系统的特点

老年人由于大量的神经细胞发生萎缩和死亡，不仅使神经细胞数目减少，而且细胞中的核糖核酸的量也在迅速减少。神经纤维也出现退行性改变。大脑的重量到 70 岁时平均减少 10%，大脑皮质的表面积比年轻时减少了 10% 左右。老年时期，脑的生理学变化以脑血流量减少、脑血流阻力增加、血液循环减慢及氧耗量降低为主。以上这些变化引起老年人大脑皮质神经过程的兴奋和抑制转换速度减慢，神经传导过程的灵活性降低，对器官、系统活动的调节功能减弱，建立新的条件反射较困难，记忆力减退，对刺激的反应（痛觉、触觉、冷热感觉）迟钝，保持体位、支撑力、平衡力有障碍。容易疲劳，疲劳后恢复也较慢。另一方面，老年人思想易于集中，各神经中枢之间的联系也较巩固。

（二）老年人的体育卫生要求

根据老年人的解剖生理特点，在进行体育锻炼时应注意以下几个方面。

1. 由于老年人体质情况个体差异较大，因此，在参加体育锻炼前要进行全面的身体健康检查，以便合理地选择运动项目及确定适宜的运动负荷。有条件时，可请医生据此开出运动处方。

2. 老年人从事体育锻炼时，必须根据自己的身体情况，量力而行。运动负荷要从小到大逐渐增加，增加的速度不宜太快，每增加一级负荷，都要有一个适应阶段。在锻炼中要掌握循序渐进和持之以恒的原则。

3. 老年人不宜参加速度性项目和力量性锻炼。宜选择以提高心肺功能为主的有氧全身运动项目，如散步、慢跑以及在我国老年人中有广泛的群众基础的传统体育项目太极拳、气功等，广播操、游泳等活动对老年人也很适宜。

4. 活动时，呼吸要自然，动作要缓慢而有节奏。避免做屏气和过度用力的动作（举重、俯卧撑、引体向上等），尤其对有动脉硬化的老人，更应避免引起血压骤然升高的动作（如手倒立、头手倒立等）。对于可能会引起身体血液重新分配和影响脑部血液循环的身体骤然前倾、后仰、低头及弯腰的动作，也要尽力少做或不做。

5. 活动中要注意适当安排短暂休息，运动前后要认真做好准备活动和整理活动。老年人锻炼时，气氛应轻松、愉快和活跃。老年人不宜过多参加比赛，更不要勉强参加比赛去争夺名次。

6. 老年人参加体育锻炼，应时常了解自己的脉搏频率、血氧情况及身体健康状况，以便进行自我监督。老年人如果运动后出现头痛、头晕、胸闷、心悸不适、食欲减退、睡眠不佳及明显疲乏、厌练等现象则说明运动负荷过大，应及时调整锻炼内容、运动负荷或暂停锻炼。美国运动医学会（1990 年）推荐，老年运动强度阈值是 60% 的最大心率（50% 摄氧量），其适宜心率为 110 ~ 130 次 /min，每周 3 次，每次 20 ~ 30 min。老年人运动时，也可用运动后即刻脉搏变化和恢复时间来控制运动负荷。一般运动后即刻脉搏以不超过 110 次 /min 为适宜，老年人的适宜运动负荷也可用：170- 年龄＝运动心率，这个公式来掌握。运动后 5 ~ 10 min 内脉搏恢复到安静时水平较为合适。

7. 遇有感冒或其他疾病，身体过度疲劳时，不要勉强，应暂停锻炼，并及时进行治疗或休息。老年人在体育锻炼期间应定期进行体格检查。

（三）高危人群的识别

确定高危人群是采取有效干预措施防止老年人跌倒的关键。目前，支持以人口为基础的预防跌倒方法的证据有限。值得注意的是，这种干预措施是与个别随机对照试验并行发展的，并不是在所有情况下都使用已知的循证方法进行预防。尽管如此，在 Cochrane 对基于人群的干预措施的审查可获得的有限证据确实表明，基于人群的预防措施可能是成功的，但需要以多中心随机对照试验的形式进行评估。在风险识别和分层方面，重要的是区分用于简单识别坠落风险增加人群的措施和用于识别可进行干预的风险因素的工具，并为制定预防策略提供依据。危险人群可以根据年龄、跌倒史、就诊地点、通常居住地、疾病数量和处方药物来确定。英国现有的指导方针建议，老年人的全科医生应该定期询问有关跌倒的问题。生活在护理机构或急诊室的老年人是有证据较为充分的高危人群。与建议的干预措施相一致的一份风险因素清单通常是确定有跌倒风险的人的最有效方法，并允许随后对与适当和有针对性的干预措施相关的风险进行更详细的评估（表 5-1）。

表 5-1 全科医疗风险因素管理建议

危险因素	全科医生管理	推荐 / 联络
视力受损（包括屈光不正、黄斑变性、白内障、青光眼、视网膜病变）	简单视力测试（最好是低对比度）和眼底镜检查	配镜师 / 验光师眼科医生、职业治疗师

续表

危险因素	全科医生管理	推荐 / 联络
体位性低血压 躺下至少 5 min 后测量仰卧位血压,然后在站立后 1、3 和 5 min 检查体位压力	检查任何潜在的引起问题的药物、水合状态并考虑自主神经问题的可能性。增加液体摄入量,提供压缩袜,停止引发的药物	如果症状无法缓解,可考虑转诊给心脏病专家或高年资医师
足部疾病(包括鸡眼和老茧、瘢痕疙瘩、指甲问题、破溃)	手术切除老茧、矫正设备(鞋垫、鞋类)家庭足部护理建议和教育	足外科医生、骨科医生、矫形师、制靴师
肌肉骨骼疾病(包括骨关节炎、类风湿性关节炎、急性软组织损伤)	适当的诊断评估、抗炎药、助行器(框架、手杖)、适当的运动和减肥教育和建议	物理治疗师,矫形外科医生,修复师,矫形师,风湿病学家,职业治疗师
周围神经病变	检查是否有维生素 B_{12} 缺乏、糖尿病、酒精滥用或其他导致周围神经病变的原因	如果病因不确定,请咨询神经科医生;如果是糖尿病患者,确保定期进行糖尿病足部检查,包括足部手术
药物的使用	在可能的情况下,避免所有的中枢作用药物;如有可能,不用苯二氮䓬类药物;审查所有药物的需求并开最低有效剂量的处方	药剂师或高年资医师
前庭功能障碍考虑梅尼埃综合征,良性阵发性位置性眩晕	避免药物前庭效应,进行 Epley 试验	考虑转介耳鼻喉科医生进行前庭康复计划
神经系统疾病(包括卒中、小脑疾病、帕金森病)	适当的诊断评估、疾病改良药物	神经学家,老年医师,理疗师,职业治疗师
心理因素(包括痴呆、抑郁、焦虑)	排除急性谵妄,发现痴呆或抑郁的可逆原因	神经学家、精神病医生、心理学家、老年病学家
尿失禁	确定尿失禁的性质,并回顾了任何导致尿失禁的药物	参考正规的尿动力学和进一步的评估 / 干预
不明原因跌倒,头晕和晕厥	12 导联心电图	进一步专家评估

(四)老年人跌倒的临床评价

大多数跌倒是由内在因素和外在因素之间的相互作用造成的,多个因素互相作用会增加跌倒的风险。有许多疾病过程更多见于老年人,影响老人姿势不稳增加跌倒风险。

一份关于跌倒的详细病史资料是十分重要。应向那些清楚跌倒事件的人寻求佐证资料。此外，晕厥和跌倒之间有明显的重叠，许多老年人对晕厥有健忘症。在咨询的早期阶段建立认知能力也很重要，因为认知障碍和痴呆患者可能会提供误导性信息。

病史需要考虑的要点包括：

（1）个人是否对该跌倒事件有遗忘？原因：可能是晕厥、心脏或神经系统问题。

（2）跌倒发生的地点和时间？原因：体位变化引起的体位性低血压、与药物摄入有关的跌倒、夜间照明不良时的机械性跌倒等。

（3）跌倒时，患者在做什么—从椅子或床上爬起来，转动头部，向上或向下俯身？原因：某些情况与特定的行为有关，如站立时的姿势性低血压或与转头有关的颈动脉窦综合征。

（4）跌倒之前是否有头晕或心悸？原因：可能是神经心源性晕厥、心律失常或前庭问题。

（5）个人是否记得失去意识？原因：晕厥提示心律失常，神经系统引起的晕厥或癫痫。

（6）坠落后，该人是否能够从地板上爬起来？原因：预测进一步跌倒以及确定与干预相关的护理需求，即如何从地板上爬起来、报警或提高护理水平的培训。

（7）描述和（或）可视化的伤害模式是否符合坠落的细节 - 个人是否成功地预防了坠落，或是否有面部/头部受伤？原因：在晕厥阶段，这个人很少能够避免跌倒，更可能承受更多的中枢系统损伤，包括面部损伤。

（8）摔伤造成哪些伤害？原因：低能量骨折应后续关注并评估骨骼健康状况。

（9）该人在过去一年中有多少次在其他场合跌倒？

1. 检查

老年跌倒者的临床检查应根据与跌倒相关的病史进行。评估结束时，可能需要进一步评估或检查。图 5-2 突出显示了常见和重要的检查结果，这些检查结果可能对个人跌倒原因的提供一些见解。

2. 站立稳定性评估

在老年人的许多常见疾病都会出现与步态和平衡有关的问题，包括骨关节炎、脑卒中和帕金森病。步态和平衡问题往往是最普遍的跌倒风险因素，通过适当培训的从业者进行力量和平衡训练，有可能改变这种情况。因此，姿势稳定性评估是老年人跌倒风险管理的一个关键领域。美国老年医学会、英国老年医学会、美国骨科医师学会指南和国家临床卓越研究所指南都建议将计时进行测试（TUGT）作为一种简单的筛选工具，以确定需要对步态和平衡进行更详细评估的人群。它包括测量一个人从椅子上站起来，以正常速度走 3 m，用常用的辅助设备，转身，回到椅子上坐下所需的时间。三项回顾性研究表明，TUGT 表现可以区分失败者和成功者，如果用 15 s 或更长时间完成测试则表明老年人功能受损。

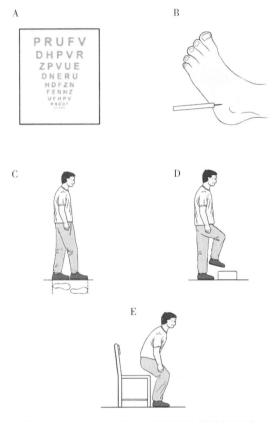

图 5-2　（A-E）重点介绍了五个简单的测试

3. 快速检测表

快速检测表是一个简单的风险评估，适用于一般实践，是基于感觉运动功能模型的跌倒预测方法。跌倒的多因素病因很好地支持了感觉运动模型，因为它不仅允许临床医生预测哪些老年患者可能跌倒，而且还可以确定是哪些感觉运动系统受损。这使我们能够更深入地了解姿势不稳定和跌倒的原因，并为制定适当的干预策略提供指导。

跌倒评估至少需要的设备：低对比度的视力表、测量触觉的传感丝和一个小台阶。评估需要 10 min 不到的时间，包括可提供给患者的信息，跌倒风险的培训，并帮助他们减少明确的风险因素。跌倒评估设备是便携式的，以便可以在家里，在全科医生手术室，医院病房或老年护理机构进行评估。

（1）低对比度视力表：使用低对比度视力表评估视力表（图 5-2A）。用双筒望远镜在距离为 3 m 的距离处用图表评估视力，患者戴上远视眼镜（如需要）。要求患者大声朗读图表上的字母，并且必须能够正确识别从上到下第三行的所有字母，才能通过测试。

（2）触觉敏感性测试：外周感觉是通过踝关节的触觉敏感性测试来测量的。一个含有尼龙丝的 Semmes-Weinstein 型压力感测器用于患者主导侧踝关节外踝的中心（图 5-2B）。患者必须闭上眼睛，并向测试仪指示他们是否能感觉到单丝。总共进行了三次试验，患者必须能够感觉到三次试验中至少有两次通过试验。

（3）串联足站立：串联足站立是衡量横向稳定性的一种方法。这是串联足站立试验的一种改进，先前的研究表明，串联台架试验对许多老年人来说太难进行，因此不适合进行临床筛查。在这项测试中，要求受试者以近乎串联的姿势站立，赤脚平行，横向分开 2.5 cm，前脚后跟在后脚大脚趾前 2.5 cm（图 5-2C）。要求受试者闭上眼睛站在这个位置 10 s。如果获得 5 s 或更少的分数，则允许进行第二次试验。为了通过测试，受试者必须站在这个位置 10 s，不要移动脚或睁开眼睛。

（4）交替步测试：交替阶梯测试是阶梯测试的改进版本，它是伯格平衡量表的 14 个组成部分之一。它是一种实用的测量老年人攀爬行走和走楼梯台阶的方法，也是一种测量平衡平均值的方法。这个测试包括将整个脚（脱鞋）放在台阶上（台阶高 19 cm，深 40 cm），左右脚交替，每只脚 4 次，速度越快越好（图 5-2D）。记录完成 8 英尺距离所用的时间（以秒为单位），患者必须在 10 s 内完成任务，才能通过测试。

（5）坐 – 站测试：坐 – 站测试主要是测量下肢的强度，包括在 45 cm 高的椅子上从坐姿起立和坐下五次，双臂需叠放在身体前面（图 5-2E）。要求赤脚受试者尽可能快地重复五次，最后以坐姿结束。记录完成任务所需的时间（以秒为单位）。要通过测试，受试者必须在 12 s 内完成任务。

另外，还要完成两个关于跌倒史和处方药物应用的问题。

识别增加跌倒风险的标准是根据社区老年人的前瞻性队列研究确定的。表 5-2 显示了基于已识别生理缺陷的建议干预措施的快速测定表，以及基于测定表中已识别风险因素数量的跌倒风险分数。

与多种危险因素相关的风险增加来自一项对 200 名社区居民的验证性研究，这些人组成了一项预防跌倒随机对照试验的对照组。

表 5-2　跌倒风险快速评估问卷

患者：				时间：	
评价指标		风险因素？请圈出		实施	
以前的跌倒史					
一年或更早前跌倒史		Y/N？			
药物					
四种或更多药物，不包括维生素		Y/N？			
是否有精神类药物		Y/N？			
建议：回顾目前药物史					
视力					
视力低对比度视力测试 – 无法看到所有 16 行		Y/N？			
建议：提供视力信息表。检查青光眼、白内障和眼镜的适用性。如有必要，请参阅					
外周感觉					
触觉敏感性测试					
3 次测试中有 2 次感觉不到		Y/N？			
建议：提供感觉丧失信息表。检查糖尿病					
力量 / 反应时间 / 平衡					
并足站立测试 – 无法站立 10 s		Y/N？			
交替步站立测试 – 无法在 10 s 内完成		Y/N？			
坐站测试 – 无法在 12 s 内完成		Y/N？			
参考：社区锻炼课程或家庭锻炼计划（如果适用于个人功能水平）					
风险因素个数	0	1	2	3	4	5+
总风险因素增加	1	1.4	2.1	4.7	8.7	12
病人跌倒的风险是没有危险因素的人的____倍					

4. 步态和平衡问题

在发现步态和平衡问题时，可以通过运动干预，特别是力量和平衡训练来改变或大幅降低风险。然而，在向老年人提供干预措施时，重要的在提供干预方式的时候提供选择。运动是一个典型的例子，在这个例子中，选择往往受到多因素限制，团体运动或一对一理疗是常见的方式。他们研究了力量和平衡训练方法的实施，以及为患者提供锻炼方式选择的效果。表 5-3 显示了在伦敦国王学院医院为多次摔倒的参与者提供选择的结果。患者进行生理特征评估，其跌倒风险分为低、中或高级。有中度风险的人被问到他们更愿意在家里锻炼还是在集体环境中锻炼时，结果显示：如果可以选择，许多老年人更喜欢在自己的家庭环境中进行锻炼。高风险组的患者建议继续在家或医院接受一对一的物理治疗，同时鼓励低风险患者使用休闲锻炼作为获得力量和平衡训练的一种方式。

表 5-3　根据患者选择和平衡障碍程度进行的患者人数和运动干预形式

	无 / 轻度平衡损害 PPA 跌倒风险评分：低 / 无 / 轻度	中度平衡损伤 PPA 上的中度 / 明显跌倒风险评分，但平衡足以进行安全的独立运动	严重的平衡障碍 PPA 上的高跌倒风险评分和平衡不足以进行安全的独立运动
能够独立参与，喜欢家庭 / 个人方式锻炼	一般运动休闲步行团体运动组织 22 人	Otago 家庭锻炼计划 66 人	与理疗师进行一对一的力量和平衡训练 5 人
不能独立参加或选择在团体环境中进行锻炼	社区运动组包括慢性病运动组。主要在社区休闲服务 1 人	医院和社区的运动小组。主要在医疗服务机构 28 人	与理疗师 / 助理 / 保健助理进行一对一的力量和平衡训练 9 人

使用"Otago 健身计划"作为干预措施，可以培训健身教练在家庭环境、休闲服务区和医疗保健服务中提供力量和平衡训练。对 50 名连续接受该项目的患者进行的重复性生理学概况评估，评估得分在统计学上有显著改善，这在家庭和团体中同样明显。这一方法正在通过 Southwark 和 Lambeth 跌倒者综合护理路径（SLIPS）向 50 000 名 65 岁的人群推广，并代表了一种服务模式，该模式采纳了现有证据并将其应用于正常的服务过程中。除了对体位不稳的人进行力量和平衡训练外，可能还需要对患有大的承重关节退行性关节疾病的老年人进行进一步的医疗干预，因为他们可从关节置换中获益。

5. 视力问题

长期以来，视力一直被证明是跌倒的一个危险因素，但直到最近几年，才有一个只针对视力干预的研究证实其可以预防跌倒。应鼓励老年人定期接受验光师的视力检查，以便发现任何原因的视觉功能下降并采取干预措施。在全科医生手术前，通常采用快速的视觉评估表，低对比度视力测试被证明是社区和居家人口跌倒的较好监测指标。视力测验是以标准的方式进行测试的，即要求患者从设定的距离（通常是 3 m）读出图表上能看到的最小一行字母。Snellen 分数大于 6/20 表明低对比度视力明显受损。如果发现视觉缺陷，应寻求诊断并提供适当的干预措施。可以通过使用眼镜来解决屈光不正。有证据表明，通过快速的白内障摘除（1 个月内手术），跌倒率降低了并减少了骨折风险。

6. 不明原因的跌倒、头晕和晕厥

并非所有的跌倒都是由步态和平衡问题直接引起的。无明显原因的反复跌倒需要进一步详细评估，并需要使用特定的调查和诊断设施。最近的研究已经开始将"跌倒发作"的复杂症状分解为许多与不同病理相关的疾病，包括颈动脉窦综合征、神经心源性（血管迷走神经）晕厥、病窦综合征、排尿或咳嗽晕厥和直立性低血压。晕厥和跌倒也需要被进一步明确。

欧洲心脏病学院已经提出了一个有用的临床算法并发布了治疗指南，以帮助评估和诊断可能的晕厥。Parry 等最近进行的一项研究表明，在过去 6 个月内，93 名连续出现三次或三次以上"跌倒发作"的急诊患者中，有近 90% 的患者确诊。颈动脉窦综合征和前庭障碍是最常见的诊断病因。在这项研究中，12 导联心电图和 24 h 心电监测显示诊断率非常低，患者需要更复杂的调查方法。

7. 神经心源性晕厥

神经心源性晕厥或血管迷走性晕厥是最常见的神经介导性晕厥，其特征是自主神经系统不能维持足够的脉搏和血压以确保足够的脑灌注。潜在的病理生理机制是过度的外周静脉池导致外周静脉回流减少、心脏状态超出控制、反常的反射性心动过缓和血管阻力进一步降低。Blair Grubb 在 2005 年发表在《新英格兰医学杂志》上的研究对这种情况进行了极好的概述。

倾斜试验是诊断神经心源性晕厥的推荐研究。阳性结果需要记录出现症状时血流动力学状态的显著变化，这些症状可与个体先前在晕厥时经历的症状相当。治疗通常包括避免诱发因素如脱水、酷热、长时间站立等。然而，也有神经心源性晕厥患者反复出现晕厥，没有相关的预警症状。治疗方案包括 β 受体阻滞剂、米多君或帕罗西汀。尽管证据并不一致，心脏起搏器也是可能的治疗方式之一。

8. 直立性低血压

在大量人群研究中，直立性低血压并不是跌倒的一个较强的危险因素。然而，很少有临床医生会怀疑直立性低血压会导致跌倒，而且症状的间歇性使得很难确定直接的因果关系。在英国的一个大规模研究中，直立性低血压占到晕厥所有病因的 14%。

直立性低血压是由外周静脉池导致静脉回流减少和心脏充盈压力降低引起的。为了维持正常的心输出量，降低充盈压力的正常反射是外周血管收缩和心率增加。不能产生适当的反应可能是由血管扩张药物和（或）自主神经功能衰竭引起的，这些疾病通常出现在老年人群中，包括糖尿病和慢性肾衰竭患者。在服用利尿剂的人中也观察到容量衰竭导致的直立性低血压。在记录患者躺卧位的血压之前，最初仰卧位至少躺 5 min。随后在站立 1、3、5 min 时使用标准血压计读取血压数值。

直立性低血压的治疗首先要排除目标药物的影响，其他措施包括增加液体和盐的摄入量、弹力袜、使用 α 受体激动剂米多君。

9. 颈动脉窦综合征

颈动脉窦综合征可定义为对颈动脉窦按压的异常血流动力学反应。多见于老年人，临床表现为不明原因的头晕和（或）晕厥。颈动脉窦综合征有三个亚型：心脏抑制型、血管抑制型和混合型。颈动脉窦综合征的病理生理学尚不清楚，任何可能的机制都必须有充分解释临床观察到的该综合征亚型。

（1）亚型

颈动脉窦按压后心脏抑制反应的特征是超过 3 s 的心脏停搏。这通常在按压开始后的几秒钟内就可以看到，并且有自我限制的倾向，应用阿托品和心肺复苏设施也相对容易。在没有明显心动过缓的情况下，收缩压下降超过 50 mmHg，即为血管抑制反应。混合类型是两个特征的组合。按压后几秒钟内血压就会下降，因此如果不使用连续的无创血压监测则很难发现。

（2）实验方法

Newcastle 协议指任何有不明原因的摔倒、意识丧失、头晕或"跌倒发作"的个体（尤其是老年人）都应考虑进行颈动脉窦研究和头高位倾斜试验。过去 3 个月内有过脑卒中、短暂性脑缺血发作或心肌梗死史的患者，是进行颈动脉窦按摩的禁忌证。有颈动脉杂音的患者在进行研究之前应接受颈动脉多普勒检查，以排除严重的颈动脉疾病，如果存在颈动脉疾病的情况，则需要与患者讨论风险和益处。应提供体表心电图监测、无创血压监测和复苏设施。患者在仰卧位测试，颈部略微伸展。按压应用于最大颈动脉冲动点，在甲状腺软骨上缘水平的胸锁乳突肌内侧。用力纵向按压 5 s，先在右侧，60 s 后在左侧重复。然后在患者垂直倾斜 70° 的情况下重复该操作。颈动脉窦研究并非没有并发症的风险，包括短暂和永久性的神经损伤。四个系列发表的报告中，所有神经系统并发症的最高报告率为 0.9%，这与所有有持续性神经系统损伤的病例的 0.1% 相对应。不同部位记录的并发症发生率的差异与方法学问题和可能的病例选择有关。

（3）治疗

心脏抑制亚型症状性颈动脉窦超敏反应（综合征）应采用双腔起搏治疗。由于压力反射刺激时房室传导阻滞的发生率很高，心房起搏是禁忌的。心室起搏不能控制许多患者的症状，原因可能是并存的血管抑制加重了起搏器综合征的进展。

血管抑制反应的治疗目前并不成功，反映了对潜在机制的理解有限。在最近的一项研究中，与健康的老年人和年轻人相比，血管抑制性颈动脉窦综合征患者对血管收缩刺激的反应性受损。回顾所使用的药物是第一步，特别是寻找具有血管扩张和（或）迷走神经活性的药物。在最近的一项试点研究中，Moore 等报道 α 激动剂米多君改善了患者的症状。外科手术切除神经仍然是对其他治疗形式有抵抗的血管抑制的选择，但它当然也有风险，并且很少进行。

10. 心律失常

缓慢和快速心律失常都有可能导致老年人跌倒。12 导联心电图在心律失常性晕厥的研究中是必不可少的，Kapoor 发现高达 11% 的晕厥患者可以通过心电图进行诊断，这与 Parry 等最近的论文有冲突。他们发现常规心电图的诊断率可忽略不计。24 h 心电图一直是间歇性心悸、头晕和晕厥患者的主要临床研究方式，但诊断率很低。对于那些怀疑有间歇性心律失常的患者，应用患者激活记录器和植入式记录器是首选的研究方式。植入式循环记录仪是一种小型设备（图 5-3），在局部麻醉下插入皮下，可存储长达 45 min 的回顾性心电图记录。该装置可在植入后保留长达 18 个月，报告的诊断率高达 40%。

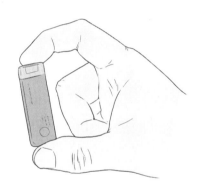

图 5-3　植入式记录器

（五）药物审查

药物审查是老年人评估的核心部分，应定期对那些有长期使用处方药物的人进行审查。英国的国家建议指出，所有老年人都应该至少每年进行一次药物检查，对于服用四种或更多药物的老年人，至少每 6 个月进行一次检查。鉴于某些药物与跌倒之间的联系，药物检查也应成为老年跌倒者医学评估的基本组成部分。如第三章所述，处方药物数量已被证明是跌倒的一个预测因素，使用 4 种或更多药物会增加跌倒的风险。然而，最近的一项研究表明，使用多种药物可能代表患者存在更多的慢性病，而疾病过程可能是其功能性后果，因此可以作为跌倒风险增加的预测因素。药物审查的目的是确保人们正在服用他们能从中受益的药物，并且服用这些药物不会产生不良或不可容忍的影响。老年人需要适当开处方药物，多项证据显示对越来越多的疾病均在进行药物干预，可用的处方药物数量也在增加。因此，研究重点应该放在适当的处方药物上。老年人应该能够获得最好的药物，并且医生需要经常与患者进行合理的讨论，以权衡不同非处方药物和处方药物的收益和风险。

1. 中枢性药物

当考虑药物与跌倒风险之间的关联时，中枢性药物一直被证明是风险的预测因素，一些研究表明，使用药物导致跌倒的风险增加了 2 ～ 3 倍。不仅有证据表明中枢性药物与跌倒有关，而且停止使用中枢性药物对随后的跌倒风险有好处。Campbell 等用 2×2 随机对照试验的方法，评估了不使用中枢性药物的益处。受试者是通过当地的全科医生招募的。一项为期 14 周的结构化戒断计划和 44 周的随访显示，与那些仍在服药的患者相比，药物戒断组的跌倒率降低了 66%。在随访期间，对照组有 70% 出现下降，这突出了该人群的高危性。在停药组中，67% 服用苯二氮䓬，33% 服用抗抑郁药，17% 服用中枢镇静剂。虽然在减少跌倒风险方面的好处似乎是巨大的，但人们不应忽视实施停药计划所涉及的困难。在试验中，招募率仅为 19%，在研究结束后的 1 个月内，47% 的受试者恢复了他们的中枢作用药物治疗。现在很少使用苯二氮䓬类药物作为催眠剂，除非有明显的成瘾性和（或）未能成功完成戒断方案。特别是在有药物副作用高风险的人群（如跌倒和骨折风险高的人群）中，应考虑采用非药理学方法来治疗睡眠障碍、抑郁和焦虑。

2. 跌倒恐惧的处理

跌倒恐惧是人在进行某些活动时为了避免跌倒而出现的自我效能或信心降低。国内外老年人跌倒恐惧的发生率较高，多项国内外研究表明，有无跌倒史的老年人均存在不同程度的跌倒恐惧，有过跌倒史的老年人尤甚。跌倒恐惧（fear of falling, FOF）也叫害怕跌倒，最早由 Murphy 等于 1982 年提出，他们在研究中发现有过跌倒经历的老年人表现出强烈的紧张感和行走障碍。目前，最为广泛的跌倒恐惧的定义是"在进行某些活动时为了避免跌倒而出现的自我效能或信心降低"。跌倒恐惧的发生率较高，国外 32% ～ 67.4% 的老年人有跌倒恐惧；国内 57.6% ～ 61.8% 的老年人有不同程度的跌倒恐惧。老年人跌倒恐惧常常伴随着心理紧张和回避行为，形成心理和身体的无形枷锁，长此以往造成行为与生活方式不良的恶性循环。跌倒恐惧在居家养老的自发状态下持续甚至发酵，直接影响老年人的生活质量。现有的研究多关注环境因素对老年人跌倒恐惧的影响，在老年人自身对环境的认知上关注不足。

心理因素中，情绪焦虑、抑郁、生活满意度低、自我效能感低的老年人更容易存在跌倒恐惧。阿根廷学者 Gomez 以医学、物理和心理学为基础进行了跨学科综合干预，通过医学评估与管理、认知行为心理治疗、平衡训练等有效缓解了老年人的跌倒恐惧。Wetherell 的小样本实验通过暴露疗法、认知干预、家庭环境评估、身体锻炼的综合干预降低了老年人跌倒恐惧并提高了其活动频率，老年人对干预方式和自己变化的满意度较高，可以采用大范围随机对照试验进一步验证。陈丽清采用综合护理策略对脑卒中住院老年人进行干预，发现个案访谈、媒介教育、运动疗法的干预方式能提高脑卒中老年人的跌倒效能，增强日常活动能力。黄淑芳对 65 名因跌倒而住院的老年人进行了综合干预，认为上门评估、健康教育、给予指导建议的综合性干预，比常规护理方式更能有效缓解老年人的跌倒恐惧。

3. 睡眠障碍、焦虑和抑郁管理的非药物方法

心理社会治疗已被证明是治疗睡眠障碍、焦虑和抑郁的有效方法，电休克疗法是治疗反应性抑郁症的一种选择。大量的证据表明，在普通人群中，由受过适当训练的心理学家进行的一系列心理社会疗法在治疗焦虑、抑郁和失眠方面是有效的。此外，这种方法对老年人同样有效。

对失眠症进行干预，并评估有效性的研究有很多，不乏一些回顾性研究和 Meta 分析。Nowell 等回顾了 30 多个试验，得出结论：刺激控制，即旨在减少不相容的睡眠行为和调节睡眠 - 觉醒时间表的教学程序，是改善睡眠质量的有效策略。综述中确定的其他有效策略包括睡眠限制、放松和认知行为疗法。同样，Murtagh 等从他们的 Meta 分析中发现，心理干预在治疗失眠症方面产生可靠和持久的益处，这取决于睡眠开始潜伏期的减少、睡眠时间的增加、夜间觉醒的减少和睡眠质量评分的提高。Morin 等也认为，虽然心理治疗可能比药物治疗更昂贵和耗时，但从长远来看，它们可能更具成本效益。

另一种治疗睡眠障碍的疗法是运动疗法，在一些研究中发现运动对睡眠模式具有有益影响。在养老院和社区老年人中的两个随机对照试验产生了有意义的结果。King 等对 67 名有中度睡眠问题的久坐老年社区居民进行每周 30 min 的中等强度运动，包括轻度有氧运动和轻快步行的效果评估。与对照组相比，运动组在运动 16 周后的睡眠质量和持续时间均有显著改善。体育活动也有助于提高老年护理机构居民的睡眠质量。Alessi 等评估了疗养院住院患者的睡眠质量和躁动，这些患者随机分组：①白天的体力活动和旨在降低噪声的夜间计划（干预组）；或②仅限夜间噪声降低计划（对照组）。接受白天活动的受试者与单独接受夜间活动的受试者相比，睡眠时间明显延长。此外，与 14 个对照组相比，15 个干预组中有

7个观察到躁动减少。Kanda等研究发现，在沐浴后，老年人更有可能报告睡眠良好，睡眠开始更快。老年人也可以从中受益，因为他们只需被告知他们需要比年轻时更少的睡眠，而且在老年人中早起并不罕见。

大量的随机临床试验已经确定了一些心理社会干预措施的疗效，包括认知行为疗法，以及对老年人抑郁症的短期心理动力学治疗。Niederehe等从对这一主题的广泛回顾中得出结论，在临床实践中，心理社会治疗应与药理学治疗结合使用，这应被视为标准护理。关于晚期生活焦虑症治疗有效性的研究较少，建议参考对年轻人和老年无症状志愿者的研究结果。焦虑的心理社会治疗包括放松方法、理性动机训练和焦虑管理训练。为了最大限度地提高治疗效果，Niederehe等建议，应开发综合治疗焦虑和抑郁的"套餐"，将心理和生物成分结合起来。然而，一揽子计划不应该仅仅是让患者去看医生用药，让其他人进行心理治疗，而是在初级保健环境中进行跨学科合作，将家庭成员作为主要参与者纳入整体治疗策略中。

4. 要考虑的其他特定药物

药物回顾分析是几个随机对照试验的组成部分，这些试验采取了多方面的方法来预防跌倒。虽然无法准确描述药物变化对减少跌倒的贡献，但大多数人都同意，药物变化是综合老年评估的重要组成部分。在PROFET研究中，10.5%的干预组被转介给他们的家庭医生，以进一步审查药物治疗，其中大多数转介与苯二氮䓬的使用有关。Tinetti等在对一组社区老年人进行干预后，能够显著减少处方药物的数量。在为期一年的随访期间，他们还发现镇静剂/催眠剂的使用有所减少。在Davison等最近的一项研究中53%的干预组被认为正在服用可能导致跌倒风险的药物。

5. 补充维生素D

维生素D缺乏在老年人中很常见，特别是那些在家或在养老院居住的人。维生素D摄入不足除了增加骨转换和骨质疏松的风险，还有证据表明会导致肌肉无力，姿势摇摆增加和精神运动功能受损，从而增加跌倒和骨折的风险。最近的研究发现，补充维生素D可以减少姿势摇摆和提高肌肉力量。尽管在文献中有一些不一致的发现，但有证据表明补充维生素D可以降低跌倒和骨折的风险。

鉴于维生素D缺乏症的高发率和维生素D对跌倒和骨折的预防作用的证据，有人建议在跌倒诊所，进行常规的维生素D缺乏症的鉴定和维生素D摄入量的建议。然而，Dhesi等认为，由于确定低维生素D需要进行血液测试，而且还没有准确的预测维生素D不足的临床指标，一种更为实用的方法是为所有参加跌倒门诊的老年人提供维生素D补充剂。尽管过量摄入维生素D会导致毒性效应，但这通常发生在每天40 000 IU的剂量下，而每天800 IU的治疗水平不太可能引起毒性。

因此，在没有个人禁忌证的情况下，对有跌倒危险的老年人进行常规维生素 D 补充似乎是合理的。除了对肌肉和神经组织的影响外，维生素 D 对骨骼健康也很重要。骨质疏松症的评估和治疗不在本书的范围内，但足以说明，如果我们要在人口水平上切实降低骨折率，那么跌倒和骨骼健康也需要同时考虑。

二、结论

跌倒有多因素的病因，为了预防跌倒，往往需要来自包括药物在内的多学科的投入和专业知识。需要考虑确定高危人群。期望全科医生成为评估和预防老年人跌倒的专家是不现实的，但基本的临床评估是必要的，包括药物审查、姿势稳定性、步态、平衡和视力的简单测试。在可能的情况下，应避免使用或主动停用中枢作用药物，并考虑在高危人群中采用其他非药物方法。老年人跌倒的最常见原因仍然是由于年龄增长、身体不活动和疾病等多种因素造成的姿势不稳，因此，力量和平衡训练方案对这些人来说很重要，此外还需要进行额外的环境评估。

并非所有的跌倒都与姿势不稳直接相关，那些有不明原因跌倒、晕厥或头晕的人应该被转诊给专家进行进一步评估、诊断和干预。

第四节　辅助设备的运用与管理

如第一章所述，跌倒是由内在危险因素（即与个人有关的因素，如视力差和力量减弱）和外在危险因素（即与环境危害有关的因素）之间的相互作用造成的。个人与环境之间的接触方式也很重要，可以通过一系列物理辅助设备进行改变，至少1/4的老年人使用这些设备。本节要讨论的设备包括鞋类、足部矫形器、助行器、其他物理辅助设备、眼镜、臀部保护器、防止"长期卧床"的辅助设备和约束装置，并探讨这些装置对坠落和（或）坠落伤害的潜在影响。

一、鞋类

鞋在保护脚免受极端温度、湿气和机械损伤方面有着重要的作用。然而，自从 16 世纪时尚鞋的发展和广泛流行以来，鞋的功能性方面已经被装饰需求所取代。在所有年龄段的男性和女性中，鞋子的选择主要基于审美考虑，其中许多与下肢的最佳功能不兼容。这对老年人尤其重要，因为某些类型的鞋，通过改变脚底和地面之间的界面，可能会对姿势稳定性产生重大不利影响，并可能导致摔倒。不幸的是，支持某些类型的鞋会增加跌倒风险的证据并不多。许多研究已经评估了跌倒的老年人的鞋子，并且总结了一系列的鞋子特征，这些特征可能是造成摔倒的原因，例如鞋跟窄、鞋底滑、固定不牢、鞋子不合脚和鞋跟软质等。然而，穿鞋不合适是普遍现象，许多老年人的鞋类选择主要基于舒适而不是安全。更有力的证据来自病例对照或队列研究，在这些研究中，主要对比了跌倒者的鞋类与非跌倒者的鞋。最近进行了四项这样的研究，结果各不相同。Kerse 等对 606 名住院老年人的鞋类进行了评估，发现在 12 个月的随访期间，穿着拖鞋会增加骨折的风险。然而，一旦考虑到潜在的混淆因素，鞋类和跌倒之间就没有关联。Keegan 等研究了45 岁以上人群中与跌倒相关的各种骨折的危险因素，发现中高跟鞋和窄跟鞋显著增加了所有类型骨折的可能性，而光滑的鞋和凉鞋则增加了跌倒导致脚部骨折的风险。拉森等对 4281 名 66 岁以上老人的研究发现那些在过去 24 h 内摔倒的人穿袜子或拖鞋可能性要高出 4 倍；王占星等通过对老年防跌倒鞋平衡研究，关节活动度研究以及对受试者的步态参数、平衡指标、关节活动度进行综合分析，设计了相对符合中国人的防跌倒鞋（图 5-4）。Koepsell 等对 654 名 65 岁以上老人进行了嵌套病例对照研究，发现赤脚或穿长筒袜会增加 10 倍的跌倒风险，而运动鞋的跌倒风险最低。从这项研究中对鞋类特性的进一步评估发现，鞋跟高度的增加与跌倒风险的增加相关，而鞋底接触面积的增加与风险的降低相关。尽管每一项研究都表明鞋类、跌倒和骨折之间存在某种关系，但在评估鞋类时缺乏一个标准，因此比较变得困难。

鞋子设计的一些特点被认为对平衡有影响（图 5-5）。影响稳定性的主要特征是鞋跟高度、中底的缓冲性能、外底的防滑性和固定方法。另外并没有鞋跟和鞋帮的高度以及中底的几何结构与姿势稳定性相关的广泛研究，而是有与运动人群的过度使用损伤有关的研究。然而，考虑到一些作者建议穿高筒靴或高跟鞋作为改善老年人稳定性的一种手段，这些特征值得进一步研究。最后，有一些新的证据表明，脚矫形器可能在改善老年人的平衡方面发挥作用。以下内容将更详细地讨论这些部分。

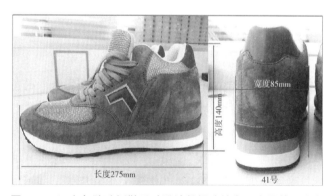

图 5-4　A. 老年防跌倒鞋尺寸设计数据（摘自王占星等研究）

技术要点:
1.设计一定的前跷利于步态蹬离期的起步, 防止背屈无力造成的拖地步态而跌倒
2.主跟增加长度和硬度, 提高侧向稳定性, 同时也防止尖足的步态产生
3.鞋垫设计采用本体感受刺激原理, 定向刺激腓骨长肌(背屈作用肌)位于足跟外侧的本体受区,
主动增强肌肉背屈强度, 以及胫骨后肌(提升足纵弓肌肉)提高足部肌肉的平衡能力
4.鞋跟适当设计一些, 主要是为了防止老年人后倾跌倒(后倾跌倒的死亡率高于前倾)

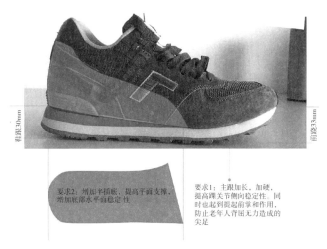

图 5-4 B. 老年防跌倒鞋功能设计说明(摘自王占星等研究)

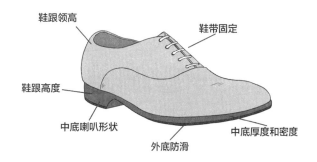

图 5-5 鞋的特征影响老年人的姿势稳定性

(一)高度

高跟鞋最早在 17 世纪初开始广泛使用, 尽管流行程度略有波动, 但仍然是女性鞋类的主要种类。然而, 鞋跟高度在鞋类设计中的应用并不是指仅限于女鞋, 因为男性穿的靴子也有一个凸起的鞋跟(例如安全鞋, "牛仔"靴)。由于高跟鞋的穿着与足部、膝盖、髋部和脊柱下部过度使用症状的发展之间的关系, 因此对足跟抬高的影响的研究往往集中在姿势和运动的改变上。这些研究表明, 脚跟抬高导致腰椎前凸减少, 前脚负荷增加, 步态推进阶段大脚趾关节功能改变, 步幅缩短, 能量消耗增加, 弓高增加, 改变了踝关节和膝关节的运动。这些改变通

常被认为对正常下肢功能有害。然而，缺乏经验和有经验的穿高跟鞋人群之间的运动学差异表明，随着时间的推移，一些运动习惯会改变，这可能会尽量减少这些不利影响。

一些作者认为高跟鞋可能是老年人不稳定和跌倒的原因。人们认为高跟鞋会影响重心的位置，并在走路时改变脚的位置，从而导致不稳定。最近的三份报告强调了高跟鞋对平衡的有害影响。Brecht 等报道，与网球鞋相比，带后跟牛仔靴在移动平台上的平衡性能明显较差，这表明后跟抬高可能使穿着者更容易向后摔倒。他们还发现，老年女性的平衡能力受到高跟鞋的不利影响。在他们的研究中，老年妇女的平衡测试（使用姿势摆动和前倾能力的测量）分别是在受试者赤脚、穿着自己的鞋子和高跟鞋（鞋跟高 6 cm）的时候进行的。最糟糕的平衡表现发生在女性穿高跟鞋的时候。Arnadottir 等发现，老年妇女穿正装鞋（平均鞋跟高度 5 cm）、赤脚或穿步行鞋（平均鞋跟高度 1 cm）时，在功能性伸展测试、计时跑测试和 10 m 步行测试方面的表现受损。与这些发现相反，Lindemann 等发现当 26 位年长女性穿着后跟高度不同的鞋子时，其平衡没有差异。这项研究中使用的最高鞋跟是 4 cm，这表明可能存在一个临界高度，在这个高度上，鞋跟高度对平衡造成了问题。因此，需要进行进一步的研究，以确定女鞋的最佳鞋跟高度，因为许多老年妇女报告说，她们觉得轻微的鞋跟更安全。对于患有帕金森病的老年人，脚跟抬高可能有一些有益的作用，有助于向前推进。习惯性穿着高跟鞋的人群可能已经经历了后部软组织结构伸展性的一些变化（例如小腿肌肉收紧），这可能有助于在穿着这些鞋时获得更大的舒适性和可能的安全性。这一点尚待研究。但是，应该避免足跟高度超过 6 cm。

（二）中底缓震

在鞋类中底的结构中使用膨胀聚合物泡沫材料是一种广泛接受的提升舒适度的方法，因此通常被推荐为适宜老年人用鞋的特征。然而，Robbins 等进行的研究表明，在鞋类中底中使用厚而软的材料会导致不稳定，因为中底材料会产生"感觉绝缘"状态，从而减少对中枢神经系统有关足部位置的感觉输入。为了验证这一假设，罗宾斯等进行了一些研究，评估了老年人穿着根据中底材料的厚度和柔软度而变化的鞋时的平衡能力。他们发现，中底厚实柔软的鞋子会对老年人在平衡木上行走时保持平衡的能力产生不利影响，影响老年人在不同倾斜程度的地面检测踝关节位置的能力以及老年人在行走时检测脚的位置的能力。厚底的缺点得到了 Sekizawa 等的进一步支持。研究人员评估了受试者站在斜面上时的脚位置感，发现受试者在穿着厚底鞋（鞋跟 5 cm，前脚 3 cm）时低估了他们的脚在背屈中的位置。与这些发现相反，他们最近发现中底硬度与老年女性的稳定性无关，他们研究中用于鞋子的材料并不像罗宾斯和同事们使用的那样柔软。

Finlay 等的调查支持软鞋可能对平衡产生不利影响的说法。Finlay 报道，穿着软拖鞋和摔倒之间存在联系；Frey 等发现，很多摔倒的老年人都穿着软垫跑鞋。此外，老年人在软地板上的摇摆程度比硬地板上的要大，已经证明，站在泡沫上的身体摇摆是跌倒风险的指标。因此，罗宾斯和他的同事提出的感觉反馈和稳定性之间的相互作用似乎是合理的，并且可能导致健康的老年人跌倒。但需要进行大规模的前瞻性调查，以探讨缓冲鞋和老年人跌倒之间是否存在直接的因果关系。不过，建议不要穿鞋底非常柔软的鞋，除非有特殊的治疗需要额外的缓冲。

（三）鞋类外底的防滑性

滑倒引起的意外跌倒是老年人普遍关注的问题，特别是在冬季那些冰雪覆盖的路面会造成大量老年人受伤的国家。据估计，英国每年有超过 100 万人因滑倒受伤而接受医院治疗，其中大多数滑倒事件都会导致腰椎损伤。然而，虽然许多调查将老年人跌倒归因于在不稳定的路面上滑倒或绊倒，如有裂缝的小路、浴室瓷砖或积雪，但老年医学或康复文献中很少有研究关注鞋子外底在这些事故中的作用。这一领域的许多工作都是在职业安全的背景下进行的，因为在工作场所因在工厂地板上滑倒而受伤的人数很多。

为了减少滑倒事故的高发率，已经有很多防滑地板和鞋底的开发工作。然而，由于测试仪器无法准确模拟正常步态的变化，以及人们在正常一天中会在各种各样的表面上行走这一事实所造成的实际困境，全面了解防滑性的研究进展缓慢。尽管如此，许多作者建议老年人应避免穿着鞋底光滑的鞋子，因为有纹理的防滑鞋底可能可以防止与滑倒有关事件。这种建议可能并不适用于所有情况，据报道，在许多情况下，跌倒是由在人行道上行走或执行家庭任务时鞋的抗滑性过高所致。似乎与过度滑动阻力有关的跌落远不如由不充分滑动阻力引起的跌落常见。

步态分析研究表明，当鞋跟第一次接触地面时，最有可能发生打滑，因此，鞋后跟部分的几何和纹理可能在防止打滑事故中发挥重要作用。最近发现，休闲鞋的防滑性能差异很大。采用专门设计的力板装置，对两种鞋型进行了测试：系带牛津鞋和女式时装鞋。牛津鞋被改造成四种不同的鞋跟结构：未经改造的牛津鞋的鞋跟是平的，没有翻边或鞋底的纹理；第二只鞋的鞋跟被改造成横向翻边30°；第三只鞋的鞋跟后部被打磨成 10° 的斜面；第四只鞋鞋底采用"防滑"纹理材料。女装时装鞋经过改良，可制成窄跟和宽跟，每一双鞋都经过测试，鞋底上有或没有"防滑"纹理材料。所有的鞋子都在干的和湿的浴室瓷砖、混凝土、乙烯基地板材料和陶土上进行了测试。测试表明，牛津鞋比女装鞋具有更好的防滑性能。添加有纹理的鞋底材料对潮湿表面的防滑性没有影响，而拓宽女鞋的鞋跟也没有什么额外的好处。最防滑的鞋是 10° 跟坡的牛津鞋，这与职业安全文献中的报告一致。斜角被认为通过增加鞋跟接触时鞋底侧面的表面积来提高防滑性。鞋的比较如图 5-6 所示。

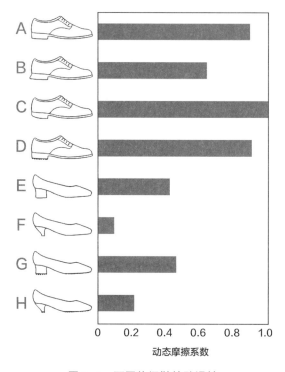

动态摩擦系数

图 5-6 不同休闲鞋的防滑性

鞋 A：一款"标准"牛津鞋，鞋底无喇叭（鞋跟表面积为 1/4 56 cm²）。鞋 B：牛津鞋，鞋底呈 30° 喇叭状（鞋跟表面积为 1/4 74 cm²）。鞋 C：牛津鞋，鞋跟后部有 10° 斜角。鞋 D：标准牛津鞋，增加防滑纹理鞋底。鞋 E：女式时尚鞋，鞋跟宽阔，无鞋底纹理。F 鞋：女式时尚鞋，鞋跟窄，无鞋底纹理。鞋 G：女式时尚鞋，宽跟，防滑纹理鞋底。鞋 H：女式时尚鞋，鞋跟窄，鞋底防滑。最小"安全"动态摩擦系数为 0.4。图改编自 Menz 等的文献。

除了鞋跟的几何形状，鞋跟材料的硬度也可能对防滑性起作用，尽管效果取决于鞋接触面的特性。许多实验室实验表明，较软的材料在干冰上具有更好的防滑性能，这可能是因为脚跟撞击时脚后跟的压缩提供了更大的接触面积。然而，当在湿冰上行走时，非常坚硬的鞋底材料和锋利的鞋钉提供更好的防滑性能，因为划伤表面会增加表面粗糙度。尽管在实验条件下，人们发现鞋跟的改变是有益的，但这种鞋类的改变是否有助于防止老年人滑倒，还有待观察，需要进一步的研究来模拟老年人的实际滑倒事件。进行这些实验的实际困难是相当大的。主要的问题是，研究对象在预期在光滑的地板上行走时不可避免地会改变他们的步态模式，因此，从实验室实验获得的结果可能并不代表在现实生活中导致滑倒的机制。因此，虽然在职业安全研究中对防滑性的理解方面取得了一些进展，但在将这些发现应用于老年人跌倒预防方面出现了困难。然而，被广泛报道的避免穿着非常滑的鞋底的建议在大多数情况下都是合适的。

（四）鞋跟领口高度

高领鞋帮常见于安全鞋和为特定运动活动（如足球和篮球）设计的鞋中。许多关于鞋跟 - 鞋帮高度影响的文献评估了鞋子预防踝关节扭伤的能力，主要有两个的理论被用来解释为什么高跟鞋帮可能有助于预防踝关节扭伤。①人们认为脚踝周围材料的存在为踝关节和额平面的距下关节提供了机械稳定性，这样，脚踝快速进入外翻或内翻受到鞋的限制；②高跟鞋帮的存在可以提供额外的触觉刺激，从而改善踝关节位置的本体感觉反馈。在为不稳定的老年人推荐鞋子时，尽管缺乏支持性证据，但人们普遍认为脚跟周围的稳定性是一个理想的特征，我们最近评估了年龄较大的女性赤脚时的平衡能力，以及穿着标准领高（牛津鞋）和更高领（8 鞋带的"博士马丁"靴）的鞋子时的平衡能力。结果显示，受试者在高领鞋中的表现更好，这可能是因为与标准鞋相比，高跟鞋帮提供了更大的脚踝稳定性和更强的本体感觉反馈。使用高领鞋帮作为提高老年人稳定性的方法值得进一步研究，因为外周感觉丧失和脚踝肌肉无力都是导致跌倒的原因。鉴于已经发现脚踝支撑可以改善年轻人的机械稳定性和踝关节位置，带有高领鞋帮的鞋子可能能够补偿年龄相关的脚和踝关节的感觉和运动功能下降。但是，这种鞋不能限制太多，因为步行时需要一定的足部灵活性，以适应不平坦的地形。

（五）中底扩张部

术语扩张部宽度指的是中底在上半部分的宽度与其在外半部分的宽度之差。许多作者认为，中底的大喇叭口有利于老年人，因为它提供了更广泛的支撑基础，从而提高了鞋的稳定性。这些建议似乎是针对人们认识到细高跟鞋（如大多数高跟鞋中的高跟鞋）会引起老年人的不稳定而制定的。没有研究直接评估中底扩张部对平衡能力的影响，尽管最近有报道称，狭窄的鞋跟和摔倒之间存在联系，狭窄的鞋跟和摔倒相关骨折的联系表明，如果真的摔倒，穿窄跟鞋时失去平衡可能会导致更大的侧向冲击。

理论上，中底扩张部应通过增加鞋与地界面的表面接触面积来提高机械稳定性。然而，研究还发现，在步态中，大的中底面积可能会使脚内旋（向内滚动）更多，而且在步态摆动阶段，大的中底面积有可能通过接触对侧肢体使穿戴者容易绊倒。这些中底扩张部的有害影响是否会对老年人的稳定性产生重大影响尚不确定。因此，目前还没有关于中底在鞋类中扩张部对老年人的好处或其他方面绝对的建议。最近的研究表明，侧稳定性受损与跌倒有关，穿窄跟鞋的人更容易跌倒合并骨折，任何试图改善对重心侧移控制的尝试都可能是有益的。

（六）固定

鞋与脚的固定方法也可能会导致跌倒风险增加。临床常见许多老年人穿着固定不牢的鞋子，如拖鞋、软鞋和软帆布鞋。这些类型的鞋会促成滑动步，并可能在步行时发生鞋与脚分离，从而作为一个外部绊倒的危险。在最近一项对 95 名因髋部骨折而入院的老年人进行的研究中发现，穿没有鞋带、拉链或尼龙搭扣的鞋子的人群摔倒风险是其他人的三倍。其中两名受试者特别指出是自己的鞋子导致了摔倒。一个报告说她的拖鞋"卡住了"，导致她失去平衡，而另一个则说她的软皮鞋从她的脚上滑落，使她绊倒了。最近有报道称，穿便鞋与跌倒相关的足部骨折之间相关联。虽然很难确定是鞋子造成了跌倒，但建议老年人穿的鞋子要牢固地固定在脚上。

二、足部矫形器

脚底的感觉感受器通过向大脑提供有关足部位置和足底压力分布变化的信息，在维持平衡方面发挥着重要作用。这一点在许多研究中都得到了证明，这些研究表明，患有感觉神经病变的受试者存在平衡缺陷。针对这些观察结果，已经开展了一些初步工作，以确定是否可以利用足底机械感受器的感觉作用来开发新的干预措施，以改善平衡。理论上，把有纹理的鞋垫放在脚下可能会提供额外的触觉传入，大脑可以利用这些传入来补偿其他有助于平衡的系统的缺陷。

虽然许多研究表明，不同类型的足部矫形器可以改善运动员的平衡，但可能导致这种情况的机制直到最近才被研究。Hosoda 等比较了健康受试者穿着两种鞋（平底皮底凉鞋和"健康凉鞋"的鞋垫有许多小凸起）时对平台扰动的反应，并报告了穿着健康凉鞋时反射潜伏期较短。类似地，Waddington 等评估了纹理橡胶鞋垫（7 mm 结节，4 个 /cm²）对健康年轻受试者检测踝关节倒转能力的影响，发现将鞋垫插入鞋中提供与赤足状态相似的运动检测。作者的结论是，有纹理的鞋垫可通过增强感官反馈补偿穿着软底鞋时产生的敏感度损失。Maki 等测量了年轻人和老年人对平台扰动的反应，在脚底周围有或没有特殊设计的塑料管。当平台前后移动时，这种"足底促进"减少了多步反应的发生率。这表明，在最初的保护性步态反应中，鞋垫提供的增强的感觉输入被大脑用来稳定姿势，减少额外的步态。最近，Priplata 等研究表明，当老年人站在随机振动的鞋垫上时，摇摆变量显著减少，并表明引入触觉"噪声"可以改善与年龄相关的平衡控制障碍。虽然这些结果提供了周围感官输入对姿势稳定的作用，但在鞋垫被认为是老年人有效的防跌倒策略之前，还需要大量的研究。舒适的问题也可能是一个实际的使用限制，因为敏感的脚或那些遭受脚痛的人可能不接受鞋垫提供的额外刺激。

依从性问题

尽管人们认识到，从平衡和跌倒的角度来看，某些鞋类可能不太理想，但很难说服老年人更换鞋类。时尚对鞋类选择产生了非常强大的影响，以至于建议老年人出于健康原因更换鞋类被称为"徒劳的尝试"。事实上，最近对医疗保健提供者的一项调查发现，急诊科医生很少就老年跌倒者的鞋类问题提供干预或转诊，因为他们认为"患者的固执和虚荣"是依从性的主要障碍。不幸的是，许多被认为不利于平衡的特征（如高跟鞋和缺乏固定）长期以来一直被认为是时尚的，而且很可能会一直如此。因此，尽管就某些类型的鞋的潜在危害向老年人提供建议可能是一项潜在的有益的预防跌倒活动，但必须考虑到，依从性问题将限制此类干预的效果。

总之，现有证据表明，鞋类可能以有益或有害的方式影响姿势稳定性。鞋子在机械和神经生理学上改变了脚底和地面之间的界面。尽管许多关于特定设计特征对姿势稳定性和跌倒的影响的问题仍未得到解答，但建议老年人不要穿高跟鞋、鞋底非常柔软以及鞋底很滑的鞋。相反，姿势稳定性可以通过以下方法得到改善：穿薄、平、宽、适度倾斜的高跟鞋，鞋跟采用坚固的材料制成；鞋底采用纹理设计以提高牵引力；鞋带提供足够的固定；可能还可以通过使用高领鞋帮来增加脚踝支撑。理论上最适合老年人的安全鞋如图 5-7 所示。然而，由于没有对鞋类的实验性研究将跌倒作为一种结果变量进行检验，因此这些作为跌倒预防的建议证据水平较低。足部矫形器和鞋垫改善平衡的潜力也值得进一步研究。

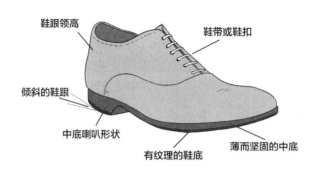

鞋跟领高
鞋带或鞋扣
倾斜的鞋跟
中底喇叭形状
有纹理的鞋底
薄而坚固的中底

图 5-7　理论上的最佳"安全"鞋

三、助行器

助行器通常被作为提高老年人的步行能力，降低摔倒的风险的手段而被推荐。然而，使用助行器的处方并不简单。虽然适合许多老年人，但理想情况下，在对人的步态进行评估后，应由卫生专业人员开具助行器处方。表 5-4 概述了常用的助行器。

表 5-4　助行器类型

手杖	单根（木制或金属）
	四根（四叉）
拐杖	腋下（适合腋下，手上的重量）
	加拿大（手和前臂的重量）前臂
支撑架	前臂支撑架（放置前臂的大轮架）
	滚动架（用手推的小轮架）
	捡拾架（不带轮子，拿起支架，把它放在他们面前，然后走向支架）

（一）跌倒预防的适应证和可能作用

助行器的主要适应证是负重过度疼痛、腿部肌肉力量和（或）控制力下降、不稳定、呼吸短促、视力差和下肢远端本体感觉差。这些不足可能与外科手术或重大疾病等急性事件有关，或与导致身体能力逐渐下降的慢性疾病有关。如前所述，这些不足中的许多已经被发现增加了个人的跌倒风险。因此，使用适当的助行器行走可以通过补偿这些风险因素，从而降低摔倒的可能性。助行器还有一个额外的好处，那就是在公共场合中提醒靠近使用助行器的人需要格外小心与避免他们碰撞。一些老年人还报告说，助行器甚至可能是他们自卫的工具。

助行器可以通过减少下肢关节的负荷来减轻负重时的疼痛，通过助行器可以承受多达一半的体重。这可能对患有关节炎、下肢骨折或关节置换术后的患者非常有益。助行器可帮助在下肢肌肉组织中产生和（或）协调适当力量有困难的人最大限度地提高步态的安全性和独立性。为了支撑体重不受重力的影响，需要大量的伸肌扭矩。站姿阶段，髋关节、膝关节和踝关节的伸展是独立步态的核心，是步行的一个重要组成部分。使用助行器可以补偿腿部在重力作用下无法保持伸展的情况。髋外展肌在行走中也起着至关重要的作用，站立阶段需要髋外展肌收缩来保持骨盆水平。使用助行器可降低髋外展肌的肌力要求。踝跖屈肌在正常行走中也非常重要，主要是产生偏心力来抑制下肢的向前运动。对侧手杖可以补偿跖屈肌力量弱或控制力差。在这些情况下，这种帮助将使患者能够通过使用上肢肌肉组织来弥补下肢力量和（或）控制力的不足。

如果一个人在站立和行走时不稳定，他们也可能受益于助行器的应用。一根手杖可以有效地增加他们的支撑基础，这可能会增加稳定性，使人们感到更加自信。带框架行走可以让人利用上肢帮助下肢保持直立姿势，从而弥补姿势控制不佳的缺点。

患有慢性通气限制和其他导致呼吸急促的呼吸或心脏疾病的人可能会发现轮式助行器很有用。研究表明，这种助行器增加了慢性呼吸受限患者的行走距离，可能是通过让他们固定肩带，使呼吸副肌肉能够帮助呼吸。最近在住院病人中进行的一项研究发现，使用简单的支具而不是助行器有一些额外的好处。

对感觉信息受损的人群，如截肢、周围神经损伤，或视力低下的人，助行器也可起到帮助作用。Jeka 等已经证明，用手指轻触稳固的支撑物可以显著提高年轻人的站立稳定性，他们发现这种触觉信息也有利于跌倒的老年人和糖尿病神经病变患者的平衡。这表明，除了提供机械支撑外，助行器还可以向人提供有关其在环境中的位置和运动的信息。而一些研究发现，使用助行器会增加摔倒的风险。但在大多数情况下，使用助行器很可能仅仅是步态/平衡障碍的标志，也就是说，真正导致跌倒风险增加的障碍不是使用助行器本身。

目前还没有研究发现，单凭助行器就能降低跌倒率。然而，有几项研究将助行器作为多方面干预计划的一部分，这对降低跌倒率产生了一定影响。

（二）医疗处置原理

在对步态、肌肉力量、平衡和疼痛进行评估后，最好由健康评估专业人员提供助行器。应劝阻老年人购买或借用未经评估的助行器。不适当的助行器实际上可能使步行更困难。由于不同的助行器有不同的特点，在选择助行器械时需要同时考虑人的能力和环境因素。例如，在一个小的浴室里，滚动架可能很难移动；对于在向前移动时不能支撑站立的人来说，捡拾架是不安全的，四杆的稳定性使人通过上肢承受过大的重量。一个人在户外活动和在室内行走时也可能需要使用不同的辅助设备。应定期审查个人使用助行器的情况，因为随着时间的推移，他们的需求可能会发生变化。进一步的评估可能会发现该人不再需要帮助或需要其他助行器械。同时必须教会用户如何维护辅助设备，例如，在社区使用的助行器上常常出现橡皮包头磨损，这些都是可以避免的。

市面上有大量的助行器。它们在设计的许多方面都有很大的不同，也可以根据个人的需要进一步定制帮助。在选择助行器时，需要考虑的方面包括：重量、基础面积、机动性、手柄设计、可折叠性、制动器设计和附件，例如座椅和篮框。托盘是框架的有益补充，使得个人能够独立地携带物品。还应考虑使用特定助行器所需的技能，例如，研究发现，使用捡拾架比使用滚动架对注意力的要求更高。这表明，使用捡拾架行走的任务更为复杂，可能反映出其与正常行走的生物力学要求有更大的明显差异。助行器的高度也可能影响其用途。如果助行器过低，可能会导致脊柱过度侧曲，从而降低步态效率并引起疼痛；如果太高，可能会要求患者抬起肩膀来握住援助物，这也可能导致疼痛。助行器的通常高度允许肘部弯曲 $15°$ ~ $30°$。如果肘部弯曲超过 $30°$（即辅助装置更高），则患者可能会减少压在辅助装置的重量。如果助行器把手较低，人们会增加压在辅助装置上的重量。

应在对人的身体进行评估、分析这些问题的原因以及身体、环境和心理社会因素的相互作用之后，而不是在对适合于某一特定条件的想法先入为主，从而制定助行器。健康管理专业人员的创造性思维可能也有助于助行器的制作。例如，帕金森病患者在行走时遭受"渐冻"症的折磨，可以增加一根助行器远端的水平杆（跨过或可触摸）或一个水平的横杆（患者可以踢到）。

（三）不足之处

使用助行器有几个局限性和缺点。这些可以总结为：对上肢的不良影响、运动功能的恶化、能量消耗、羞耻感和可能增加的跌倒风险。在帮助下行走有可能导致手臂关节疼痛，特别是肩膀。上肢关节由于承受手臂的重量而受到不习惯的压力。此外，Crosbie 等发现上肢肌肉组织需要产生大量的力，这也会导致关节上的压缩力。然而，他们还发现，通过修改拄拐杖行走时使用的步态模式（"交替步态"而不是"步态"）和修改拐杖设计（通过倾斜和缩回拐杖轴使手臂更靠近躯干），可以减少施加在上肢上的负荷。

与任何运动技能一样，步行涉及不同肌肉动作的协调。可以说，使用助行器行走与单独行走是一种不同的技能。在辅助步态中，当手臂帮助腿部保持垂直位置以对抗重力时，任务的性质发生了变化。这两项任务的不同要求反映在执行任务的不同方式上。例如，当用步行器行走时，臀部在整个步态周期中保持弯曲的位置，这与徒手步态不同。因此，一旦老年人学会了使用助行器行走，他们可能很难独自行走，可能需要训练和练习来重新学习独立行走的技能。此外，如果一个人开始依赖助行器，那么当他们试图在没有手支撑的情况下站立、行走或伸出其支撑底座之外时，他们实际上可能更不安全。这将干扰他们独立进行日常生活活动的能力，并可能增加他们跌倒的风险。

由于复杂的骨折或手术，一些人需要截断下肢。如果这个人有足够的力量，他们可以用拐杖或支具跳跃。与徒手步态相比，这个过程与能量消耗增加、心率增加和氧气消耗增加有关。与拄着拐杖走路相比，带着捡拾架走路的消耗增加似乎更大。这可能会给一些老年人已经受损的心血管系统带来不必要的压力。一些老年人可能也不愿意使用助行器，因为使用辅助设备会带来负面的心理耻辱感。当建议老年人使用助行器时，卫生专业人员需要意识到这些问题。

如上所述，虽然适当使用助行器可能有助于预防跌倒，但尚未有研明确。事实上，使用助行器也可能会增加摔倒的风险。由于一些人可能因使用助行器不当而直接摔倒（例如被支具绊倒、在家具上抓住支具或由于支具维护不善），因此需要注意尽量减少这种情况。助行器也可能阻碍代偿性侧步这种有助于避免因干扰而摔倒的机制。然而，似乎大多数使用助行器的老年人跌倒是由于步态受损，而助行器的使用仅仅是这种损伤的一个指标。

（四）助行器的替代品

使用助行器基本上可以使患者在出现疼痛、肌肉力量下降和平衡不良等问题时继续行走，助行器可以补偿这些问题。应考虑其他解决这些问题的策略（如锻炼计划、运动训练、疼痛缓解），而增加助行器具。正如前文所述，许多老年人有潜力提高他们的力量、平衡和步态。在最近对髋部骨折、不久的住院患者进行的一项研究中，我们发现，那些进行了为期两周的负重锻炼计划（即与行走任务更相关）的患者所需的步行辅助支持比那些进行了为期两周的卧床锻炼计划的患者少。

四、其他物理辅助设备

还有一些其他装置，帮助老年人更安全、更容易地与环境互动，从而保持生活独立。

辅助设备可归类为旨在帮助以下方面的设备：肢体残疾、听力障碍、视觉障碍、触觉障碍和认知障碍。物理设备包括浴室座椅和长凳、手持式淋浴器、马桶圈、改良餐具、改良烹饪设备、淋浴椅、浴垫、矫形器、浴缸踏板和升降器、长柄鞋帮、扶手、海绵、袜子、电视遥控器、无绳电话，升降椅、自适应鞋带、轮椅和机动滑板车等。一些作者概述了物理辅助设备的选择原则。许多辅助设备是由职业治疗师在探访患者家中评估其在自身环境中的需求后制定的。由于个人的需求可能会随着时间的推移而改变，因此可能需要进行后续随访。事实上，即使是有认知障碍的人，在职业治疗师的干预下也有可能增加对辅助设备的使用。

几项临床试验现已在辅助设备的选择和使用方面发现了价值。Hart 等对 79 名 85 岁以上的有一些残疾，但没有使用辅助设备的社区居民进行了一项随机对照试验。在职业治疗师的评估后，干预组的受试者被发给一个凸起的马桶座、一个茶壶翻倒器、一个水龙头旋转器、一个鞋带和弹性鞋带以及一个双柄平底锅，观察结果发现完成相关日常自理活动的困难程度随后降低。在一项对脑卒中患者出院后职业治疗师进行家访的随机对照试验中，Corr 等发现使用更多器具的干预组再次入院可能性更低。

需要进一步调查以评估这些改善措施对跌倒的影响。值得期待的是，一项随机对照试验结果显示，在跌倒后曾到急诊室就诊的患者中，使用职业治疗评估和提供适当的辅助器具的患者跌倒率显著下降。另一项试验包括在家访期间提供和培训辅助器具的使用，也显示了对跌倒的影响，而一项纯粹侧重于环境方面的研究没有这样积极的结果。

五、眼镜

视力受损会对阅读能力、娱乐消遣和日常生活活动产生实质性的不利影响，并直接影响平衡能力和老年人跌倒的倾向。尽管如此，几项调查发现，许多戴着老旧的眼镜或根本不戴眼镜的老年人，会从戴着评估调整的新眼镜中获益。这表明老年人没有意识到他们视力下降，也没有意识到定期视力评估和更新眼镜的好处。对一些年老体弱的人来说，眼睛护理的机会减少也可能是一个重要的障碍。不管对远视的矫正程度如何，多焦眼镜对老年人来说都可能会造成很大的跌倒风险。多焦（双焦、三焦或渐进透镜）眼镜用于矫正老视（无法聚焦于近距离物体），老花眼是老年人最常见的视力损害现象。眼镜有利于需要改变焦距的工作，包括驾驶、购物和烹饪等日常工作。然而，多焦也有缺点。有许多研究称，多焦对老年人构成危险，尤其是在楼梯上行走时和那些影响步态的残疾人士。双焦玻璃有光学缺陷，如读数段顶部的棱镜跳跃，导致固定物体的明显位移。所有类型的多焦眼镜的下镜片在下视野中模糊了远处的物体，这可能对老年人来说是一个重大的问题。

多焦眼镜可能会使老年人摔倒，因为通过较低的镜片观察环境会损害检测环境危害的重要视觉能力（对比敏感度和深度感知），特别是在困难或不熟悉的环境中。一些研究表明，对比敏感度和深度知觉是老年人跌倒和跌倒相关骨折的最强视觉危险因素。此外，老年人跌倒多发生在走路时。研究发现，当人们走路时，观察环境的距离大约是向前两步。对于多焦眼镜佩戴者，他们眼镜的下部镜片（焦距为 0.6 m）基本上模糊了他们的下部视野，削弱了在检测和辨别地面物体（1.5 ~ 2 m）所需的关键焦距处的对比敏感度和深度知觉。

最近进行了一项研究，旨在评估多焦眼镜对老年人视力和跌倒的影响。在这项对 156 名 63 ~ 90 岁的参与者进行的前瞻性队列研究中，56% 的人经常佩戴多焦眼镜。这些受试者在远距离深度知觉和边缘对比敏感度测试中的表现明显较差，迫使他们通过眼镜的下半部分来观察。在整理年龄和已知的跌倒生理危险因素时，多焦眼镜佩戴者在一年的随访期内跌倒的概率明显高于非多焦眼镜佩戴者（$OR = 2.27$，$95\% CI = 0.41 ~ 4.97$）。佩戴多焦眼镜的人在出门时（$OR = 2.54$，$95\% CI = 1.19 ~ 5.77$）和上下楼梯时摔倒的可能性也更大（$P < 0.001$）。经常使用多焦眼镜的人群中全因跌倒的风险为 35%，户外跌倒的风险为 41%。许多老年人跌倒的风险增加，因为他们的视力损伤限制了他们检测和纠正因绊倒而导致的姿势障碍的能力，他们在行走时戴单镜头眼镜可能会受益，这在上下楼梯和在家外不熟悉的环境中行走时显得尤为重要。公共卫生倡议提高老年人及其照顾者对定期眼睛检查和使用适当处方眼镜的重要性的认识。

六、髋关节保护装置

通过改变跌倒者与坠落表面之间的相互作用，有可能降低跌倒者骨折的可能性。这可以通过更改人员坠落的地面或在人员与其坠落的坚硬表面之间设置屏障来实现，髋关节保护器因此而被设计出来。髋关节保护器由个人佩戴，其设计既能吸收能量，又能将负荷从骨骼转移到周围的软组织。丹麦最初设计的髋关节保护器具有坚固的外壳和内部泡沫部分。另一个版本是由没有外壳的致密塑料制成的。这种保护套要么是可拆卸的，可以放在特殊内衣的口袋里；要么是不可拆卸的，内置在内衣里。早期对髋关节保护器的研究引起了国际上对预防高危人群（如疗养院居民）髋部骨折的潜力的关注，这些人群的干预成本相对较低，副作用也很小。最初的丹麦模式是在一项随机对照研究中对 701 名养老院居民进行测试的。干预组的骨折风险显著降低（相对风险 0.44）。尽管干预组有 8 名成员髋部骨折，但骨折时没有人戴髋关节保护器。瑞典的进一步研究测试了一种不同的髋关节保护器模型。他们还发现，与对照疗养院相比，随机选择的提供髋关节保护的疗养院的居民骨折率降低（相对风险为 0.33）。

然而，对髋关节保护器使用的有效性和实用性的进一步研究并不是那么积极乐观。现在人们认为，早期试验的结果可能高估了髋关节保护器的疗效，部分原因是对其随机分组的错误设计。随后的个体随机化试验没有显示出如此积极的结果。Cochrane 的回顾研究发现，在护理 / 住宿护理环境中进行的 5 个单独随机试验（1426 名参与者）的数据汇总显示，髋部骨折的发生率在统计学上没有显著降低（髋部保护器 37/822（4.5%），对照组 40/604（6.6%），相对风险为 0.83，95% CI：0.54 ~ 1.24，两项招募社区老年人的单独随机研究没有显著降低髋部骨折的发生率 [27/484（5.6%），对照组为 24/482（5.0%）]，相对风险为 1.11，95% CI：0.65 ~ 1.90。最近的一项针对 127 个老年护理中心（4117 张使用床位）的随机分组试验也未能发现髋关节保护器对骨折发生率的影响 [干预组与对照组的比率为 1.05（95% CI：0.77 ~ 1.43）]。正确佩戴时，髋关节保护器可能可以很好地防止髋部骨折。在髋关节保护器研究的干预组中，大多数骨折发生在髋关节保护器没有实际佩戴或位置不正确的情况下。最近的一项研究比较了高危疗养院居民的保护性和非保护性跌倒，发现在有保护性跌倒中，髋部骨折的风险比无保护性跌倒降低了 1/3。

依从性似乎是髋关节保护器有效性的主要限制。Cochrane 综述中包括的许多试验在研究结束时的依从性低于 40%。例如，最近的 O'Halloran 等发现，髋关节保护器的初始接受率为 37.2%（508/1366），在 72 周时坚持率降至 19.9%（272/1366）。几项研究发现，许多潜在的参与者拒绝参与这项研究（例如，Birks 等报道 79% 的人拒绝参与使用）。一项系统回顾发现接受率（37% ~ 72%，中位数 68%）和对髋关节保护器的依从性（20% ~ 92%，中位数 56%）存在很大差异。导致依从性差的主要原因是：不舒服（太紧、不合身）；佩戴器械需要额外的努力；尿失禁；身体困难或疾病。在某些情况下，成本可能是髋关节保护器使用的障碍。髋关保护器不会降低其他骨折的风险，例如骨盆骨折，但发现它可以减少摔倒的恐惧。尽管髋关节保护器有其局限性，但在愿意和能够佩戴的高危跌倒者中，它在临床上可作为髋部骨折预防策略，而髋关节保护器的设计则需要更多的投入。

七、帮助防止"长时间躺倒"的辅助设备

在所有跌倒而没有受伤的老年人中，有多达一半的人无法在无人帮助的情况下从地板上爬起来。除了额外的情绪困扰，还可能会导致一些严重的医疗问题，如第一章所述。如果可能的话，老年人应该学会如何从地板上爬起来。对于不能独立从地板上爬起来的人，防止长时间躺倒的一种方法是使用个人报警系统。这包括老年人在任何时候都有一个触手可及的警报按钮，即用绳索戴在脖子上或放在口袋里。如果摔倒需要帮助，警报允许他们通知附近的人员和（或）安排提供适当帮助的操作员。尽管没有在研究试验中进行评估，但许多老年人和他们的家人报告说，一旦安装了这样一个系统，他们就会感到放心。不幸的是，这些系统的成本可能会让一些老年人望而却步。较便宜的替代品是老年人随身携带的移动电话。如果老年人在跌倒后有无法从地板上爬起来的风险，应该采取措施将在地板上停留的时间的后果降到最低。例如，可以放一条毯子在常用房间的地板上或地板附近，以防止在等待救援到达时体温过低。

八、约束装置

传统上，身体约束带被用来防止人摔倒，以及控制破坏性或潜在的危险行为。尽管在护理院和紧急护理环境中仍然使用约束带，但在过去 10 年中，它们的使用有所减少。许多物品和动作构成约束，包括：手腕或腿部约束带，通过将一条或多条肢体固定在物体上来阻止人移动；背心或夹克，阻止人坐在床上或从椅子上下来；桌子，阻止人从椅子上下来；床栏杆；使用低椅子或床，防止人站起来；以及某些药物（化学抑制）。限制措施的使用是极具争议的。显然，约束带的广泛使用侵犯了人的自主权和人身自由，并产生了相关的哲学和法律后果。如果体力活动水平不足以维持肌肉力量，不适当的约束带使用也可能导致运动功能的恶化。一些约束带也可能增加受伤的风险（例如，袖口造成的皮肤损伤，试图爬上床单时摔倒）。有些文献发现，使用约束装置甚至不能降低坠落伤害的风险。

近年来，许多国家都制定了各种方案和立法，以尽量减少使用约束带。Werner等报道，在长期护理环境中，92% 的受约束居民成功解除了约束带。同样，Levine

等报告称，在 3 年内，在不改变跌倒率或事故相关伤害率的情况下，能够将大型护理机构中使用身体约束的比例从 39% 降低到 4%。埃文斯等发现，在提供教育以外的咨询服务的情况下，居民养老设施的约束使用得到了更大的降低。在专门建造的设施中，人们可以更容易地减少使用约束带，因为在这些设施中，人们可以安全地自由走动。在设计较差的设施中，人们可能会受到限制，以防止他们在不安全的设备或其他环境因素上摔倒或受伤。在引入约束带之前，对约束使用的替代方案进行全面调查。除了限制性使用外，个人跌倒的风险因素应根据本书其他章节最小化，即适当的药物使用、确定和治疗的医疗条件、适当的鞋类使用、针对身体风险因素的锻炼和优化的环境安全。此外，还提出了许多增加人的舒适感和满足感的生理、心理和精神策略（表 5-5）。

表 5-5　约束具的替代方案（改编自 Letizia 等的文献）

个体危险因素评估和降低	药物、医疗条件、鞋类、适合锻炼或训练的因素
其他物理测量	床上报警器，运动探测器。确保满足基本需求（饥饿、口渴、如厕）
	运动和活动，多元化治疗，放松技巧，摇椅，音乐，电视
心理测量	与病人交谈和倾听，经常性的定位，程序的解释，提供陪伴
监督 / 人员配置	密集型人员配置，一对一的人员配置，在床边安 排保姆，安排探亲时间表，不同的工作人员分配
精神需求	来自牧区护理人员和神职人员的探访
环境措施	仔细确定患者 / 员工的位置，优化安全性

　　然而，也有证据表明，在某些情况下，约束带可能在预防坠落伤害方面发挥作用。例如，约束带可以防止老年人在无人看管的情况下行走，有些老年人已经多次摔倒，而且不知道自己有很高的摔倒风险，因此需要采取措施。如果在特定环境下需要使用约束装置，则应非常小心地使用。对于何时可以使用限制以及谁能够授权使用，应该有严格的协议。限制不应常规使用，而应为特定个人规定短期定期审查。应提供一系列的限制装置，以优化设计，将对患者的风险降至最低。表 5-6 是 Dibartolo 等开发的一种简单的记忆法，旨在促使护理人员有效地使用约束器具。

表 5-6　有效使用约束装置的九个步骤（来自 Dibartolo）

着眼现在，而不是过去的情况
评估受伤的可能性

与家人或护理人员交谈	
先尝试其他措施	
重新评估患者以确定替代方案是否成功	
通知医生	
个性化约束具使用	
在病历上记录重要信息	
限制使用的时限	

九、结论

本节讨论了大量的物理辅助设备。这些或正面或负面地影响老年人的体质和安全。然而，对于上述每种类型的辅助装置，还需要更多的研究来阐明其对预防跌倒和骨折的潜在贡献。在对患者的体质和需求进行评估后，应按规定使用每种辅助设备。

第五节　环境因素的管理

中国是一个人口大国，人口问题一直伴随着我国的经济水平提高而日益凸显。我国人口老龄化问题在近几年已经成为了人口问题的重点。我国已经于 2000 年进入老龄化社会，老年人的安全问题越来越受到重视。本节首先概述了较为通用的改善环境的策略。此外，还进行了预防跌倒的文献回顾，特别是将改善环境作为个人干预或综合预防的文献。这些文献阐述了当前家庭改造、与消除危险相关的问题以及最大限度地减少老年人在公共场所跌倒风险的潜在障碍。下一节，我们将具体讨论解决机构内环境风险因素的方法。

一、环境改造策略

表 5-7 中阐述了这些风险因素以及相应可行的解决方案。

表 5-7　解决环境危害的可能策略

	危险因素	解决策略
一般环境	照明情况不佳	使用高质量照明、夜灯
	地板表面过于光滑	使用防滑地板、避免过度使用地板抛光剂
	松散的地毯	拆除或固定松散的地毯

续表

	危险因素	解决策略
一般环境	地毯边缘翻转	修复翻转的地毯边缘和其他不平整的地板覆盖物
	门槛过高	去除
	过道受阻	清除被家具或其他物体阻挡的过道
	过道有横穿的绳索	去除或更改绳索位置
	架子／橱柜太高或太低	避免使用非常高或低的架子／橱柜
	有液体洒出到环境中	立即擦掉洒出的液体
	饲养宠物	照顾宠物，训练或约束危险宠物
家具环境	椅子过低	使用合适高度的椅子
	床过高或过低	修改床高度
	家具不稳定	修理或拆除
	使用梯子	避免使用梯子
浴室、厕所、洗衣房	淋浴、浴缸、厕所位置缺少扶手	安装扶手
	淋浴架子	拆卸架子，淋浴旁加椅子
	马桶座过低	升高马桶座
	室外厕所	使用马桶替代室外厕所
	地面光滑	使用防滑垫和防滑条
	使用沐浴油	避免使用沐浴油
楼梯	没有或扶手不足	安装合适的扶手
楼梯	楼梯无防滑条	加装防滑条
	楼梯太陡，踏步太窄，环境分散注意力	对楼梯及周边设计改造
	楼梯无法修改调整	安装坡道
户外	倾斜、湿滑、受阻或不平坦的路径、坡道和楼梯	重新设计或修改通道、坡道和楼梯
	人行横道绿灯时间短造成损伤	延长红绿灯周期
	处于人群中	人群中仔细护理，使用助行器
	危险的天气条件（树叶、雪、冰、雨）	去除落叶、水、雪、冰；实现危险天气条件下的护理
	缺乏休息的地方	提供更多休息场所
	使用不安全的垃圾桶	重新设计垃圾桶或提供帮助

二、个人干预的环境改造

老年人因为其生理特点对居住环境有更高的需求。因此，要从居住环境设计方面弥补老年人生理上的不足，减少环境因素对老年人的影响，保障其居住环境安全、方便。对于老年人的居住空间，应着重考虑地面材料、灯光、扶手等的细部设计，坚持无障碍的室内设计原则。根据调查结果发现卫生间内坐便器、洗面盆、浴缸／淋浴旁没有安装扶手是老年人居住环境中存在较多的致跌危险因素，是需要引起重视的地方。环境改造被许多人视为一种有吸引力的预防跌倒策略。大多数老年人的家中都有一些潜在的环境危害，其中大多数是可以改造的。

早期的调查表明，对一般老年人来说，家庭改造可能是一种有效的预防跌倒的策略。例如，最近有一项研究由"家庭安全顾问"的研究对老年志愿者的家庭进行了评估、帮助地板处理（使用防滑材料）和扶手安装。305 名同意进行改造的受试人（90% 的受访者）报道，在环境改造后的 12 个月内，其跌倒次数减少了58%。同样，Plautz 等评估了一项涉及家庭安全评估和修改的干预措施，如清除杂物、安装扶手、扶手杆和防滑条、固定地毯和电线等。与干预前 6 个月相比，干预后 6个月的报告跌倒率减少了 60%。然而，由于缺乏对照组、没有研究者双盲分组和使用志愿受试者，这种"前后"研究设计的结果应谨慎看待。

张哲等通过研究分析得出老年人在居家环境中跌倒的主要诱因为：滑倒、踏空、碰撞以及活动过度。老年人在居家环境优化设计时应当做出应对。因此对于居家环境优化设计主要注意以下几点：①所有的房间都要合理安排室内家具高度和位置，家具的摆放位置不要经常变动，不要使用有轮子的家具，将常用的物品放在老年人方便取用的高度和地方，避免老年人因为不熟悉生活空间和登高取物跌倒，客厅内沙发和椅子的高度、软硬度要适合老年人起身，常用椅子可以设置扶手。②老年人的家居环境应坚持无障碍观念，移走可能影响老人活动的障碍物，特别是在门厅、室内通道、卫生间和老年人卧室床边，不要放置杂物。③地面要保持平整，室内不要有台阶和门槛，当室内有楼梯时要在每阶台阶的外边缘贴防滑条，室内应设置防滑地砖，保持地面干燥、无油渍，特别是卫生间和厨房内地面，应采用在潮湿的情况下也不打滑的材料，卫生间内可以在容易积水的地方放置防滑胶垫。④卫生间是老年人活动最为频繁的场所，也是最容易跌倒受伤的地方，因此，卫生间内应设置保护设备，在坐便器、洗面盆和浴盆／淋浴旁设置扶手方便老年人进行支撑，保持身体稳定；⑤老年人上厕所频繁，特别是在夜间，若卧室与卫生间距离很远，老年人去卫生间时很容易跌倒，室内卫生间应该尽量靠近老年人卧室，或在老年人卧室内设置独立卫生间。⑥老年人对于照明度的要求和年轻人不同，应改善家中照明，使室内光线充足，适应老年人的照明需求。在过道、卫生间和厨房等容易跌倒的区域应特别安排"局部照明"，在老年人床边应放置容易伸手摸到的台灯。

有研究团队在挪威评估了社区干预方案作为骨折预防策略的效果。干预措施包括环境评估和改造，以及促进冬季安全防摔鞋的使用。研究人员发现干预市镇与跌倒相关的骨折发生率显著降低，而在未执行该计划的参考市镇中骨折发生率显著增加。随后有六项关于家庭评估和改造对跌倒影响的随机对照试验。

两个研究团队以一般社区老年人口为目标人群开展了两项研究。其中 Stevens 等研究发现对跌倒环境风险的家庭评估、教育家庭和安装家庭安全装置并没有显著减少跌倒或跌倒伤害。作者认为，尽管干预措施意义重大，但只导致了少量的环境变化——不安全的台阶减少了 16%，不安全的地毯和垫子减少了 14%，有拖绳的房间减少了 26%，不安全的椅子减少了 12%。此外，在家庭评估中发现的一些结构性危害无法修改。另一项研究在一般社区研究了 1090 名年龄在 70 岁及以上的受试者，采用因子设计方法评估了改善视力、减少家庭环境危险因素和参加集体性锻炼的干预措施的独立和综合效果。家庭减少危害干预措施包括由训练有素的评估员进行家庭评估、建议，以及提供修改所需的材料和劳动力。干预组的家庭危险性显著降低。然而，这并没有明显减少跌倒的发生。

此外，有四项研究讨论了类似干预措施对接近高危人群的作用。Cumming 等在 530 名社区居民中进行了一项研究，其中大多数人有近期住院病史。干预组接受了职业治疗师的家访、评估家中的环境危害、并进行必要的家庭改造。结果发现，整个干预组的跌倒情况显著减少（$P = 0.05$）。特别是在研究前一年有跌倒史的人当中，跌倒发生显著降低。然而，这一组的跌倒情况在家庭之外的时间也显著减少，这表明家庭改造可能不是跌倒率降低的主要因素。对于职业治疗干预的其他方面，包括对鞋类和活动行为的建议，可能也发挥了重要作用。

Pardessus 等对 60 名 65 岁及以上跌倒后住院患者进行了家庭评估和改造以预防跌倒的研究。在一年的随访中，对照组和干预组的跌倒率或住院率没有差异。由于这是一个小样本（$n = 60$）研究，因此结果可能存在偏差。

有两项专门针对家庭改造的随机对照试验报告了其预防跌倒的显著效果。该跌倒撞击试验涉及 361 名最近出院的行动受限者。干预措施包括家庭评估和建议，以及使用助行器的培训。在一年的随访中，干预组的跌倒率比对照组低 31%，亚组分析显示，该干预措施对有多次跌倒史的人尤其有效。最近，Campbell 等评估了家庭安全计划对 75 岁及以上严重视力障碍（视力 6/24 或更差）患者跌倒的效果。干预措施包括职业治疗家庭评估和后续随访，以及安全设备的采购和安装。在 12 个月的随访中，与对照组相比，接受家庭安全干预的患者跌倒率减少了 41%。然而，在家里跌倒的减少与在家外跌倒没有显著差异。该结果与 Cumming 等的研究结果类似，干预的效果部分是由于对环境的改变，部分是由于职业治疗师提供的一般预防跌倒的建议。

当前已有很多被随机对照试验评估的跌倒预防策略，包括内在和外在方面。其中一些是有效的，而其他的没有显著效果。利用这些试验的汇总数据，利用 Cochrane 系统性研究得出结论，这些多因素干预措施可有效减少老年人跌倒。然而，Cochrane 对 15 项研究（包括多方面研究）的补充性评论得出结论，家庭环境改造在减少老年人伤害方面无明显效果。

多因素研究的设计具有存在一些固有缺陷。相比而言，Day 等在研究中使用的阶乘设计提供了一种对比干预策略有效性的机制。他们发现，作为一种单一的干预策略，以小组为基础的锻炼对减少跌倒有效（相对风险为 0.82，95%CI 为 0.70 ~ 0.97），而家庭危险管理（相对风险为 0.92，95% CI 为 0.78 ~ 1.08）和视力改善（相对风险为 0.89，95% CI 为 0.75 ~ 1.04）则无效。三种干预措施的综合效应大于单独锻炼（相对危险度为 0.67，95% CI 为 0.51 ~ 0.88），除了锻炼外，家庭危险管理的效应也大于单独锻炼（相对危险度为 0.76，95% CI 为 0.60 ~ 0.95）。

三、环境改造的障碍因素

遵守建议的改造是成功实施环境跌倒预防策略的关键。研究报告称，家庭和生活方式安全性修改的合规率为 13% ~ 90%。

对于采用推荐的环境改造方案的人来说，存在许多潜在的障碍。据报道，老年人不欢迎卫生专业人员提出的减少家庭危害的建议，如移动家具、固定地毯或改善照明。这可能是因为许多老年人担心这些安全措施带来的污名化影响，并认为他们对自己的健康和独立性的看法正在受到挑战。科普教育可能有助于克服这一障碍。研究发现，与个人方法相比，团体教育可以增加采用家庭改造的依从性的可能性，特别是在低成本干预的情况下。作为成功的多方面防跌倒干预措施的一部分，Clemson 等使用小组会议，采用自我效能感增强方法。他们报告说，70% 的项目参与者坚持至少 50% 的家访建议。

老年人的低经济状况是实施家庭改造的另一个限制因素。为低收入老年人提供补贴住房改造的社区计划提供了解决这一潜在障碍的方法。例如，参与者的低干预成本很可能是 Thompson 研究中建议修改的高接受率（90%）的原因。

四、家庭环境改造和设计问题

（一）家庭适老化改造

1. 色彩设计

老年人色彩设计的影响因素较多，有职业特色、个人喜好、性别差异、环境影响、民族文化、视觉机能退化因素，还有个别的认知功能障碍等其他生理因素的影响。随着年龄增大，很多老年人的晶状体会变黄，对色彩的敏感度降低，不易区分相近色，对蓝光的过滤性较强，蓝色识别最不敏感。生活逐渐褪去色彩一般。因此，个案设计应进行个性化的设计定制，注意设计的精准性。例如，有认知障碍的老年人，对空间的过渡部分、功能叠加区域等，识别性较低。需要考虑无障碍设计，包括行动的无障碍设计及信息识别的无障碍性，可以通过突出主要出入口的色彩，突出家具、洁具等常用设施设备色彩，突出餐盘和餐桌的色彩对比、突出墙面与地面的色彩对比，强化常用空间及设施设备的边界感，增强识别性，获得良好的无障碍设计体验。

从传统的认知层面来看，认为老人居所软装设计应趋向无彩色系、低饱和度的色彩环境，笔者走访调研中发现，其实不然，众多女性随着年龄的增长反而对高饱和度的"艳"色系列更加青睐。男性不同年龄段的色调偏好差异小，女性色彩偏好在不同年龄层差异较大。不同性别在"浅"色调上存在明显的偏好差异，女性明显更偏好"浅"色调，且此偏好会随着年龄的增加而减小，而对"艳"色调的偏好则会随着年龄的增加而增加。这里的"浅"指的是纯度较低明度较高的色调，"艳"是高饱和度且明度中等的色调。老年人对色彩的敏感度降低，更多的老年女性更趋向于暖色调的色彩环境，例如粉色、黄色、橙色等，可产生温暖、积极、热情的色彩心理效应，如法国的 Pont-sur-Yonne 老人院室内设计，大面积采用粉红色与黄色进行界面色彩的处理。同时应避免大面积使用蓝色、紫黑、黑色、灰色等偏冷及无彩色系的颜色，老年人本身内心孤寂、落寞，此类色彩更会加剧清冷、消极的感受。

因此，综合在软装选色搭配时不仅要考虑老人身体机能变化产生的各项色彩设计需求，还应考虑不同性别老年人的心理需求，满足使用功能、符合空间需求，营造出温馨、和谐的色彩环境。

2. 照明设计

光不仅满足视觉需求，还是一个重要的美学因素，光可以形成空间也可以破坏空间，可以影响空间的大小、形状、色彩、肌理的感知。通过多样的光源选择，多层次的布光形成极具感染力的室内空间，对人的心理影响和视觉功能影响巨大。而对于老年人来说，照明的设计又有其独特性。

（1）照度：俗话说"老眼昏花"，其实是有科学依据的，老年人需要更高的照度才能看清物体，因此，老年人对于照明度的要求比年轻人要高 2 ~ 3 倍，室内不仅应设置一般照明，还应注意设置局部照明。在进行照度选择时，要根据不同功能空间的使用需求及不同活动特征采用合适的照度，不可盲目过高，造成资源浪费，也不可在某些空间过低，满足不了使用需求。例如，在阅读空间的照度往往要达到 1000 Lux 才能看清书面文字，在卫生间、走道照度的选择 150 ~ 200 Lux 即可。

（2）色温及显色性：色温与显色性在营造温暖舒适的灯光环境中起到了决定性的作用，两者对老年人的心理感觉会有很大的影响。色温值越高，人眼感受越冰冷；显色指数越高，人眼感受越接近自然光，而老年人对色温与显色性的感受力同样比年轻者有所弱化。日本照明协会研究数据表明，色温舒适范围显示在 3 500 ~ 5 500 K 之间，灯光的显色性能上，老年人居住环境需要达到 80 以上才能够在视觉范围内准确地反映出光的真实颜色。

（3）眩光：老人对光的敏感度持续下降，眼内光散射增加会直接增大光源在视网膜的成像尺寸，这种尺寸范围越大，就越容易眩光，所以老年人相较于年轻人而言对眩光更为敏感。老年人居住空间照度要求本就高的情况下，如果不恰当处理好眩光问题，这就造成了适得其反的作用。眩光的处理方式较多，可以通过降低照度比来实现；可以通过选择亚光材料面板减少光线的反射；注意光线的投射角度，避免直接刺入人眼；可在高照度光源加透光灯罩、隐藏光源，或者采用间接照明的方式。

3. 软装风格

软装表面的装饰要素除了色彩之外，还有强烈的风格属性。家具所体现的风格属性尤为突出，除此之外还有窗帘、床罩、桌旗、灯具等。软装设计，不管是室内哪一种功能空间，风格上也应保持统一协调。老年人适合的风格不只是传统中式风格，依据老年人的心理特征及生理特征需求，自然风格、田园风格、新中式风格、现代风格都是不错的选择。

一个空间是可以搭配不同风格的软装，这样其实并没有任何不对的地方，某种单一风格也一样可以点缀不同风格的物品。需要注意的是一个比例问题，也就是说，空间的大部分家具需要保持同一风格的样式来确定调性，另外一小部分可以是其他风格的样式来做出点缀，使空间更加活跃。

（二）适老化改造的具体方法

（1）家具选择：①家具的布局及样式。老人房的空间布局要流畅，对于老人来说，流畅的空间意味着他们行走和拿取物品便捷，以免造成室内通行不便，可按陈列方式沿墙体布置，在心理上给老人安全稳固的感受。家具的样式宜低矮，家具的造型不宜太过复杂，简洁实用为主的家具即可，要方便他们取放物品。稳定性好的单件家具以及固定式家具为首选。②家具材料选择。随着他们年纪的增长，身体灵敏度下降，轻便的家具可以带给他们便利的生活，使用起来也很方便。天然的木质、竹藤材料是亲近自然，具有柔和的感觉，有一定的心理安慰作用，使人身心放松，不像不锈钢等高光材料具有冰冷的触感，心理感受不佳。③家具的安全性。老年人行动不便，桌子和一些其他的家具更需要平滑，防止他们走路不稳造成更多的碰撞，平滑的圆角给他们带来心理上的舒适。要提倡绿色环保，有些老年人患有呼吸系统的疾病，室内家具选择不当，释放有害气体会刺激呼吸系统，对身体健康损害大。老年人的家具不能太软也不能太硬，太软会导致他们躺下去或者坐下去，起来都是非常的吃力，也不利于他们的筋骨调节。对于床垫的选择我们可以选用硬床垫多加被褥才会给他们带来最多的舒适。

（2）灯具选择：灯具的类型繁多，按材质选择可分为：水晶灯、云石灯、金属灯、亚克力灯、布艺灯、木艺灯、藤艺灯、树脂灯、陶瓷灯、玻璃灯等；按形式及功能的不同可分：吸顶灯、格栅灯、吊灯、射灯、筒灯、台灯、壁灯等。老年人室内灯具的首先应该满足功能需要，例如卫生间选择防雾灯；其次安全性、易清洁，并且体量要和房屋的空间大小相适应，不建议选择过于庞大且造型复杂的灯具，老年人本身身体机能原因，额外的家务负担是不明智的选择，会造成空间拥挤及清理不便等问题。灯具材质上建议不要选择大灯罩的金属等高反光的灯具，金属质感如果堆叠较多会产生冰冷的感受，对老年人的心理感受来讲不大理想。

灯具光源选择应选节能灯，光源应根据不同使用功能需要设置不同照度及色温，避免出现高照度低色温（酷热的感受）或高色温低照度（阴冷效果）的情况。

（3）织物选择：软装所涉及的织物主要指窗帘、床罩、地毯、桌旗、沙发垫、抱枕等。老人房的窗帘可选用提花布、织锦布等，这些材料做成的窗帘具有厚重、素雅的质地，不但适合老人成熟、稳重的特性，而且厚重的窗帘也能营造静谧的睡眠环境。窗帘最好设置为双层，分纱帘和织锦布帘，这样拉起部分窗帘就可以调节室内亮度，使老人可以在白天免受强光的刺激。地毯的选用应避免太过厚重的地毯，容易积灰且踩踏时容易摔倒，对老年人的呼吸系统也有不利影响。

有些织物表面的色彩对比强烈，图案造型丰富，这样容易对老年人产生视错觉的现象，甚至出现幻觉，尤其是有三维空间感受的图案，因此织物表面的图案选择避免产生视觉混乱感。

许多地毯等其他织物图案有三维视觉效果或者色彩对比明显的花纹。然而，认知症老人很容易将花纹错认为是地面上有障碍物或者高差。研究发现，老人在大花纹、色彩对比强烈及空间感的地毯上行走时更易失去平衡，也走得更慢。因此，色彩明度对比较大的条纹、格纹、锯齿纹图案需要谨慎使用。

五、公共场所和设计问题

随着世界人口的老龄化，如何设计和建造公共环境和建筑以满足老年人的需要，这一问题变得越来越重要。环境的设计应能够在所有天气条件下安全地满足一系列用户（即具有不同身体能力）的需求。

公共场所可能采取的干预措施包括：更好地设计和维护人行道和其他表面；防止冰雪堆积；及时清理溅出的积水；在楼梯上广泛采用对比边缘；增加休息场所和扶手。这些干预措施的效果很难评估，但正如Sattin所建议的那样，由公共部门实施持续的跌倒监测可能有助于这一过程。

Garner提出了一系列策略，地方部门可以通过这些策略将社区跌倒的风险降到最低。她提出了两个清单，用于识别需要修改的危险因素。首先是评估人行道、台阶和楼梯、坡道和道路（包括设计、材料、施工、条件、障碍物和维护）的充分性。第二个是评估购物中心、商场和拱廊的安全性（包括评估入口、台阶、楼梯和坡道、照明、地面、家具和固定装置、休息室、清洁和电梯以及自动扶梯）。这种方法的启动和可持续性需要政策和设计的支持，并建立准入标准和安全委员会来辅助监督。

改变地板表面有可能降低跌倒的伤害率。有证据表明，与其他地板材料相比，铺有地毯的木地板可减少跌倒伤害。此外，需要更多的研究来开发具有最佳摩擦水平的表面。这些表面应具有足够的摩擦力，以尽量减少滑倒，但不至于妨碍行走。一些国家目前正在制订在不同环境下使用的表面防滑建筑标准。此外，还进行了一些初步调查，用于开发吸收能量的地板和表面，以减少与跌倒相关的影响。

六、结论

对于一般老年人和那些跌倒风险较低的人来说，减少家中的危险因素似乎不是一种有效的预防跌倒的策略。然而，如果针对有跌倒史和行动受限的老年人，减少家庭危害因素是有效的。家庭安全干预措施的有效性可能取决于通过改善移动能力或其他行为改变而最大化。训练有素的治疗师进行的环境评估和改造似乎也有助于在高危群体中成功实施多方面的预防跌倒方案。同时还需要考虑和解决个人采用家庭改造的潜在障碍的解决方案，例如教育和经济援助。此外，也需要进一步实施和评估建筑标准，以提高公共场所在跌倒风险方面的安全性。

第六节　院内与老年护理机构的管理

2011 年 9 月 6 日卫生部公布的《老年人跌倒干预技术指南》中，阐述了评估老年跌倒的危险因素、预防老年人跌倒的干预流程、跌倒后急救处理紧急预案等相关内容。本节主要讲述老年人在医院、养老院等护理机构发生跌倒的危险因素及预防。

一、发病率和风险因素

（一）医院

跌倒是导致老年人伤残、失能和死亡的重要原因之一，严重影响老年人的健康和生活质量。我国卫生部于 2007 年公布的《中国伤害预防报告》指出，老年人意外伤害的首要原因是跌倒。并且有统计显示，我国老年人跌倒的年发生率约为 18%，其中 60% ~ 75% 的跌倒会引起损伤。住院老年患者跌倒的发生率远远高于正常老年人，同时还会延长老年患者住院时间、增加医疗费用、引发医疗纠纷等问题。有研究表明，跌倒的发生率随年龄增加而升高，住院老年患者跌倒的发生率为 2.3‰ ~ 7.0‰，位列医院护理不良事件前三位。

住院患者发生跌倒的危险因素主要包括：高龄；既往有跌倒史；外伤、出血、手术或各类疾病引起的虚弱无力、眩晕等；活动受限、退行性改变、脑血管病后遗症等引起的行动不稳、感觉运动障碍；视物不清、视野缺失、偏盲等；长期卧床后开始下床活动。长期服用扩血管药、降糖药和镇静催眠药，可使患者出现低血压、低血糖、注意力不集中等症状而发生跌倒；服用止痛剂、非甾体抗炎药也可使患者因出现体位性低血压、眩晕而发生跌倒。肿瘤患者化疗期间跌倒风险明显升高。

（二）老年护理机构

在养老院等环境中，老年人的跌倒发生率是居住在社区的老年人的 3 倍之多，相当于平均每年每张疗养院病床有 1.5 次跌倒。在一项涉及 272 家养老院的 18 855 名居民的前瞻性研究中，Kiely 等发现，跌倒的最重要的预测因素是以前的跌倒史。有跌倒史的居民在随访期间跌倒的可能性是没有跌倒史的居民的 3 倍。在养老院跌倒的其他主要风险因素包括：使用拐杖或助行器、日常生活活动能力下降、高龄、步态不稳、无陪伴、肌肉无力、步态和平衡失调、视觉障碍和认知障碍等。

二、评估工具

国内外学者通过近二三十年来的努力，已研制出许多预测跌倒风险的评估工具，但是研究结果显示，每种评估工具都有侧重的评估方向，有自身的优势及不足，没有能预见所有跌倒发生的量表，且各类量表实际应用的特异度和灵敏度相差甚远。总体分析这些量表发现，跌倒危险的评估内容可被划分为以下两类：①内在危险因素评估，主要包括老年人的年龄、性别，感觉系统、神经系统的功能状态，平衡能力和肌肉能力，疾病的评估与筛查，心理状态评估五部分内容。②外在危险因素评估，主要包括外在环境因素、药物使用情况、预防跌倒的意识与行为三部分内容。此外，跌倒史、营养状况、运动锻炼情况、日常生活能力等也是进行跌倒评估的重要内容。跌倒的发生涉及以上多因素、多层次之间的交互作用，是一种复杂的生物反应结果。

（一）Morse 跌倒评估量表（表 5-8）

由 Morse 等研制，适合评估住院老年病人，包含 6 个项目：跌倒史；多于 1 个诊断；使用行走辅助用具；静脉输液或使用肝素药物；步态；认知状态。

表 5-8　Morse 跌倒风险评估量表

项目	评价标准		得分
1. 跌倒史	近 3 个月内无跌倒史	0	
	近 3 个月内有跌倒史	25	
2. 超过 1 个医学诊断	没有	0	
	有	15	

续表

项目	评价标准		得分
3.行走辅助	不需要 / 完全卧床 / 有专人扶持	0	
	拐杖 / 手杖 / 助行器	15	
	依扶行走	30	
4.静脉输液 / 置管 / 使用特殊药物	没有	0	
	有	20	
5.步态	正常 / 卧床休息 / 轮椅代步	0	
	虚弱乏力	10	
	平衡失调 / 不平衡	20	
6.认知状态	了解自己能力，量力而行	0	
	高估自己能力 / 忘记自己受限制 / 意识障碍 / 躁动不安 / 沟通障碍 / 睡眠障碍	15	

评分标准：

跌倒低危人群：＜ 25 分；跌倒中危人群：25 ~ 45 分；跌倒高危人群 >45 分。

在养老院等老年护理机构，由于在院时间比住院时间更长，需要对跌倒风险进行更广泛的筛查。一项关于老龄问题的教育和研究中，评估方法和管理选项分为：药物治疗、急性疾病、精神状态、正在进行的医疗状况、跌倒史、平衡不良、使用助行器情况、肠道或膀胱问题、视觉问题、听力问题、足部问题和鞋类。本书前文概述的其他生理风险因素（如肌肉力量减弱）也很重要。

（二）Berg 平衡量表

由 Berg 等年研制，适合医院和养老机构，有 14 个测试项目：①从坐到站；②无支撑站立；③无支撑坐位；④从站到坐；⑤转移；⑥闭目站立；⑦并脚站立；⑧手臂前伸；⑨弯腰拾物；⑩转头向后看；⑪原地转圈；⑫双脚交替踏凳；⑬前后脚直线站立；⑭单脚站立。每个单项评分 0 ~ 4 分，评分范围 0 ~ 56 分；得分越低风险越大。此表评估全面，对患者跌倒干预有指导意义，但评估所需为 15 ~ 25 min/ 次，时间较长，信效度检验：0.968 ~ 0.985。Berg 平衡量表详细情况如下：

表 5-8　Berg 平衡量表

共有 14 项，每项最高 4 分，最低 0 分

1. 从坐到站

指令：请站起来，尝试不要用手支撑。

（　　）4 不需要帮助独立稳定地站立

（　　）3 需要手的帮助，独立的由坐到站

（　　）2 需要手的帮助并且需要尝试几次才能站立

（　　）1 需要别人最小的帮助来站立或稳定

（　　）0 需要中度或最大帮助来站立

2. 无支撑的站立

指令：请在无支撑的情况下站立 2 min。

（　　）4 能安全站立 2 min

（　　）3 在监护下站立 2 min

（　　）2 无支撑下站立 30 s

（　　）1 需要尝试几次才能无支撑站立 30 s

（　　）0 不能独立的站 30 s

3. 无支撑下坐位，双脚放在地板上或凳子上

指令：请合拢双上肢坐 2 min。

（　　）4 能安全地坐 2 min

（　　）3 无靠背支持地坐 2 min，但需要监护

（　　）2 能坐 30 s

（　　）1 能坐 10 s

（　　）0 在无支撑的情况下不能坐 10 s

4. 从站到坐

指令：请坐下。

（　　）4 能安全地坐下

（　　）3 需要用手的帮助来控制下降

（　　）2 需要用腿的后边靠在椅子上来控制下降

（　　）1 能独立坐下，但不能控制下降速度

（　　）0 需要帮助才能坐下

5. 转移

指令：摆好椅子，让受检者转移到有扶手的椅子上及无扶手的椅子上。可以使用两把椅子（一把有扶手，一把无扶手）或一张床及一把椅子。

( )4 需要手的少量帮助即可安全转移
( )3 需要手的充分帮助才能安全转移
( )2 需要语言提示或监护下才能转移
( )1 需要一人帮助
( )0 需要二人帮助或监护下才能安全转移

6. 闭目站立

指令：请闭上眼睛站立 10 s。

( )4 能安全地站立 10 s
( )3 在监护情况下站立 10 s
( )2 能站 3 s
( )1 站立很稳，但闭眼不能超过 3 s
( )0 需帮助防止跌倒

7. 双足并拢站立

指令：请你在无帮助下双脚并拢站立。

( )4 双脚并拢时能独立安全地站 1 min
( )3 在监护情况下站 1 min
( )2 能独立将双脚并拢但能维持 30 s
( )1 需帮助双脚才能并拢，但能站立 15 s
( )0 需要帮助双脚才能并拢，不能站立 15 s

8. 站立情况下双上肢前伸距离

指令：将上肢抬高 90°，将手指伸直并最大可能前伸。上肢上举 90° 后，将尺子放在手指末梢。记录尽最大努力前倾时手指前伸的距离。如果可能的话，让受检者双上肢同时前伸以防止躯干旋转

( )4 能够前伸超过 25 cm
( )3 能够安全前伸超过 12 cm
( )2 能够前伸超过 5 cm
( )1 在监护的情况下能够前伸
( )0 在试图前伸时失去平衡

9. 站立位从地面拾物

（　）4 能安全容易地捡起拖鞋

（　）3 在监护下能捡起拖鞋

（　）2 不能捡起拖鞋但能达到离鞋 2 ~ 5 cm 处而可独立保持平衡

（　）1 不能捡起，而且捡的过程需要监护

（　）0 不能进行

10. 站立位从左肩及右肩上向后看

指令：从左肩上向后看，再从右肩上向后看。检查者在受检者正后方拿个东西，鼓励患者转身。

（　）4 可从左右向后看，重心转移好

（　）3 可从一边看，从另一边看重心转移少

（　）2 仅能从侧方转身但能保持平衡

（　）1 转身时需要监护

（　）0 需要帮助来预防失去平衡或跌倒

11. 原地旋转 360°

指令：旋转完整 1 周，暂停，然后从另一方向旋转完整 1 周。

（　）4 左右方向均可在 4 s 内完成 360° 旋转

（　）3 只能在一个方向 4 s 内完成旋转 360°

（　）2 能安全旋转 360° 但速度慢

（　）1 需要严密的监护或语言提示

（　）0 在旋转时需要帮助

12. 无支撑站立情况下用双脚交替踏台阶

指令：请交替用脚踏在台阶上或踏板上，连续做直到每只脚接触台阶 / 踏板 4 次。

（　）4 能独立安全地在 20 s 内踏 8 次

（　）3 能独立安全踏 8 次，但时间超过 20 s

（　）2 在监护下完成 4 次，但不需要帮助

（　）1 在轻微帮助下完成 2 次

（　）0 需要帮助预防跌倒 / 不能进行

13. 无支撑情况下双脚前后站立

指令：将一只脚放在另一只脚的正前方。如果这样不行的话，可扩大步幅，前脚后跟应在后脚脚趾的前面（在评定 3 分时，步幅超过另一只脚的长度，宽度接近正常人走步宽度）。

（　）4 脚尖对脚跟站立没有距离，持续 30 s

（　）3 脚尖对脚跟站立有距离，持续 30 s

（　）2 脚向前迈一小步但不在一条直线上，持续 30 s

（　）1 帮助下脚向前迈一步，但可维持 15 s

（　）0 迈步或站立时失去平衡

---

14. 单腿站立

指令：不需帮助情况下尽最大努力单腿站立。

（　　）4 能用单腿站立并维持 10 s 以上

（　　）3 能用单腿站立并能维持 5 ~ 10 s

（　　）2 能用单腿站立并能站立 3 s 或以上

（　　）1 能抬腿，不能维持 3 s

（　　）0 不能进行或需要帮助预防跌倒

注：评分标准及临床意义：最高分 56 分，最低分 0 分，分数越高平衡能力越强。0 ~ 20 分，提示平衡功能差，患者需要乘坐轮椅；21 ~ 40 分，提示有一定平衡能力，患者可在辅助下步行；41 ~ 56 分者说明平衡功能较好，患者可独立步行；< 40 分提示有跌倒的危险。

（三）托马斯跌倒风险评质表（St Thomas's risk assessment tool in falling elderly inpatients, STRATIFY）

STRATIFY 是一个方便的工具，由英国学者 Oliver 等提出，由 5 个项目组成：6 个月内的跌倒病史，病人情绪激动，视力受损且影响日常功能，尿频，活动能力差。STRATIFY 总得分对应于所有当前风险因素的总和。分数越高，患者跌倒的风险就越大。STRATIFY 对住院患者的跌倒风险预测效果较好。有研究者对比了 3 种跌倒评估量表后发现，STRATIFY 对于老年人跌倒预测效果最好。但是，该量表的内部一致性较低问题仍难以忽略。建议相关人员在使用该量表时可对其部分条目进行修订，以提高该量表的准确性。

（四）Hendrich Ⅱ 跌倒风险评估量表（Hendrich II fall risk model, hFRM）

2003 年，Hendrich 等提出了专门用于院内老年人的跌倒风险评估量表，其中包含 8 个项目，分别是男女、是否出现头晕或者眩晕、是否有认知和定向力障碍、抑郁情况、镇静药服用情况、抗癫痫药使用情况、排泄方式以及起立 - 行走测试，总分 16 分，分数越高则说明跌倒风险越大，5 分为高跌倒风险的临界值。该量表强调了对老年人用药情况的关注，更适合老年住院人群，且该量表既敏感（74.9%）又具有高度特异性（73.9%）。这意味着很少有患者被误认为是跌倒风险高的患者。正确识别高危患者进而将医院和护理资源集中在真正有跌倒风险的患者身上，防止因大量低危患者的错误识别而浪费稀缺资源。Hendrich 模型的另一个优点是它在医学上很容易看出与跌倒在统计意义上相关的因素是如何导致跌倒风险的。例

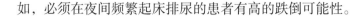

如，必须在夜间频繁起床排尿的患者有高的跌倒可能性。

（五）其他量表

还有一些其他跌倒评估量表供我们选择，比如主要用于老年住院病人的跌倒风险评估的跌倒风险评估表，但该量表在国内应用及研究较少。此外，还有主要用于社区居家老年人的拒接跌倒风险筛查量表等。但是这些量表在国内均运用较少，还需进一步研究。

三、防跌倒策略

（一）评估策略

通过上述评估工具，识别跌倒的高风险人群。

（二）教育预防策略

根据评估策略的结果进行教育预防策略。

1. 低度风险

发放浅显易懂的宣传教育手册，在医院及养老院的走廊粘贴宣传海报，在患者床头悬挂"防跌倒"警示标识，加强患者和家属对预防跌倒的安全意识，提高依从性。

2. 中度风险

加强巡视，对于因服用镇静催眠药、降压及降糖药出现头晕、软弱无力，要卧床休息，并及时告知医务人员。在平时活动中，如出现头晕、四肢无力、步态不稳，立即原地坐下（蹲下或扶好安全扶手），并呼叫他人帮助。指导患者缓慢改变体位、正确上下床、避免跨越床栏，穿着合适的衣裤、防滑鞋子，根据需要正确使用助行器等。

3. 高度风险

在中度风险护理基础上，进一步加强巡视，做好交接班工作，加强对患者及家属的安全宣教，预防跌倒。指导陪伴人员正确使用床栏、轮椅，在老年人如厕、洗澡和外出时需有人陪护，并注意跌倒风险。

养老机构老年人由于身体机能衰退，大脑功能发生改变，记忆力随之下降，大众健康教育方式存在局限性。养老院可在老年人常活动的区域、走廊内设置预防跌倒宣传专栏，悬挂预防跌倒的宣传画，发放预防跌倒宣传手册，运用活泼的图像和简单的文字帮助老年人掌握预防跌倒知识，改善老年患者对跌倒的认识，使其主动积极采取措施预防跌倒的发生。

（三）环境策略

保障卫生间、走廊等的照明光线调亮，醒目位置粘贴安全警示标志，保持地面干燥，易跌倒区域增设防滑垫。在卫生间坐便器旁、洗漱间旁和病区走廊均设置扶手，医院床旁设置床旁照明灯。

（四）工程学策略

将床旁呼叫器放在患者易取之处，根据患者身高调节床高度（以患者坐在床上双脚平放着地面为宜，固定床轮），医院可使用加固床挡，对躁动、谵妄等人群，必要时应用约束具。

（五）强化执行策略

有研究表明，跌倒的高发时段为早 4：00 ~ 6：00、晚 20：00 ~ 21：00，因为这个时间段为患者洗漱与交接班时间，风险发生率较高。加强护理人员观察中、高度风险患者，加强陪伴人员的防范教育，要求陪伴人员不轻易离开患者，并实时评估患者跌倒危险因素，及时落实预防措施。由于养老机构照护环境有别于医院病区，养老机构老年人没有家属陪伴照料，日常生活照护都由养老机构护理（照护）人员承担，因此需加强工作人员责任心，培养老年人良好的生活习惯，经常检查鞋子防滑情况，可有效地预防跌倒意外发生。补充维生素 D 和钙，防治骨质疏松。

医院和老年护理机构中的许多老年人跌倒的风险增加。研究证明，多学科、多因素的评估和干预计划，能有效地提高老年人防跌倒认知水平、促进老年人防跌倒的行为改变，可以有效地降低医院及老年护理机构跌倒的风险。

第七节　国内关于老年人跌倒风险综合评估规范

随着我国人口老龄化的加剧，老年人口数量日趋增多。跌倒作为老年人伤害死亡的首要原因，对老年人的健康造成巨大威胁，其影响不容忽视。跌倒不仅会影响老年人身心健康、生活质量，减少预期寿命，同时还会带来严重的家庭及社会经济负担。据报道，2018 年我国 60 岁以上城市老年人跌倒所致死亡率为

619.59/100 000，农村老年人为 627.34/100 000，且由于选择性报告的结果，实际跌倒所致死亡率会更高。

跌倒原因复杂，风险的准确评估需覆盖诸多方面。然而，现有工具大都是针对部分危险因素的筛查或测试，不能全面评估跌倒风险，同时也很难找到可广泛推荐使用的评估工具。由于跌倒风险的多样性及不确定性，使得评估人员难以在有限时间内对危险因素进行准确判断。此外，跌倒风险评估领域依然存在着概念不清，评估流程不规范等问题。

为了规范化评估老年人跌倒风险因素，经中国人民解放军总医院皮红英和高远教授牵头，联合四川大学华西医院、北京协和医院、北京医院、首都医科大学宣武医院、北京大学第一医院、北京大学第三医院、海军军医大学附属长海医院、浙江大学医学院附属第一医院、浙江大学医学院附属第二医院、哈尔滨优护易康养老机构管理有限公司、中国健康养老集团有限公司、国家康复辅具研究中心、中国科学院深圳先进技术研究院、华为终端有限公司、北京航空航天大学等相关科研机构的教授和学者提出适合我国的风险综合评估规范。

本标准旨在规范老年人跌倒风险综合评估的原则、流程、内容及方法、实施要求及报告内容，以推动老年医学防跌倒实践的科学性，普适性，精准性和可操作性。其详细内容如下（如有需求可参阅 T/CGSS 014-2020 老年人跌倒风险综合评估规范）。

一、老年人跌倒风险综合评估规范

（一）范围

本标准规定了老年人跌倒风险综合评估的原则、流程、内容及方法、实施要求和评估报告。

本标准适用于各级各类医疗机构、养老机构、医养结合机构及社区居家老年人的跌倒风险评估实施。

（二）术语和定义

下列术语和定义适用于本文件。

1. 老年人（the elderly）

年龄在 60 周岁及以上者。

2. 跌倒（falls）

突发、不自主的、非故意的体位改变，倒在地上或更低的平面上。

3. 风险评估（risk assessment）

评价某一事件或事物对老年人带来影响或损失的可能程度。

4. 跌倒风险综合评估（comprehensive assessment of falls risk）

从多个维度测评跌倒相关的危险因素，从而确定老年人发生跌倒的最大可能，以及后果的严重程度。

（三）评估原则

1. 科学性

老年人跌倒风险综合评估采用主客观结合的形式，针对影响跌倒的关键因素，完成从一般到专业，从简单到复杂的全面评估。

2. 规范性

实施跌倒风险综合评估时，每一项内容的评估方法中均设有相应的跌倒风险提示标准，整个跌倒评估过程需按流程进行。

3. 先进性

跌倒风险的评估指标覆盖面广，采用国际上公认与老年人跌倒相关的因素。

4. 适用性

老年人跌倒风险综合评估适用于60岁以上，能自主行走或借助辅具（如助行器）等行走，无中重度认知功能障碍的全部人群。

（四）评估流程

老年人跌倒风险综合评估包括一般性评估和专业性评估。

首先采用一般性评估，对老年人的跌倒史、自感平衡状态及跌倒恐惧心理进行评估，完成跌倒风险初筛。若初筛结果无异常，则结束评估；反之，初筛结果提示有跌倒风险，再进行专业性评估。

专业性评估包括躯体功能测试和其他专业性评估。首先对初筛有风险的老年人进行步态、平衡和肌力相关的躯体功能测试。若测试结果无异常，则结束评估。反之，测试结果提示有跌倒风险，再进行包含跌倒风险相关疾病评估、跌倒风险相关用药评估、感知觉评估、日常生活活动能力评估、认知功能评估、抑郁状态评估、居家环境评估的其他专业性评估。

老年人跌倒风险综合评估流程应见图5-8。

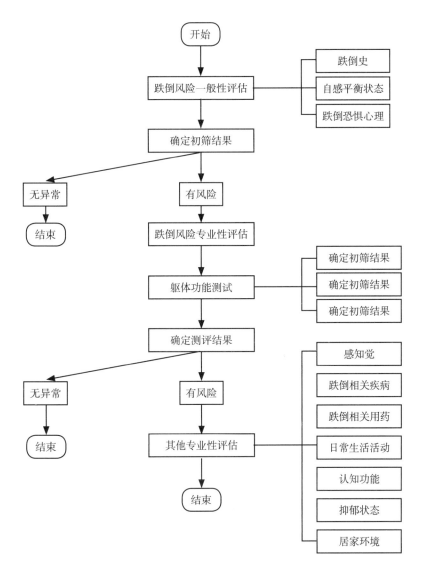

图 5-8　老年人跌倒风险综合评估流程

（五）评估内容及方法

1. 一般性评估

1）评估内容

①跌倒史；

②自感平衡状态；

③跌倒恐惧心理。

2）评估方法

（1）一般性提问

提问老年人："你在过去一年内发生过跌倒吗？是否经常在走路或站立时感到不稳？是否因害怕跌倒影响日常行为？"任何一个回答"是"，即有风险。

（2）量表评估

采用包含涉及一般性提问中三项评估内容的跌倒评估量表，如老年人跌倒风险自评量表（Self-rated Fall Risk Questionnaire），量表中任何一项回答"是"，提示可能存在跌倒风险。量表具体内容参见表5-9。

表5-9　老年人跌倒风险自评量表

量表题目	题目选项	
1. 我在过去一年里跌倒过	□是	□否
2. 我使用或被建议使用拐杖/助行器行走，来保障安全	□是	□否
3. 我有时候走路感到不稳	□是	□否
4. 我在家中走路时，需要扶住家具来保持平稳	□是	□否
5. 我担心跌倒	□是	□否
6. 我需要用手撑扶才能从椅子上站起来	□是	□否
7. 我迈过马路牙子[a]时有些困难	□是	□否
8. 我经常急着上厕所	□是	□否
9. 我足部感觉有些减退	□是	□否
10. 我服用的药有时让我感到头晕或疲乏	□是	□否
11. 我在服用安眠或调节情绪的药	□是	□否
12. 我经常感到难过或情绪低落	□是	□否
说明：题1、题2选"是"各得2分，其他题选"是"各得1分，选"否"不得分，满分为14分。 当题1、题3、题5任意一项选择"是"或总得分≥4分，提示有跌倒风险		
[a] 马路牙子指路肩或路缘石，即马路边上高出来的那一块		

2. 专业性评估

1）躯体功能测试

（1）测试内容

①步态；

②平衡：静态平衡，动态平衡；

③肌力。

（2）评估方法

①步态评估

采用 Tinetti 步态量表（Tinetti Performance Oriented Mobility Gait Assessment，TPOM-G）对老年人行走时的起步、抬脚高度、步长、步态、走路路径、躯干稳定及步宽进行观察和记录，判别是否存在步态异常。测试时，受试者以日常速度行走，观察者根据其行走状态计算得分。满分为 12 分，分数越低，说明步态障碍越明显。具体参见表 5-10。

表 5-10　Tinetti 步态量表

内容		评分		
		0分	1分	3分
1　起步		有迟疑，或尝试多次方能起步	正常起步	
2　抬脚高度	左脚	脚拖地，或抬高大于 5.0 cm	脚完全离地，但不超过 5.0 cm	
	右脚	脚拖地，或抬高大于 5.0 cm	脚完全离地，但不超过 5.0 cm	
3　步长 [a]	左脚	跨步脚未超过站立的对侧脚	超过站立的对侧脚	
	右脚	跨步脚未超过站立的对侧脚	超过站立的对侧脚	
4　步态对称性		两脚步长不等	两脚步长相等	
5　步态连续性		步伐与步伐之间不连续或中断	步伐连续	
6　走路路径		明显偏离到某一边	轻微/中度偏离或使用步行辅助器	走直线且不需要步行辅助器
7　躯干稳定		身体明显摇晃或需使用步行辅助器	身体不晃，但行走时膝盖或背部屈曲，或张开双臂	不摇晃，不弯曲，不用胳膊，不用步行器
8　步宽（脚跟距离）		脚跟分开（步宽大）[b]	走路时两脚跟几乎靠在一起	

说明：受试者以日常行走速度行走，然后进行观察并记录；满分 12 分，分数越低，步态障碍越明显

[a] 步长是指行进时，前一次脚落地点到下一次同脚落地点之间的距离

[b] 两脚后跟距离大于肩宽（左、右肩峰点之间的直线距离）

②平衡评估

采用四阶段平衡测试（Four Stage Balance Test）对老年人并足站立、半足距站立、全足距站立和单足站立四个阶段进行评估，判别是否存在静态失衡。测试时，受试者保持双眼睁开，按阶段顺序测试，坚持时间达 10 s，方可进行下一步。每一阶段可重复测 2 ~ 3 次，如尝试 3 次均未达 10 s，则停止测试，提示静态失衡，有跌倒风险。测试内容及方法参见表 5-11。

表 5-11　四阶段平衡测试（Four Stage Balance test）

测试图示	测试内容	记录时间
	阶段一：双脚紧挨，并排站立	时间：_____s
	阶段二：将一只脚的脚背挨着另一只脚的大脚趾站立	a.（左脚前）时间：_____s b.（右脚前）时间：_____s
	阶段三：将一只脚放在另一只脚的跟前，脚跟挨着脚趾站立	a.（左脚前）时间：_____s b.（右脚前）时间：_____s
	阶段四：单脚站立	a.（左脚）时间：_____s b.（右脚）时间：_____s

采用计时起立行走测试（Time up and Go Test，TUGT）记录老年人完成 3 m 走所需的时间，评估老年人动态平衡。当所需时间 ≥ 12.30 s，提示有跌倒风险。测试内容及方法参见表 5-12。

③下肢肌力评估

采用五次起坐试验（5 Times Chair Stand）对老年人下肢肌力进行评估，记录老年人坐在椅子上完成 5 次起坐的时间。当用时 ≥ 16.70 s，表示下肢力量不足，提示有跌倒风险。测试内容及方法参见表 5-13。

表 5-12　计时起立行走测试（Time Up and Go test, TUG）

测试内容	记录用时	观察步态
（1）受试者穿着常规的鞋子（如果需要可以使用助行器） （2）测试开始前，让受试者坐在标准扶手椅上（座高约46 cm，扶手高约21 cm），身子靠在椅背上，并在地板上确定好一条3 m长的路线 （3）计时开始后，受试者须以最快的速度走到3 m线处，双脚均过3 m线后转身，再以最快的速度回到座椅处，坐下，身子靠到椅背上，停止计时 （4）可重复2～3次，每次之间可休息1 min，取最好成绩；时间精确到毫秒：00.00 s	□ 1：＿＿s □ 2：＿＿s □ 3：＿＿s 最短用时：＿＿s	观察并记录受试者的姿势稳定性、步态、步幅和摆动情况： □缓慢而踌躇的步伐 □失去平衡 □短步幅 □很少或没有手臂摆动 □靠墙来稳定自己 □拖着脚走 □整体转身 □错误使用辅助设备
说明：最短时间 ≥ 12.30 s，提示有跌倒风险		

表 5-13　五次起坐试验（5 Times Sit to Stand Test，FTSST）

测试内容	记录用时	测试图示
（1）准备一把笔直靠背无扶手的椅子（座高约46 cm） （2）测试开始前，让受试者坐在椅子中间，双手手腕处交叉搭到对侧肩膀上，保持双脚平放在地板上，保持背部挺直，并将手臂对着胸部 （3）计时开始后，受试者须以最快的速度，完全站立起来然后再坐下，重复"起立-坐下"这个动作5次，停止计时 （4）可重复2次，取最好成绩，2次之间休息1 min。时间精确到毫秒：00.00 s （5）如果受试者需要借助外力才能起立，则停止测试。成绩记为"0"	□ 1：＿＿s □ 2：＿＿s 最短用时：＿＿s	
说明：用时 ≥ 16.70 s，表示下肢力量不足，提示跌倒风险；用时 13.70～16.60 s，表示下肢力量一般，提示跌倒风险；用时 11.20～13.60 s，表示下肢力量良好；用时 ≤ 11.10 s，表示下肢力量非常好		

2）其他专业性评估

（1）感知觉评估

符合下列情况之一，提示有跌倒风险：

①视觉：视野缺损、失明、眼科疾病（如白内障）等；

②听觉：听力减退、耳聋等；

③前庭功能：前庭功能紊乱，如梅尼埃病、耳石症等；

④足部/踝部感觉：存在麻木、刺痛、温痛觉下降或触觉下降。

（2）跌倒风险相关疾病评估

符合下列情况之一，提示有跌倒风险：

①神经系统疾病：帕金森病、痴呆、外周神经系统病变、糖尿病周围神经病变等；

②心血管系统疾病：高血压、直立性或餐后低血压等；

③骨骼肌肉系统疾病：骨质疏松、骨关节疾病等；

④脑血管疾病：脑卒中、小脑疾病等；

⑤泌尿系统疾病：尿失禁、前列腺增生等。

（3）跌倒风险相关用药评估

符合下列情况之一，提示有跌倒风险：

①使用抗精神病药物：如典型抗精神病药物和非典型抗精神病药物等；

②使用抗抑郁药物：如单胺氧化酶抑制剂、三环类抗抑郁药、四环类抗抑郁药以及五羟色胺再摄取抑制剂等；

③使用抗癫痫药物：如巴比妥类、乙丙酰脲类、琥珀酰亚胺类、双链脂肪酸类、苯甲二氮䓬类等；

④使用镇静催眠药：如巴比妥类药、抗焦虑药以及其他镇静催眠药等；

⑤使用降压药：如利尿剂、β受体阻滞剂、钙通道阻滞剂、血管紧张素转化酶抑制剂和血管紧张素Ⅱ受体阻滞剂等；

⑥使用利尿药：如噻嗪类、髓襻类的利尿剂，保钾利尿剂、渗透性的利尿剂等；

⑦使用降糖药：如磺脲类药、双胍类药物、阿糖苷酶抑制剂等；

⑧其他：如Ⅰa类抗心律失常药物。

（4）日常生活活动能力评估

采用日常生活活动能力（ADL）评估量表（Barthel指数），评估得分大于20分但小于60分，提示有跌倒风险。

（5）认知功能评估

采用简易精神状态量表（Mini-Mental State Examination，MMSE），评估结果异常者，提示有跌倒风险。

（6）抑郁状态评估

采用简版老年抑郁量表（Geriatric Depression Scale，GDS-15），评估结果异常者，提示有跌倒风险。

（7）居家环境评估

评估老年人居家环境，如床高、扶手、照明、地面和通道、客厅、卧室、厨房、卫生间地面/地板等影响老年人跌倒的危险因素，评估内容及方法参见表5-14。任一条目为否者，提示有跌倒风险。

表5-14　预防老年人跌倒家居环境危险因素评估

序号	评估内容	评估方法	（是；否） 第一次	第二次
地面和通道				
1	地毯或地垫平整，没有褶皱或边缘卷曲	观察		
2	过道上无杂物堆放	观察（室内过道无物品摆放，或摆放物品不影响通行）		
3	室内使用防滑地砖	观察		
4	未养猫或狗	询问（家庭内未饲养猫、狗等动物）		
客厅				
1	室内照明充足	测试、询问（以室内所有老年人根据能否看清物品的表述为主，有眼疾者除外）		
2	取物不需要使用梯子或凳子	询问（老年人近一年内未使用过梯子或凳子攀高取物）		
3	沙发高度和软硬度适合起身	测试、询问（以室内所有老年人容易坐下和起身作为参考）		
4	常用椅子有扶手	观察（观察老年人习惯用椅）		
卧室				
1	使用双控照明开关	观察		
2	躺在床上不用下床也能开关灯	观察		
3	床边没有杂物影响上下床	观察		
4	床头装有电话	观察（老年人躺在床上也能接打电话）		
厨房				
1	排风扇和窗户通风良好	观察、测试		

序号	评估内容	评估方法	（是；否）	
			第一次	第二次
2	不用攀高或不改变体位可取用常用厨房用具	观察		
3	厨房内有电话	观察		
		卫生间		
1	地面平整，排水通畅	观察、询问（地面排水通畅，不会存有积水）		
2	不设门槛，内外地面在同一水平	观察		
3	马桶旁有扶手	观察		
4	浴缸 / 淋浴房使用防滑垫	观察		
5	浴缸 / 淋浴房旁有扶手	观察		
6	洗漱用品可轻易取用	观察（不改变体位，直接取用）		

说明：任一条目为否者，提示有跌倒风险

（六）跌倒风险综合评估实施要求

1 评估场所

1）一般性评估实施场所

在老年人家中、社区、养老院、医养结合机构或医院均可开展。

2）专业性评估实施场所

具备躯体功能测试和其他专业性评估场地及设备的机构，评估场地不应少于10 m²。如设有跌倒风险评估工作站的社区卫生服务中心或设有跌倒风险评估门诊的医院。

2. 专业性评估的人员资质

有专业资质的医护人员，应为通过老年跌倒评估相关培训且考核合格者。

3. 评估时机

每年应至少进行一次跌倒风险综合评估。老年人近期发生跌倒或因跌倒就医，以及存在明显病情变化或用药调整时，需即时进行评估。提示有跌倒风险的老年人至少6个月后进行复评。

4. 评估结果

按照"（四）评估流程"得出一般性评估和专业性评估的结果，确定老年人现存的跌倒风险因素。任一项评估结果显示有跌倒风险，即表明该老年人存在跌倒可能。

（七）评估报告

根据评估结果，应给出评估报告。

跌倒风险综合评估报告包含以下内容：

①评估内容；

②评估方法；

③评估结果；

④指导建议。

参考文献

［1］潘一鸣，李耘，马丽娜 .《世界老年人跌倒预防和管理指南：一项全球倡议》解读 [J]. 实用老年医学，2023,37(10):1076-1080.

［2］Morello RT, Soh SE, Behm K, et al. Multifactorial falls prevention programmes for older adults presenting to the emergency department with a fall: systematic review and meta-analysis[J]. Inj Prev. 2019, 25(6): 557-564.

［3］Xu Q, Ou X, Li J. The risk of falls among the aging population: A systematic review and meta-analysis[J]. Front Public Health. 2022, 17(10): 902599.

［4］Liu-Ambrose T, Davis JC, Best JR, et al. Effect of a Home-Based ExerciseProgram on Subsequent Falls Among Community-Dwelling High-Risk Older Adults After a Fall: A Randomized Clinical Trial[J]. JAMA. 2019, 321(21): 2092-2100.

［5］Tricco AC, Thomas SM, Veroniki AA, et al. Quality improvement strategiesto prevent falls in older adults: a systematic review and network meta-analysis[J]. Age Ageing. 2019, 48(3): 337-346.

［6］Lurie JD, Zagaria AB, Ellis L, et al. Surface Perturbation Training to Prevent Falls in Older Adults: A Highly Pragmatic, Randomized Controlled Trial[J]. Phys Ther. 2020, 100(7): 1153-1162.

［7］While AE. Falls and older people: preventative interventions[J]. Br J Community Nurs. 2020, 25(6): 288-292.

［8］Yang Y, Wang K, Liu H, et al. The impact of Otago exercise programmeon the prevention of falls in older adult: A systematic review[J]. Front Public Health. 2022, 20(10): 953593.

［9］Chen WC, Li YT, Tung TH, et al. The relationship between falling and fear of falling among community-dwelling elderly[J]. Medicine (Baltimore). 2021,100(26): e26492.

［10］Fundenberger H, Stephan Y, Terracciano A, et al. Subjective Age and Falls in Older Age: Evidence From Two Longitudinal Cohorts[J]. J Gerontol B Psychol Sci Soc Sci. 2022, 77(10): 1814-1819.

［11］Paiva EP, Costa MAD, Souza TC, et al. Association between falls in older adults and prevention group[J]. Rev Bras Enferm. 2022, 75(Suppl 4): e20200207.

［12］Canada B, Stephan Y, Sutin AR, et al. Personality and Falls Among Older Adults: Evidence From a Longitudinal Cohort[J]. J Gerontol B Psychol Sci Soc Sci. 2020, 75(9): 1905-1910.

［13］Jiang Y, Wang M, Liu S, et al. The association between sedentary behavior and falls in older adults: A systematic review and meta-analysis[J]. Front Public Health. 2022, 11(10): 1019551.

［14］师昉，李福亮，张思佳，等 . 中国老年跌倒研究的现状与对策 [J]. 中国康复，2018, 33(3): 246-248.

［15］Bloomfield K, Lau M, Connolly MJ. Falls risk factor assessment and secondary prevention in the older old[J]. N Z Med J. 2020, 133(1519): 24-31.

［16］Eckert C, Gell NM, Wingood M, et al. Malnutrition Risk, Rurality, and Falls among Community-Dwelling Older Adult[J]s. J Nutr Health Aging. 2021, 25(5): 624-627.

［17］Schoene D, Heller C, Aung YN, et al. A systematic review on the influence of fear of falling on quality of life in older people: is there a role for falls[J]? Clin Interv Aging. 2019, 24(14): 701-719.

［18］Lage I, Braga F, Almendra M, et al. Falls in older persons living alone: the role of individual, social and environmental factors[J]. Enferm Clin (Engl Ed). 2022, 32(6): 396-404.

［19］Zhang L, Ding Z, Qiu L, et al. Falls and risk factors of falls for urban and rural community-dwelling older adults in China[J]. BMC Geriatr. 2019, 19(1): 379.

［20］Qian XX, Chau PH, Fong DYT, et al. Post-Hospital Falls Among the Older Population: The Temporal Pattern in Risk and Healthcare Burden[J]. J Am Med Dir Assoc. 2023, 24(10): 1478-1483.e2.

［21］Almada M, Brochado P, Portela D, et al. Prevalence of Falls and Associated Factors among Community-Dwelling Older Adults: A Cross-Sectional Study[J]. J Frailty Aging. 2021, 10(1): 10-16.

［22］王雪菲，宗小燕，莫永珍 .《跌倒预防：社区老年人的风险评估与管理指南（2021）》跌倒风险评估解读 [J]. 实用老年医学，2022, 36(11): 1185-1188.

［23］皮红英，高远，候惠如，等 . 老年人跌倒风险综合管理专家共识 [J]. 中华保健医学杂志，2022, 24(06): 439-441.

［24］高苏畅，张斯祺，胡云彬，等 . 社区老年人跌倒预防的研究进展 [J]. 当代护士 (上旬刊)，2023, 30(10): 9-12.

［25］庄铭祎，蔡建利 . 老年人跌倒恐惧致跌倒发生的机制及其干预的研究进展 [J]. 护理与康复，2023, 22(07): 91-94+99.

［26］Vincenzo JL, Patton SK, Lefler LL, et al. Older Adults' Perceptions and Recommendations Regarding a Falls Prevention Self-Management Plan Template Based on the Health Belief Model: A Mixed-Methods Study[J]. Int J Environ Res Public Health. 2022, 19(4): 1938.

［27］Vincenzo JL, Patton SK. Older Adults' Experience With Fall Prevention Recommendations Derived From the STEADI[J]. Health Promot Pract. 2021, 22(2): 236-247.

［28］袁华琦，唐丽焯，韩延柏 . 运动训练预防老年人跌倒的研究现状及展望 [J]. 全科护理，

2023, 21(14): 1907-1910.

［29］黄欢欢，苏飞月，黄琪，等 .《老年人跌倒预防及管理的国际指南》要点解读 [J]. 军事护理，2023, 40(05): 113-116.

［30］杨志健，姜树军 . 老年人跌倒风险评估及预防的研究进展 [J]. 北京医学，2022, 44(12): 1125-1128.

［31］李金梅，贺梦妍，叶成荫 . 社区老年人跌倒干预研究进展 [J]. 中国老年学杂志，2021, 41(22): 5158-5164.

［32］de Vries M, Seppala LJ, Daams JG, et al. EUGMS Task and Finish Groupon Fall-Risk-Increasing Drugs. Fall-Risk-Increasing Drugs: A Systematic Review and Meta-Analysis: I. Cardiovascular Drugs. J Am Med Dir Assoc. 2018,19(4): 371.e1-371.e9.

［33］Osman A, Speechley M, Ali S, et al. Fall-Risk-Increasing Drugs and Gait Performance in Community-Dwelling Older Adults: Exploratory Results from the Gait and Brain Study. Drugs Aging. 2023, 40(8): 721-730.

［34］Bemand TJ, Thomas S, Finucane P. The extent of polypharmacy and use of 'fall risk increasing drugs' in the oldest old admitted to a regional New South Wales hospital. Australas J Ageing. 2021, 40(4): 366-372.

［35］胡慧秀，赵雅洁，孙超 . 老年人失能预防运动干预临床实践指南（2023 版）[J]. 中国全科医学，2023, 26(22): 2695-2710+2714.

［36］石煜，王岸新 . 核心力量训练预防老年人跌倒的研究现状与发展趋势 [J]. 当代体育科技，2022, 12(36): 37-40.

［37］Jahanpeyma P, Kayhan Koçak FÖ, Yıldırım Y, et al. Effects of the Otagoexercise program on falls, balance, and physical performance in older nursinghome residents with high fall risk: a randomized controlled trial. Eur Geriatr Med. 2021, 12(1): 107-115.

［38］朱欢欢，卢璇，王婷婷，等 . 医疗机构老年人预防跌倒环境管理的最佳证据总结 [J]. 军事护理，2023, 40(03): 23-26.

［39］高苏畅，张斯祺，胡云彬，等 . 社区老年人跌倒预防的研究进展 [J]. 当代护士（上旬刊），2023, 30(10): 9-12.

［40］国家统计局 . 2018 年国民经济和社会发展统计公报 [EB/OL]. http://www.stats.gov.cn/tjsj/zxfb/201902/t20190228_1651265.html.2019-2-28/2019-3-1.

［41］朱鑫华，汉瑞娟，李娟，等 . 基于 JCI 标准的住院患者跌倒预防策略 [J]. 解放军医院管理杂志，2019(8): 721-723.

［42］Arkkukangas M, Cederbom S, Tonkonogi M, et al. Older adults' experiences with mHealth for fall prevention exercise: usability and promotion of behavior change strategies. Physiother Theory Pract. 2021, 37(12): 1346-1352

［43］李悦 . Morse 跌倒评估量表与 Berg 平衡量表在养老机构活力老人中的应用及护理干预 [J]. 实用临床护理学电子杂志，2019, 4(49): 60+64.

［44］朱红刚 . 阿基米德运动悬吊系统治疗脑卒中后平衡功能障碍的临床效果及其对 Berg 平衡量表、Barthel 指数量表及 Lindmark 平衡评分的影响 [J]. 当代医学，2021, 27(02): 81-83.

［45］Sherrington C, Fairhall NJ, Wallbank GK, et al. Exercise for preventing falls in older people living in the community. Cochrane Database Syst Rev. 2019, 1(1): CD012424.

[46] Zhao R, Bu W, Chen X. The efficacy and safety of exercise for prevention of fall-related injuries in older people with different health conditions, and differing intervention protocols: a meta-analysis of randomized controlled trials. BMC Geriatr. 2019, 19(1): 341.

第六章

跌倒的未来研究方向

目前预防跌倒的研究与 1994 年发表的 Tinetti 的开创性论文相比已经有了很大的进步。2012 年发表的最后一篇 Cochrane 评论包括 219 项随机对照试验，共有 139538 名参与者，提供了丰富的信息来源，以给予老年人正确的干预措施。尚不清楚的是，在临床研究转化方面投入的资源较少的情况下，研究对人群的影响到底有多大。在未来 5 ~ 10 年，我们将看到许多关于新技术应用的试验报告，这些新技术有可能提供成本效益高的防跌倒预防的方法，最终还需要继续注重将研究转化为实践，包括对有效性进行强有力的评估，以使资源能够适当地用于未来，未来研究的主要重点领域包括：开发用于持续测量血压的不引人注目的可穿戴设备；来自可穿戴和环境传感器的数据融合、用户界面设计；外部跌倒风险因素的评估，以及与临床跌倒风险评估的比较。特别是，需要新技术来可靠地识别外部跌倒风险因素，如环境危害，并提供有针对性的教育干预措施，以防止跌倒。这些研究领域的重大进展将消除医疗保健提供者、患者和临床医生广泛采用物联网的跌倒预测和预防系统的若干障碍。

一、利用红外线感应识别系统

目前针对老年住院患者跌倒的问题，多采用常规性的护理干预措施，绝大部分依靠医务人员完成护理干预工作，以此降低跌倒的发生率。尽管优质护理的预防性干预能够很大程度上减少老年住院患者跌倒的发生，但仍然时常可见跌倒的发生。利用红外线感应识别系统对接护士站图像承接系统，当患者离开床位时，发出预警，以防高危住院患者缺乏照护者看护时导致跌倒。

二、基于红外线的图像监控系统

这是一种热释电红外线感应器，将它引入图像监控系统的摄像头通道中，利用它能以遥测的形式感应出移动人体发出的微量红外线的特点，使得图像监控系统在有人出现或者走动时触发监控拍摄，并能发出报警。设备的工作原理是红外线感知到变化，再触发摄影，从而可以从技术上达到既监测高危跌倒患者离床，又避免长时间对患者摄像，最大程度地保护了患者隐私。

三、利用感应器及演算法

老年人佩戴感应器，经由网络监测到的信号传给个人电脑或者智能手机，经过侦测演算分析法，评估跌倒事件的发生，必要时通知医院进行救援。侦测演算法可以在远端的服务器运算或者云计算，也可以使用智能机器学习或深度学习演算法来建立侦测的分析模型。

四、预防跌倒的信息化平台

国内预防跌倒的信息化平台主要包括跌倒风险评估、预警、监测、上报追踪、数据分析、健康宣教、综合干预等功能。国外预防跌倒信息化平台包括风险评估、健康教育及制定干预措施。如 FiND 系统（find fall risk of inpatients from nursing data，FiND）通过从患者就诊记录中提取体格检查、实验室检查、诊断、处方、护理记录，跌倒史等信息建立跌倒风险评估工具。

五、预防跌倒的应用程序（APP）

APP 与电子病历系统对接，包括患者的跌倒风险评估、个体化健康宣教、环境管理、院内跌倒上报、跌倒病例查询、分析统计等功能。通常以医务人员使用为主，用于提高对患者评估的准确性，提供个体化健康教育，利用科学管理患者风险，提高患者对预防跌倒的依从性。

六、非接触式监测系统

非接触式监测系统是由传感器、床垫、数据线、主机等组成，依赖网络将患者数据向中央监护传输，并显示在电脑端和 PDA 端界面。责任护士经过专业培训后需完全掌握该系统的操作方法及注意事项，对患者进行全身状况的评估，根据显示的参数制定个性化护理服务。此系统不仅可以帮助防范事件突发时无人知晓而延误病情，还可以对无预警信号的坠床、跌倒等突发情况。而且能随时发送警告提示，无论值班医务人员在哪里，均能监测到每位患者的实况，并且得到全方位的提醒。

七、使用可穿戴传感器进行跌倒风险和行动能力评估

可穿戴传感器通常包含三轴加速度计、陀螺仪和压力传感器，并且可附接到各种身体部位，比如腰部、手腕或踝关节挂件。研究表明，监测在家生活的老年人的活动是可行的，一周的监测足以评估活动模式。这项工作表明，日常生活中的短距离步行（即小于 13 s）占步行时间的 50%。在家中测量的步态比在诊所测量的步速更慢，变化更大，因此建议在临床上以正常步速测量步态以便反映最佳步态性能。可穿戴传感器数据的算法还可以评估爬楼梯和坐立转换的质量，提供日常生活所需活动的综合评估。智能手机开发的应用程序可以准确地进行长期活动监测，为纳入遥感评估提供了空间。可穿戴传感器和智能手机技术有可能产生目前无法访问和解释的大数据。然而，这些数据可能很快能够用于向老年人和医疗从业者提供及时的效果反馈。远程健康指导有可能使用从可穿戴传感器获得的数据，并与老年人合作，鼓励接受和维持运动干预措施，以降低跌倒风险。为了在医疗保健中成功地使用可穿戴传感器数据，有必要制定标准并将这些数据集成到健康信息系统中，以确保详细的可穿戴传感器信息不会被滥用来侵犯隐私或伤害老年人。

八、脑激活、神经成像和跌倒

白质连通性受损，特别是由于前额叶皮质（PFC）髓鞘受损或轴突丢失，被认为会损害感觉和认知信息的整合、操作和评估。近年来，影像学研究发现，白质损伤与执行功能降低、平衡差、大脑功能不全、大脑功能受损、大脑功能失调、大脑功能减退等相关，步态缓慢和身体衰退也与跌倒相关，阈值效应似乎很明显，因为只有大的白质损伤体积与跌倒风险增加相关。

功能性近红外光谱（fNIRS）比传统扫描技术具有优势，因为它可以在参与者自由移动时研究大脑皮层的激活。它可用于监测刺激前后皮层氧合的变化，例如，简单行走后的双任务执行。最近的系统综述 17 整理了 26 项使用该技术的研究结果，主要发现认知皮层区域，特别是 PFC，随着任务复杂性的增加而更加活跃。在健康老年人中，PFC 激活仅在参与者执行涉及注意力和执行功能的任务时增加，而在平衡障碍的临床组（即脑卒中、帕金森病和共济失调患者）中，任何额外任务都会导致 PFC 激活增加，这可能是他们步态缺陷的补偿机制。fNIRS 还用于检查皮层活动。

九、信息融合与机器学习

关于患者行为模式和环境的上下文信息在预测跌倒中起着至关重要的作用。例如，睡眠模式和药物治疗的显著偏差以及步态异常可能表明潜在的医疗问题可能会增加跌倒风险。因此，坠落风险的可靠估计需要来自可穿戴传感器和环境传感器的信息融合以及用于有意义推断的决策支持系统。Gravina 等对 BSN 中多传感器数据融合的最新技术进行了全面和系统的回顾。调查提供了文献的系统分类和通用比较框架。他们已经确定了影响融合技术各个层面（数据层面、特征层面和决策层面）融合设计选择的独特特性和参数。未来的工作应侧重于开发能够适应不同情况的上下文感知 BSN 和信息融合技术。例如，隐马尔可夫模型和决策树之类的机器学习算法可用于检测患者行为中可能指示即将跌倒的异常。

机器学习算法也可用于将预测变量与特定跌倒风险因素相关联，如步态障碍、肌肉无力、灵活性降低和体位性低血压。这将提高跌倒风险评估的临床价值，使临床医生能够识别增加跌倒风险的具体因素，并设计制定干预措施。跌倒检测和预测系统中常用的多个异构传感器引入了几种不确定性来源。在许多情况下，可能有传感器根本不工作，或者给出错误的读数。一般情况下，特定传感器具有特定的信噪比，并且破坏信号的噪声类型也可能不同。未来的工作应侧重于开发一个原则性和统一的框架，以量化传感器的不确定性，以表示和处理不确定性值。直接结合传感器噪声和高效推理算法的贝叶斯图形模型可用于解决传感器的不确定性。应将机器学习算法和数据挖掘技术置于与各种跌倒风险相关的大量健康相关背景知识中。这些技术的操作环境将因培训、部署以及住户和家庭而异。因此，设计和实施对这些变化鲁棒的新方法至关重要。应挖掘连续的传感器数据流，以找出个体之间变化的时间模式。这些时间模式可以直接构建到基于模型的框架中，用于在组范围和个人层面学习上下文敏感和特定模式。

十、基于生物医学信号的跌倒预测

对于许多帕金森病患者来说，跌倒是一个使人虚弱且代价高昂的问题。帕金森病患者跌倒的可能性是其他神经系统疾病患者的两倍。步态冻结是最常见的跌倒原因之一，通常是帕金森病患者最痛苦的症状。相对较少的研究使用肌电图（EMG）和脑电图（EEG）信号对步态冻结的检测和预测进行了研究。一些研究报告使用 EMG 模式检测步态冻结的发生。Handojoseno 等开发了基于神经网络的分类器，用于使用 EEG 信号早期检测帕金森病患者的步态冻结。除了特殊的治疗，如感觉提示，该分类系统可用于帮助步态冻结的患者解冻——这一症状在影响导致跌倒的步态之前。他们的方法可以识别帕金森病患者在行走过程中出现步态冻结，其敏感性和特异性为 80%。尽管这些结果令人鼓舞，但未来的工作应集中于开发利用 EEG 和 EMG 信号的信号处理算法，以便更准确地预测步态冻结。EEG 信号的不同方面在组合时可以提供更重要的信息，从而导致预测步态冻结的更好分类精度。未来的研究还应研究 EEG 特征的降维，进一步探索电极的位置，并开发新的分类方法，以提高灵敏度和特异度。

十一、跌倒预测的准确性

未来的研究应侧重于设计新技术、临床评估和算法，以提高跌倒预测系统的准确性。尽管跌倒的发病率相对较高，特别是在帕金森病患者中，但预测未来跌倒的准确方法，尤其是在疾病的早期阶段，仍然难以捉摸。尽管研究了各种临床平衡测试在预测跌倒中的应用，平衡评估，包括 Berg 平衡量表（BBS）、定时向上移动（TUG）、功能步态评估（FGA）和最近开发的平衡评估系统测试（BEST），仍然显示了假阳性和假阴性预测的临床相关比例。Duncan 等分析了四种平衡评估技术预测帕金森病患者在 6 个月和 12 个月期间跌倒的情况。他们的研究表明，与 12 个月的随访相比，6 个月的跟踪能够提高跌倒预测的准确性。

未来的工作应侧重于确定老年人跌倒预测的准确性。尽管老年人被认为是风险最大的人群，但有回顾研究结果表明，很少有研究确定老年人跌倒预测的准确性。例如，Tong 等开发的基于隐马尔可夫模型的算法可以预测碰撞前 200 ~ 400 ms 的坠落，并可以 100% 灵敏度和 100% 特异度将坠落事件与其他日常生活活动区分开来。然而，他们的结果基于年轻健康受试者模拟跌倒的数据，不适用于最易跌倒的老年人。此外，对于有多种跌倒原因的患者，如多系统萎缩患者，尚未对跌倒进行研究。这些患者的跌倒可能是由于体位性低血压导致的晕厥事件、昏迷、失衡或老年人群中发生的心血管疾病。此外，未来的工作应使用不同急性护理环境中老年患者的大样本，以更高精度确定不同临床和患者条件下的灵敏度和特异度。

参考文献

［1］Tinetti M E, Baker D I, McAvay G, et al. A multifactorial intervention to reduce the risk of falling among elderly people living in the community[J]. N Engl J Med, 1994, 331(13): 821-827.

［2］Clemson L, Stark S, Pighills A C, et al. Environmental interventions for preventing falls in older people living in the community[J]. Cochrane Database Syst Rev, 2023, 3(3): CD13258.

［3］Usmani S, Saboor A, Haris M, et al. Latest Research Trends in Fall Detection and Prevention Using Machine Learning: A Systematic Review[J]. Sensors (Basel), 2021, 21(15): 5134.

［4］刘燕华, 何莹, 黄文霞. 可穿戴设备在疾病监测预警中的应用与进展 [J]. 护士进修杂志, 2023, 38(2): 132-137.

［5］Wang S, Wu J. Patch-Transformer Network: A Wearable-Sensor-Based Fall Detection Method[J]. Sensors (Basel), 2023, 23(14): 6360.

［6］Montero-Odasso M, van der Velde N, Martin F C, et al. World guidelines for falls prevention and management for older adults: a global initiative[J]. Age Ageing, 2022, 51(9): afac205.

［7］赖慧晶, 吴怡卿, 许志茂, 等. 自制组合式防跌倒离床预警装置在住院跌倒高危老年人中的应用 [J]. 中国实用护理杂志, 2020, 36(23): 1771-1776.

［8］王玉娟, 韩承军. 老年人防跌倒智能识别系统在临床护理应用[J]. 实用临床护理学电子杂志, 2019, 4(35): 132-133.

［9］谢月华, 尤若宁, 谢少玲, 等. 基于 Intel Curie 的可穿戴式跌倒检测报警系统的设计 [J]. 中国医疗设备, 2018, 33(3): 50-53.

［10］Pan J I. [The Development of Early Warning Systems for Home/Community Elderly Care][J]. Hu Li Za Zhi, 2020, 67(1): 25-32.

［11］王敏, 刘必琴, 周雯, 等. 全程信息化安全管理模式在预防神经内科患者跌倒中的应用 [J]. 齐鲁护理杂志, 2020, 26(3): 54-57.

［12］Yokota S, Ohe K. Construction and evaluation of FiND, a fall risk prediction model of inpatients from nursing data[J]. Jpn J Nurs Sci, 2016, 13(2): 247-255.

［13］刘丽香, 莫蓓蓉, 杨华露, 等. "互联网 +"应用于住院病人预防跌倒的研究现状 [J]. 全科护理, 2019, 17(16): 1940-1942.

［14］于从, 张冬山, 陈静莹, 等. 非接触式监测系统预防老年重症患者跌倒和坠床风险的效果观察 [J]. 岭南急诊医学杂志, 2019, 24(5): 507-509.

［15］Leenen J P L, Dijkman E M, Dijk J D V, et al. Feasibility of continuous monitoring of vital signs in surgical patients on a general ward: an observational cohort study[J]. BMJ Open, 2021, 11(2): e42735.

［16］Moon K S, Gombatto S P, Phan K, et al. Extraction of Lumbar Spine Motion Using a 3-IMU Wearable Cluster[J]. Sensors (Basel), 2022, 23(1): 182.

［17］Al-Qaness M, Helmi A M, Dahou A, et al. The Applications of Metaheuristics for Human Activity Recognition and Fall Detection Using Wearable Sensors: A Comprehensive Analysis[J]. Biosensors (Basel), 2022, 12(10): 821.

［18］Tang C, Chen X, Gong J, et al. WMNN: Wearables-Based Multi-Column Neural Network for Human Activity Recognition[J]. IEEE J Biomed Health Inform, 2023, 27(1): 339-350.

［19］Harari Y, Shawen N, Mummidisetty C K, et al. A smartphone-based online system for fall detection with alert notifications and contextual information of real-life falls[J]. J Neuroeng Rehabil, 2021, 18(1): 124.

［20］Torres-Guzman R A, Paulson M R, Avila F R, et al. Smartphones and Threshold-Based

Monitoring Methods Effectively Detect Falls Remotely: A Systematic Review[J]. Sensors (Basel), 2023, 23(3): 1323.

[21] Stampfler T, Elgendi M, Fletcher R R, et al. Fall detection using accelerometer-based smartphones: Where do we go from here?[J]. Front Public Health, 2022, 10: 996021.

[22] Roelofs J, Zandvliet S B, Schut I M, et al. Mild Stroke, Serious Problems: Limitations in Balance and Gait Capacity and the Impact on Fall Rate, and Physical Activity[J]. Neurorehabil Neural Repair, 2023, 37(11-12): 786-798.

[23] Li R, Hosseini H, Saggar M, et al. Current opinions on the present and future use of functional near-infrared spectroscopy in psychiatry[J]. Neurophotonics, 2023, 10(1): 13505.

[24] Vitorio R, Stuart S, Rochester L, et al. fNIRS response during walking - Artefact or cortical activity? A systematic review[J]. Neurosci Biobehav Rev, 2017, 83: 160-172.

[25] Pinti P, Tachtsidis I, Hamilton A, et al. The present and future use of functional near-infrared spectroscopy (fNIRS) for cognitive neuroscience[J]. Ann N Y Acad Sci, 2020, 1464(1): 5-29.

[26] Noman D, Schut M C, Heymans M W, et al. Development and Internal Validation of a Risk Prediction Model for Falls Among Older People Using Primary Care Electronic Health Records[J]. The Journals of Gerontology: Series A, 2022 (7): 1438-1445.

[27] Gravina R, Alinia P, Ghasemzadeh H, et al. Multi-Sensor Fusion in Body Sensor Networks: State-of-the-art and research challenges[J]. Information Fusion, 2016, 35: 68-80.

[28] Qiu S, Zhao H, Jiang N, et al. Multi-sensor information fusion based on machine learning for real applications in human activity recognition: State-of-the-art and research challenges[J]. Information Fusion, 2022, 80: 241-265.

[29] Choi J H, Choi E S, Park D. In-hospital fall prediction using machine learning algorithms and the Morse fall scale in patients with acute stroke: a nested case-control study[J]. BMC Med Inform Decis Mak, 2023, 23(1): 246.

[30] Lindberg D S, Prosperi M, Bjarnadottir R I, et al. Identification of important factors in an inpatient fall risk prediction model to improve the quality of care using EHR and electronic administrative data: A machine-learning approach[J]. Int J Med Inform, 2020, 143: 104272.

[31] Xu Y, He Z, Zhang X, et al. Implementation of a real-time fall detection system based on hybrid threshold analysis algorithm and machine learning algorithm[J]. Annu Int Conf IEEE Eng Med Biol Soc, 2022, 2022: 4205-4209.

[32] Moutsis S N, Tsintotas K A, Gasteratos A. PIPTO: Precise Inertial-Based Pipeline for Threshold-Based Fall Detection Using Three-Axis Accelerometers[J]. Sensors (Basel), 2023, 23(18): 7951.

[33] Camicioli R, Morris M E, Pieruccini-Faria F, et al. Prevention of Falls in Parkinson's Disease: Guidelines and Gaps[J]. Mov Disord Clin Pract, 2023, 10(10): 1459-1469.

[34] Handojoseno A M, Shine J M, Nguyen T N, et al. Analysis and Prediction of the Freezing of Gait Using EEG Brain Dynamics[J]. IEEE Trans Neural Syst Rehabil Eng, 2015, 23(5): 887-896.

[35] Gerard M, Bayot M, Derambure P, et al. EEG-based functional connectivity and executive control in patients with Parkinson's disease and freezing of gait[J]. Clin Neurophysiol, 2022, 137: 207-215.

［36］Burns E R, Lee R, Hodge S E, et al. Validation and comparison of fall screening tools for predicting future falls among older adults[J]. Arch Gerontol Geriatr, 2022, 101: 104713.

［37］Gangar S, Sivakumaran S, Anderson A N, et al. Optimizing falls risk prediction for inpatient stroke rehabilitation: A secondary data analysis[J]. Physiother Theory Pract, 2023, 39(8): 1704-1715.

［38］Duncan R P, Earhart G M. Are the effects of community-based dance on Parkinson disease severity, balance, and functional mobility reduced with time? A 2-year prospective pilot study[J]. J Altern Complement Med, 2014, 20(10): 757-763.

［39］岳跃学, 贾玉玲, 王秀红. 老年人跌倒风险预测模型研究进展 [J]. 护理研究, 2022, 36(16): 2944-2948.

［40］Htun S, Zin T T, Tin P. Image Processing Technique and Hidden Markov Model for an Elderly Care Monitoring System[J]. J Imaging, 2020, 6(6): 49.

［41］Pronk A C, Wang L, van Poelgeest E P, et al. The impact of cardiovascular diagnostics and treatments on fall risk in older adults: a scoping review and evidence map[J]. Geroscience, 2023: e057959.